眼肿瘤与眼眶病
·病例精粹·

主　　编　马建民　尹卫靖

副 主 编　史季桐　葛　心　李　静

编委名单（按姓氏笔画排序）

马建民　马晓薇　王　蕾　王学娇　王海彬　王霄娜

韦　敏　尹卫靖　史季桐　冉安然　任　伟　刘　骁

李　明　李　岩　李　静　李金茹　汪东生　张　庆

张　婧　张敬学　郁艳萍　赵红姝　高铁瑛　高海伶

郭　寅　崔忆辛　葛　心

人民卫生出版社

图书在版编目（CIP）数据

眼肿瘤与眼眶病病例精粹 / 马建民，尹卫靖主编. —北京：
人民卫生出版社，2016

ISBN 978-7-117-22670-7

Ⅰ. ①眼…　Ⅱ. ①马…②尹…　Ⅲ. ①眼病－肿瘤－病
案②眼眶疾病－肿瘤－病案　Ⅳ. ①R739.7

中国版本图书馆 CIP 数据核字（2016）第 110619 号

人卫社官网　www.pmph.com		出版物查询，在线购书
人卫医学网　www.ipmph.com		医学考试辅导，医学数据库服务，医学教育资源，大众健康资讯

眼肿瘤与眼眶病病例精粹

主　　编：马建民　尹卫靖
出版发行：人民卫生出版社（中继线 010-59780011）
地　　址：北京市朝阳区潘家园南里 19 号
邮　　编：100021
E - mail：pmph @ pmph.com
购书热线：010-59787592　010-59787584　010-65264830
印　　刷：北京铭成印刷有限公司
经　　销：新华书店
开　　本：787×1092　1/16　印张：13
字　　数：316 千字
版　　次：2016 年 7 月第 1 版　2016 年 7 月第 1 版第 1 次印刷
标准书号：ISBN 978-7-117-22670-7/R · 22671
定　　价：98.00 元
打击盗版举报电话：010-59787491　E-mail：WQ @ pmph.com
（凡属印装质量问题请与本社市场营销中心联系退换）

主编简介

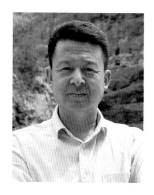

马建民

马建民医师,博士后,研究生导师,就职于首都医科大学附属北京同仁医院。目前兼任中国中西医结合会眼科专业委员会眼肿瘤协作组组长、中华医学会眼科分会秘书及其青年委员会副主任委员、中国医师协会眼科医师分会委员、中国中西医结合会眼科专业委员会委员等。在从医26年时间里,诊治了大量眼科疾患病人,尤其擅长各种疑难眼肿瘤眼眶病的诊断和治疗,并编写了国内首套眼肿瘤与眼眶病手术系列音像教材。

马建民医师发表文章150余篇;参编参译著作30余本,其中主编(译)6本,副主编(译)7本。承担或以主要研究者参加国家级课题5项、省市级课题8项;指导和协助指导研究生40余名。目前兼任《中华实验眼科杂志》《国际眼科时讯》《中华眼科医学杂志(电子版)》等多本杂志的编委。兼任北京市科学技术委员会医药领域评审专家、中华医学会医疗鉴定专家库成员、国家自然科学基金委员会一审评审专家等。

马建民医师2004年入选北京科技新星计划,2009获得中华医学会眼科学分会颁发的中华眼科学会奖,2011年入选北京市卫生系统高层次卫生技术人才培养计划,2012年入选北京地区优秀中青年医师,2013年获得第四届中国眼科医师奖,2016年获得亚洲太平洋地区眼科学会颁发的杰出工作奖等。

主编简介

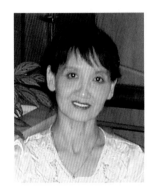

尹卫靖

　　尹卫靖，高级实验师，《中华实验眼科杂志》编辑部主任。从事眼科临床和视觉生理研究工作20余年，从事医学期刊编审工作15年。担任中华医学会眼科分会第八届至第十一届视觉生理学组委员、《中华实验眼科杂志》(原《眼科研究》)第六届至第八届编委会委员、中国期刊协会医药卫生期刊分会医学期刊编辑与出版伦理专业委员会专家委员、中国医师协会眼科医师分会视觉生理专业委员会第一届委员、《中华医学杂志英文版》同行评议专家、中华系列杂志英文摘要审读专家。已主持和参与发表视觉生理研究和医学编辑专业论著共30余篇，主持和参与中国科协、省、市(厅)级研究课题多项，主持和参与中国实用新型专利3项及发明专利1项，2015年作为副主编参与《眼科表观遗传学》的编撰。

序 1

我很高兴应邀为马建民医师主编的《眼肿瘤与眼眶病病例精粹》一书作序。本书是马建民研究团队经过6年多的酝酿和努力而完成的,主要根据他们的临床实践和经验总结,首次以病例报告辑录的体裁撰写,甚是新颖。

眼肿瘤、眼眶病是眼科学中一类重要的疾病,属于边缘性交叉性亚专科。眼肿瘤、眼眶病的发病率较低,但其临床表现及处理原则与眼科常见疾病之间存在较为明显的差异,而且危害较大。因此,普及和掌握眼肿瘤、眼眶病的基本知识对于眼科医师来说十分重要。

眼肿瘤、眼眶病的诊疗方法较为独特,不仅需要考虑其临床表现,而且多需要借助于影像学检查(如CT、MRI、超声扫描、彩色多普勒检查、眼底血管造影等)和病理组织学检查技术。由于许多眼肿瘤、眼眶病的临床表现不具有特异性,因而其临床诊断和鉴别诊断均较为困难。马建民研究团队在临床实践中勤于观察、勤于思考、勤于总结,收集了46例经典的眼肿瘤、眼眶病的临床病例资料,可以使眼科同道能够从不同的病例中找出不同眼肿瘤、眼眶病的个性与共性问题。这种认真总结诊疗经验和诊疗规律的实践,对临床医生更好地认识这些疾病的本质,做好临床诊断、鉴别诊断及治疗等工作具有重要的指导意义。

《眼肿瘤与眼眶病病例精粹》一书虽然为病例报道辑录,但是作者从个案报道着手,查阅国内外大量的相关文献,认真分析诊疗知识的脉络,从复杂多样的临床表象中去粗存细、去伪存真,力求给读者提供一个科学规范的眼肿瘤、眼眶病诊疗思路,以减少和避免误诊和漏诊的发生,这也体现了作者团队对眼肿瘤、眼眶病领域的理论知识的娴熟把握和严谨求实的工作态度。

《眼肿瘤与眼眶病病例精粹》一书采用病例报道集锦的出版形式呈现给读者,每篇病例报道都提供了患者的详细病史、临床表现、影像学检查、病理组织学检查、诊断、鉴别诊断及治疗过程和结果,深入浅出、图文并茂,极具可读性。作者在每个个案报道的写作过程中注重理论性、科学性和实用性的结合,有助于临床医生领会对相关疾病的规范化诊疗流程,学习新的诊疗技术,因此是一本值得临床医生借鉴的参考书。为此,我特向眼科同道推荐。

赵家良

2016年4月于北京

序 2

马建民医师是首都医科大学附属北京同仁医院眼肿瘤专科的一位中青年专家，一直从事眼肿瘤和眼眶病的临床诊治及基础研究工作。在临床实践中，他凭着坚忍不拔、平实无华、脚踏实地、求真务实的工作态度，收集了一系列临床上实为珍贵的眼肿瘤与眼眶病病例资料，并对一些疾病的诊治提出了一些新的见解。

2012年，他赴英国伦敦 Moorfields 眼科医院研修，较早关注到 lgG4 相关性眼肿瘤与眼眶病的研究，而这种疾病当时在国内尚未被多数临床医师所认识，因此他是我国研究 lgG4 相关性眼肿瘤与眼眶病的早期学者，本书中也对该类疾病有所述及。

眼肿瘤是首都医科大学附属北京同仁医院眼科中心一个极具特色的亚专业学科，每年有来自全国各地大量眼肿瘤与眼眶病患者，病例资源丰富，这种优质高水平的临床研究平台也促使马建民医生团队在眼肿瘤与眼眶病领域的快速成长，另外，他秉承着业精于勤、行成于思的学风，近年来在该专业工作做得有声有色，除了完成大量的眼肿瘤与眼眶病临床工作外，还在国内外专业学术期刊上发表一些有价值的研究论文，从中我也体会到了他的务实低调的工作态度和他的艰辛付出。

目前随着医疗技术的快速发展，许多我们以前并不十分认识的疾病逐渐得到了新的解读，眼肿瘤与眼眶病虽然是眼科的一个分支，许多病例也非常少见或罕见，但有些病变是严重危害视功能甚至生命的疾病，马建民医生的这本经验专著正是基于此而编撰出版的。本书中为大家展示了46个眼肿瘤眼眶病诊疗案例，他在这些疾病的诊疗过程中牢记"事有必至，理有固然，惟天下之静者，乃能见微而知著"的古训，认真问询病史，选择客观检查，从各种表征中思考辨析，激浊清扬，寻找诊疗规律，及时挽救了患者的视觉功能甚至生命。

本书的体裁也有别于其他专著，本书中提供的病例均为作者研究团队诊疗过程的真实记录，内容翔实，图片清晰，读者可直接从中了解相关领域的新知识、新技术和相关疾病的诊疗现状，了解作者在疾病诊疗过程中的思维方式及其带给大家的启示，读者也可以从这些平铺直叙、朴实无华的文字描述中，从因求果、由果寻因、举一反三、反复推论、增长见识，我想这也是马建民医生出版此书的目的，更是本书的实用价值所在。马建民医生长期和我的团队合作，在眼科教育方面做出了卓越工作，已出版了许多教科书和专著。这次出版的这本书是他众多专著中的另类特色图书，读后感觉它一定能成为眼科工作者的良师益友。

借一位医学专家常提到的一句话，"用书之智，不再书中，而在书外"。希望此书的出版能对读者有所启发，但更望读者发扬学术争鸣的精神，在了解本书中内容和知识脉络的基础上更进一步，只有这样才能在临床工作中做到见微已知萌，见端已知末的境界。

王宁利

2016 年 4 月于北京

前　　言

眼肿瘤与眼眶病是一类严重危害人类健康的眼科疾病。近年来，随着人们平均寿命延长、生活环境污染加重以及压力增大等多种因素共同影响下，眼肿瘤与眼眶病的发生率在一定程度呈上升趋势。眼肿瘤与眼眶病就其病变性质而言，不仅包括良性病变，而且也包括恶性病变；就其破坏程度而言，不仅可以导致患者视功能及容貌外观受损，而且严重者可以危及患者生命，其中后者是与眼科其他常见疾病最为显著的区别点。为此，眼肿瘤与眼眶病和其他眼病的治疗目的存在差异，在治疗时不仅要关注患者的视功能和外观，更重要的还要关注患者的生命。

眼肿瘤累及的范围非常广泛，几乎眼球及眼附属器所有的组织结构和部位都可以发生肿瘤，这导致眼肿瘤病种繁多、病情多变。眼肿瘤与眼眶病专业不仅涉及眼科，还涉及医学影像学、病理组织学、耳鼻喉科学、神经外科学、整形外科学等多个学科，属于一种交叉性学科。为了使患者能够获得一个好的治疗效果，这就需要眼科医师应该具有一个较为完善的眼肿瘤与眼眶病方面的知识体系和丰富的处置经验。

眼肿瘤与眼眶病危害程度明显较其他眼病严重，但由于眼肿瘤与眼眶病相对其他眼病而言发生率较低，同时也因为多数眼科医师的眼肿瘤与眼眶病知识欠完整，临床处理经验较少，且缺乏眼肿瘤与眼眶病方面的专业培训，这导致其在眼科临床过程中所受到的关注度不够；另外，随着眼肿瘤与眼眶病的日益增多，给患者和社会带来的危害日益凸显，上述这些客观因素都对当前眼肿瘤与眼眶病的临床诊疗水平及专业规范化处置提出了新的要求。

在过去 10 余年时间里，我们团队在从事眼肿瘤与眼眶病的临床工作过程中积累了丰富的眼肿瘤与眼眶病诊疗经验，并对某些疾病提出了一些新的治疗理念。为了更好地普及眼肿瘤与眼眶病的临床知识及治疗理念，本书采用临床病例报道的形式进行了编写。在介绍临床病例基础上，通过查阅文献及结合我们自己的诊疗经验，把所叙述疾病的历史渊源、临床表现、鉴别诊断、治疗方法等加以介绍，希望读者通过阅读本书，能够掌握眼肿瘤与眼眶病的基本知识及处理方法。本书共收集眼肿瘤与眼眶病典型病例 46 例，包括眼睑肿瘤、结膜肿瘤、角膜肿瘤、葡萄膜肿瘤、视网膜肿瘤、泪囊肿瘤、泪腺肿瘤、眶内原发性肿瘤以及眶内转移性肿瘤等，覆盖了眼部大部分组织结构的肿瘤性病变。

本书所编写的内容基本属于原创，其原始资料均为主编所在团队日常临床手术中所收集，具有较好的创新性；每个病例报道内容都相对独立，并配有精美图片，以便达到图文并茂之目的；为了提高病例报道的科学性和严谨性，每个病例报道都备有参考文献。为了体现疾病临床表现的多样性及复杂性，有时即使对同一种疾病也从不同视角出发对其进行描述，以便使读者能够更为全面地认识该病的全貌。另外，为了便于读者阅读，我们按照解剖部位与病变性质相结合的原则，对本书的病例顺序进行了编排。希望本书能够为提升眼科医师的眼肿瘤与眼眶病专业防治水平起到一定的参考和借鉴作用，最终希望其能够惠及全国各地眼肿瘤与眼眶病患者。

　　本书在编写过程中得到国际眼科时讯、中华实验眼科杂志、中华眼科医学杂志（电子版）等杂志的大力支持和无私帮助，在此表示衷心感谢。由于本书编者水平有限、编写时间较为仓促、文章中不足之处在所难免，希望广大读者不吝赐教。

马建民　尹卫靖

2016 年 4 月

中国　北京

目 录

病例 1

眼睑结膜淀粉样变性

◆ 引言

淀粉样变性又称淀粉样物质沉积症，是由多种原因造成的淀粉样物质在体内各脏器细胞间沉积，致使受累脏器功能逐渐衰竭的一种临床综合征。淀粉样变性常累及多系统多器官，其临床表现取决于所累及的器官及其损伤程度。常见的受累器官有肾、心、肝、胃肠、舌、脾、神经系统、皮肤等。淀粉样变性可导致受累器官肿大及功能障碍[1]。眼部淀粉样变性较为少见，本文报道 1 例表现为眼睑结膜淀粉样变性的病例，希望其能为临床诊治该病提供有价值的参考。

◆ 病历资料

患者女性，49 岁。因发现右眼上睑结膜肿物 10 年余入院。患者自诉 10 年前因炎症导致右眼上睑结膜肿物，呈多发性，每个约米粒大小，无疼痛感，自行用抗生素滴眼液点眼无效。3 年前于外院接受手术治疗，症状未见明显好转，术后不久即复发，遂至首都医科大学附属北京同仁医院眼肿瘤专科就诊。患者既往身体健康，否认其他眼病史，否认结核、梅毒、佝偻病等，否认消化系统等疾病。眼部检查：双眼视力均 0.5，眼压右眼 12mmHg，左眼 11.1mmHg。右眼睑轻微肿胀，上睑下垂（图 1-1），眼睑可扪及条索状肿物，边界不清，质地较硬，翻转眼睑可见结膜下多发性新生肿物，黄白色，边界不清，无触痛（图 1-2）。左眼睑未发现异常。双眼角膜透明，KP（-），前房深度中等，Tyn 征（-），虹膜纹理清，瞳孔圆，直径约 3mm，对光反射存在，晶状体透明，眼底检查视盘色泽正常，边界清晰，C/D 约 0.3，黄斑区中心凹反光正常。MRI 扫描显示右眼睑增厚，考虑炎性病变可能性大（图 1-3）。初步诊断：右上睑肿物（淀粉样变性可能性大）。

患者入院后全身麻醉下行右眼上睑肿物切除术，术中自上穹隆结膜做切口，鼻侧直达内眦区结膜，颞侧达外眦区结膜。分离结膜下组织，暴露黄白色肿物，见肿物累及结膜下组织、睑板、眼轮匝肌以及提上睑肌肌腱等组织，尽可能将肿物切除彻底（图 1-4），切除受累的上睑提肌肌腱，将剩余的上睑提肌肌腱与睑板上缘缝合，对位缝合结膜切口，用妥布霉素地塞米松眼膏涂眼，无菌眼垫遮盖，加压包扎。术后术眼局部用妥布霉素地塞米松滴眼液点眼。切除标本经病理组织学检查显示大量淀粉样物质沉积伴钙化，刚果红染色阳性，诊断为右眼睑结膜淀粉样变性。患者术后恢复良好，术后 7 天出院，眼睑活动度好（图 1-5），随访至今未见复发。

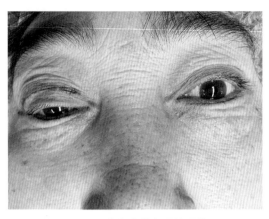

图 1-1 患者术前右眼外观像

右眼上睑轻微肿胀,上眼睑下垂,遮盖瞳孔区上 1/3

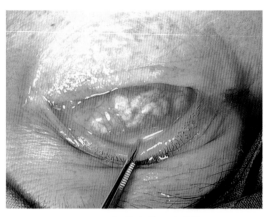

图 1-2 右眼结膜面外观像

可见睑结膜下多发性黄白色肿物,凹凸不平

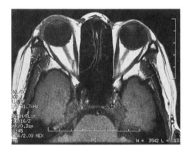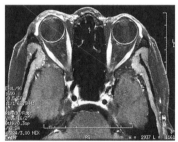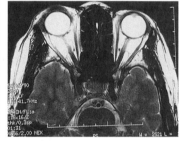

图 1-3 眼部 MRI 扫描图像

右眼睑增厚,T1 呈稍低信号,T2 呈等信号,T1 增强扫描可见病变区强化明显,考虑炎性病变可能性大

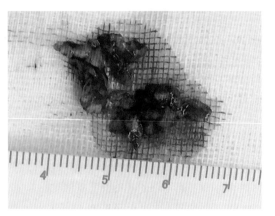

图 1-4 眼睑结膜切除的肿物

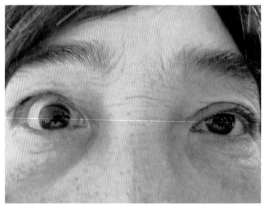

图 1-5 患者手术后右眼外观像

手术后 7 天右眼上睑下垂症状明显改善,上睑及眼球运动均可

◆ 讨论

仅局限于眼部的淀粉样变性病例极为少见，目前无相关流行病学报道，大多为病例报道。眼部淀粉样变性由 Oettingen 于 1897 年首次报道，此后 Fuchs（1919）、de Schweinitz（1921）、Collins 和 Mayou（1925）、Wollf（1934）、Castoviejo（1946）以及 Wahi 等均曾简要提及 [1]，1959 年 Srinivasan 等报道其与沙眼相关 [2]。该病变并不常见，对 2455 例结膜病变病理检查进行回顾研究发现，只有 5 位患者（0.002%）为结膜淀粉样变性 [3]，因此临床上易误诊或漏诊。

眼部淀粉样变性的临床体征和症状具有多样性，主要累及眼睑和结膜，累及眼睑时呈无痛性包块，睑板肥厚，上睑下垂，部分患者可继发皮下出血；累及结膜时表现为结膜局限性或弥漫性增生肥厚，表面粗糙及结膜充血 [4]，部分患者可累及血管，导致结膜下出血；累及眼肌者表现为眼球突出、复视等，也有眼眶 [5]、角膜、玻璃体 [6, 7]、泪囊、鼻泪管受累的报道，此外还有报道溢泪 [7] 及高眼压与淀粉样变性相关。淀粉样变性也可能表现出与淋巴瘤、浆细胞瘤等疾病类似的症状或多发性骨髓瘤的特征性橙红色肿物 [8]。

根据淀粉样物质中纤维蛋白前体的化学结构种类，淀粉样变性分为 6 种临床类型，即原发性淀粉样变性、继发性淀粉样变性、透析相关性淀粉样变性、家族性淀粉样变性、老年性淀粉样变性、局限性淀粉样变性 [1]。淀粉样变性成分来自免疫球蛋白，如浆母细胞、浆细胞、成淋巴细胞、单核细胞等产生淀粉样蛋白前体进入血循环，毛细血管通透性增加时进入组织间隙，被单核巨噬细胞所吞噬，经过聚合分解作用最终形成淀粉样蛋白而沉积到细胞外 [9]，其组织病理学特征是结缔组织及血管的淀粉样物沉着，HE 染色为均匀一致的玻璃样粉红色无定形物质。有病例报道病变组织的免疫组织化学检测显示 B 细胞或浆细胞产生的单克隆免疫球蛋白链沉积为淀粉样轻链 [10]。眼睑淀粉样变性可能与免疫性（原发性）或反应性（继发性）系统性淀粉样变性有关，而结膜淀粉样变性常是由局部免疫失调导致，患者鲜有全身系统的淀粉样变性。本例患者自诉 10 年前右眼上睑结膜发生炎症后才逐渐出现肿物，这提示局部炎症可能也是诱导眼睑结膜发生淀粉样病变的诱因。

眼睑结膜淀粉样病变主要需与基底细胞癌、鳞状细胞癌、睑板腺癌、眼眶炎性假瘤或淋巴瘤等鉴别 [11, 12]，眼部影像学检查有助于诊断。其 CT 扫描检查多可见眶前段软组织肿块影，边界不清，可向眶内发展，病变累及范围广泛者可伴有泪腺肿大和（或）眼外肌增粗，可见斑点状钙化改变。MRI 扫描检查多见眶前段弥漫软组织影，T1 加权像呈中或低信号，T2 加权像多见低信号，增强后强化不明显。病理组织学检查的甲基紫染色和甲醇刚果红染色为本病的特征性表现，甲基紫染色时淀粉样蛋白呈深红色，甲醇刚果红染色淀粉样物呈砖红色，亦可略带黄色或淡红色，胶原纤维排列整齐，沿一定方向走行，可见沿纤维长轴分布的细胞核 [9]。

眼部淀粉样变性的治疗方法多样，目前并无统一的治疗方案。治疗方案的制定主要取决于淀粉样变性部位，系统性淀粉样变性者应对因治疗，而局限性眼睑或眼外肌淀粉样变性常采取手术切除或联合睑板重建的方法 [12]，结膜淀粉样变性可采用液氮冷冻疗法，眼眶淀粉样变性则可采用手术减压或手术减压联合外照射方法予以治疗 [13]。

总之，眼部淀粉样变性非常少见，诊断时应结合影像学检查，且不可忽视全身性检查，特征性的病理组织学表现是诊断的金标准。眼部淀粉样变性的治疗取决于病变部位,临床上需注意个体化治疗。

参 考 文 献

[1] Pepys MB. Amyloidosis. In: Frank MM, Austen KF, Claman HN, et al(eds). Samter's immunologic diseases. 5th ed. Boston: Little Brown, 1994: 637-655.

[2] Mathur SP, Mathur BP. Conjunctival amyloidosis. Br J Ophthalmol, 1959, 43(12): 765-766.

[3] Demirci H, Shields CL, Eagle RC, et al. Conjunctival amyloidosis: report of six cases and review of the literature. Surv Ophthalmol, 2006, 51(4): 419-432.

[4] 费一坚,夏瑞南. 眼部淀粉样变性17例临床病理分析. 眼科新进展,1990,10(8): 25-27.

[5] Nelson GA, Edward DP, Wilensky JT. Ocular amyloidosis and secondary glaucoma. Ophthalmology, 1999, 106(7): 1363-1366.

[6] 胡笳,李静,石一宁,等. 眼玻璃体淀粉样变性的研究现状. 陕西医学杂志,2012,41(2): 230-231.

[7] Pirouzmand F, Hurwitz J, Howarth D. Primary localized bilateral conjunctival amyloidosis and epiphora. Orbit, 2002, 21(2): 139-144.

[8] Spitellie PH, Jordan DR, Gooi P, et al. Primary localized conjunctival amyloidosis simulating a lymphoproliferative disorder. Ophthal Plast ReconstrSurg, 2008, 24(5): 417-419

[9] 李娟娟,胡竹林,杨忠昆,等. 眼睑结膜淀粉样变性的病理分析. 中国中医眼科杂志,2009,19(6): 362-363.

[10] Leibovitch I, Selva D, Golgberg RA, et al. Periocular and orbital amyloidosis: clinical characteristics, management and outcome. Ophthalmology, 2006, 113(9): 1657-1664.

[11] Lezrek M, Dahreddine M, Bencherif Z, et al. Bilateral primary pseudotumoral palpebral amyloidosis. A case report. J Fr Ophthalmol, 2007, 30(6): 570-659.

[12] Caggiati A, Campanella A, Tenna S, et al. Primary amyloidosis of the eyelid: a case report. In Vivo, 2010, 24(4): 575-578.

[13] Aryasit O, Preechawai P, Kayasut K. Clinical presentation, treatment, and prognosis of periocular and orbital amyloidosis in a university-based referral center. Clin Ophthalmol, 2013, 7: 801-804.

病例 2

儿童翼状胬肉

◆ 引言

　　翼状胬肉是一种常见的眼表疾病,可以累及双眼,也可以仅为单眼发病,以成年人发病多见,儿童翼状胬肉患者罕见。

◆ 病历资料

　　患儿男性,6 岁。患儿因右眼鼻侧出现淡粉红色增生物 1 年来首都医科大学附属北京同仁医院眼科就诊,其父亲诉于 1 年前发现患儿右眼鼻侧球结膜出现淡粉红色隆起,体积逐渐增大,无眼红、眼干、畏光、疼痛等症状。患儿既往身体健康,无其他疾病史,无紫外线暴露史及风沙接触史,否认家族中有类似病史。患儿全身一般情况良好。眼科检查:视力右眼 1.5,左眼 1.5。眼压右眼 16.7mmHg,左眼 14.6mmHg。裂隙灯显微镜检查显示右眼球结膜无明显充血,鼻侧睑裂区球结膜有新生物,外观呈翼状,颜色为淡粉红色,侵入角膜缘内约 1.5mm,肿物表面无明显充血(见图 2-1)。双眼角膜透明,KP(−),前房深,瞳孔圆,直径 3mm,对光反射灵敏;双眼眼底正常,双眼球运动正常。临床诊断:右眼翼状胬肉。鉴于该患儿翼状胬肉体积较小,病变处于静止期,建议患儿家长密切观察病情变化,定期随诊。

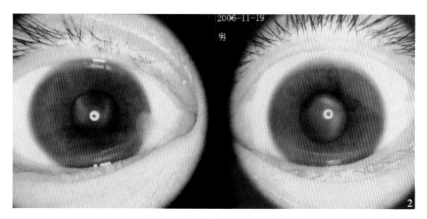

图 2-1　患儿双眼外眼像

右眼鼻侧睑裂区球结膜有新生物,外观呈翼状,颜色为淡粉红色,右眼鼻侧睑裂区
球结膜新生物已经侵入角膜缘内约 1.5mm

◆ 讨论

翼状胬肉因形似昆虫之翼而得名,中医称其为胬肉攀睛。体积小的翼状胬肉一般对视力无明显影响,一旦翼状胬肉头部遮盖瞳孔就会严重影响视力,有时甚至影响眼球运动。翼状胬肉可分为进展期和静止期两种类型,翼状胬肉外观肥厚,充血明显者,临床上属于进展期;翼状胬肉外观菲薄,无明显充血则为静止期。本例患儿的翼状胬肉属于静止期。

翼状胬肉是我国常见的眼表疾病,发病率高,好发于成年人,儿童罕见。本例儿童患者具有成人翼状胬肉的典型特征,即右眼角结膜新生物形态呈翼状,发生位置位于睑裂区鼻侧,新生物头部已经侵袭生长至角膜内,容易诊断。

翼状胬肉的病因目前尚不十分明了。一般认为多因结膜慢性炎症、风沙或阳光刺激及老年结膜组织变性等导致结膜下组织发生病变,结缔组织增厚所致,多发生于户外工作者,些病例具有家族遗传倾向[1]。本例患儿根据其既往史可排除上述病因,但其发病具有以下特点:年幼、眼部无外伤史、居住于城市、在幼儿园读书、其父母及亲属无类似病史,故有关儿童期翼状胬肉的发生原因仍需研究。

加拿大渥太华地区的 Belliveau 等[2] 曾报道 1 例患有着色性干皮病的 3 岁男童并发翼状胬肉的病例,有关着色性干皮病是否作为翼状胬肉的诱因难以确定。印度的 Monga 等[3] 通过对 16 岁以下的 19 例 26 眼原发性翼状胬肉患者(平均年龄 10.63±3.48 岁)进行研究,认为年轻人有罹患翼状胬肉的可能性,但其具体病因并不明确。

翼状胬肉一般以手术治疗为主,但复发率较高,故应严格掌握手术适应证,小而静止的翼状胬肉一般无需治疗,若胬肉为进行性或已遮盖瞳孔而影响视力或眼球运动受限时可行手术切除。本例患者年幼,翼状胬肉处于静止期,故随诊观察,未行手术治疗。

参 考 文 献

[1] 朱雅琴,姚克. 翼状胬肉发病机制研究进展. 国外医学眼科学分册,2005,29(3):163-166.

[2] Belliveau MJ,Ali A. Pterygium resection with conjunctival autograft in a young child with xeroderma pigmentosum. Cornea,2008,27(10):1174-1175.

[3] Monga S,Gupta A,Kekunnaya R,et al. Childhood pterygium: a descriptive study of 19 cases presented to a tertiary eye care center. Am J Ophthalmol,2012,154(5):859-864.

病例 3
结膜鳞状细胞癌

◆ **引言**

　　结膜鳞状细胞癌是一种较为常见的眼部恶性肿瘤,手术是其主要的治疗方法。目前结膜鳞状细胞癌的具体发病机制未明,本例患者的研究结果提示结膜鳞状细胞癌的发病可能与结膜慢性炎症及变态反应之间存在一定的关联。

◆ **病历资料**

　　患者男性,29 岁。因右眼结膜肿物切除术后 1 个月于 2015 年 2 月到首都医科大学附属北京同仁医院眼肿瘤专科复查。患者自诉 2 年前双眼出现结膜充血和眼痒,但眼部分泌物不多,无视力下降及眼痛等症状。曾在当地医院诊断为双眼变态反应性结膜炎,给予眼部抗变态反应药物点眼治疗,症状有所好转。2 个月前患者右眼颞侧球结膜处发现一丘状肿物,大小约 4mm×6mm,边界尚清晰,结膜表面血管扩张(见图 3-1),肿物增大较快,未伴有其他不适。于当地医院行结膜肿物切除术,病理组织学检查显示为右眼球结膜高分化鳞状细胞癌,伴慢性炎症。术后当地医院建议行局部放射治疗以预防复发,患者对此结果过于恐惧,故就诊于我院。患者自诉既往有变态反应性鼻炎病史 10 余年,否认其他疾病和家族史。

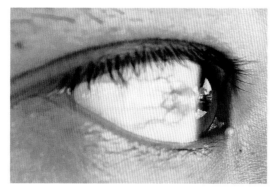

图 3-1　右眼术前外观像
可见右眼颞侧结膜新生物

眼部检查：双眼视力 1.5，眼压正常，眼位正常，眼球运动正常。右眼颞侧球结膜切口愈合较好，切口处可见充血和表面血管扩张，手术缝合线仍在位（见图 3-2）。双眼前节及眼底检查均未见异常。患者血常规、尿常规及生化指标等实验室检查未见异常。鉴于患者第一次手术时术中未行冰冻病理组织学检查以确定切缘是否有肿瘤细胞残留，故再次手术，以便彻底切除可能残留的病变组织。在全身麻醉下行右眼结膜残留肿物切除联合羊膜移植术，手术顺利，切除标本经病理组织学检查未见肿瘤组织，可见部分上皮增生，伴慢性炎症。手术后患者恢复好，第二次手术后 6 个月复查，可见右眼颞侧球结膜切口愈合好（见图 3-3），密切随诊至今，未见病变复发。

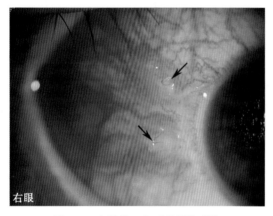 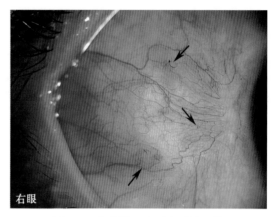

图 3-2　右眼第一次手术后外观像
可见缝线在位（箭头）

图 3-3　右眼第二次手术后外观像
局部结膜充血轻微，缝线在位（箭头）

◆ 讨论

结膜鳞状细胞癌多见于从事户外工作的老年男性人群[1]，在中青年人中极少见到，偶见儿童发病者[2]。据文献报道，中国人眼球表面鳞状细胞癌的发病率为 0.02～3.5/10 万[3]，男性多于女性，其发生可能与居住的地理位置[4]、慢性结膜炎症、溶于泪液中的致癌物质刺激以及某些病毒感染有关[5]。患者早期可无明显刺激症状，且对视力影响不大，加之其特征与眼表面其他良性肿瘤不易区别，故常延误诊断，失去最佳治疗时机，造成严重后果。

结膜鳞状细胞癌的发生可能与紫外线过度照射、人乳头瘤病毒感染、吸烟、慢性炎症等有关[4]，也有报道显示翼状胬肉恶变后演变为鳞状细胞癌者[6]。近年来，结膜鳞状细胞癌的发病呈现出年轻化的趋势，且发病率逐渐上升。有研究表明，HIV 感染是导致其发病年龄趋于年轻化的重要原因[7]。另外，雾霾和光化学污染也可能是导致该病发病率上升的潜在因素，但需要研究验证。

结膜鳞状细胞癌为低度恶性肿瘤，起源于角膜缘干细胞[8]，易发生于上皮细胞组织变化之处，角膜结膜交界处好发，以睑裂部颞侧角巩膜缘处发病率最高，其次为睑裂部鼻侧、泪阜及睑结膜。肿瘤可以穿过上皮基底膜而侵犯上皮下组织，也可以发生远处转移。病变主要累及结膜和角膜，极少发生穿孔性病变[9]。

结膜鳞状细胞癌肉眼所见为乳头状、蕈状扁平隆起、或菜花状，肿瘤表面粗糙，呈白色或粉红色,质脆,血管丰富[10]。光学显微镜下可见癌细胞呈巢状或团块状浸润性生长,肿瘤细胞呈多边形、短梭形或不规则形,细胞核有不同程度的异型性,常见核分裂象。结膜上皮被不典型的、多形性上皮细胞所代替,有时肿瘤还可合并感染[11]。

结膜鳞状细胞癌应与以下眼表疾病进行鉴别。①翼状胬肉:眼科裂隙灯显微镜检查翼状胬肉为斑片云翼状,一般有束状新生血管长入。而鳞状细胞癌为坚实的苍白色肿块,局部可充血。病理组织学检查显示翼状胬肉表面为结膜上皮的增生,中央为大片水肿的纤维组织,无上皮角化。鳞状细胞癌为大片异形的鳞状上皮伴角化珠和角质栓。②乳头状瘤:其分支乳头表面的鳞状上皮排列极向一致,细胞核无异型,病灶中央有纤维血管轴心。③尖锐湿疣:其光学显微镜下图像与高分化鳞状细胞癌相似,有乳头状结构及过度角化现象,但是尖锐湿疣细胞核无异型,鳞状上皮内可见病毒感染引起的核周空泡,乳头尖细,轴心毛细血管扩张充血并伴有间质和基底炎症细胞浸润。鳞状细胞癌的乳头较宽,有异型细胞,可见基底部间质浸润。从临床特征看,尖锐湿疣好发于会阴部、肛门及外生殖器,也可见发生于有不洁性行为患者的口腔黏膜。④纤维组织细胞瘤:大体为表面光滑的质硬肿块,光学显微镜下由梭形细胞和少量圆形、多边形组织细胞构成,细胞排列呈编织状[12]。手术切除结膜肿物进行组织活检是鉴别诊断的方法。

结膜鳞状细胞癌的最佳治疗方法是早期手术切除,术中肿块应尽量完整切除,切除范围应包括病变区外 2mm 的结膜及结膜下组织,如巩膜及角膜浅层受侵,应同时切除浅层角巩膜[13],如切除范围过大可行羊膜移植术[14],术后应密切随访。对病变广泛、边界不清或不能耐受广泛切除的患者术后应辅以放射治疗。由于结膜鳞状细胞癌术后有可能复发,即使是肿块完全切除者其复发率也高达 10%[15],所以对患者应密切随访。

变态反应性结膜炎是常见的眼表变态反应性疾病,发病率较高,约占总人口的 20%[16],主要由Ⅰ型及Ⅳ型超敏反应引起。变态反应性结膜炎的主要症状是眼痒和异物感,常见的体征为结膜充血和上睑结膜乳头及滤泡[17],患者常伴有变态反应性鼻炎和其他全身变态反应性疾病,近年来我国变态反应性结膜炎的发病率呈逐渐上升趋势。眼部黏膜对粉尘及化学物质等极为敏感,污染的空气或雾霾也可对眼睛黏膜造成刺激,导致非感染性结膜炎。此外,慢性结膜炎引起结膜组织癌变的病例也有报道[18]。

本例患者病理组织学检查显示病变的结膜组织呈鳞状细胞癌样改变,同时伴有结膜的慢性炎症样改变。鉴于本例患者有变态反应性鼻炎病史 10 余年,同时眼部有局部应用抗变态反应药物后症状减轻等病史,因此推测本例患者结膜鳞状细胞癌可能与结膜慢性炎症及变态反应存在一定的关联。就我们的知识而言,目前国内外尚未发现类似的病例报道。由于本文仅报道 1 例患者,故有关结膜慢性炎症及变态反应与结膜鳞状细胞癌发病之间的关系仍待进一步研究和论证。

参 考 文 献

[1] Shields JA,Shields CL,De Potter P. Surgical management of conjunctival tumors. The 1994 Lynn B McMahan Lecture. Arch Ophthalmol,1997,115:808-815.

[2] 张秀英,朱德峰,刘美荣. 儿童角膜结膜鳞状细胞癌 1 例. 中国实用眼科杂志,2003,21(3):237.

[3] 李凤鸣. 中华眼科学. 第 2 版. 北京:人民卫生出版社,2005:1281-1282.

[4] Newton R,Ferlay J,Reeves G,et al. Effect of ambient solar ultraviolet radiation on incidence of squamous-cell

carcinoma of the eye. Lancet，1996，347（9013）：1450-1451.

[5] Verma V，Shen D，Sieving PC，et al. The role of infectious agents in the etiology of adnexal neoplasia. Surv Ophthalmol，2008，53（4）：312-331.

[6] 刘国义，吕红梅. 翼状胬肉恶变鳞状细胞癌一例. 眼科，2014，13（3）：160.

[7] Kestelyn P，Stevens AM，Ndayambaje A，et al. HIV and conjunctival malignancies. Lancet，1990，336（8706）：51-52.

[8] Yang J，Foster CS. Squamous cell carcinoma of the conjunctiva. Int Ophthalmol Clin，1997，37（4）：73-85.

[9] 李湧. 结膜鳞状细胞癌 33 例临床分析. 中国热带医学，2005，7（5）：1498-1499.

[10] 赵桂秋，孙为荣. 眼科病理学. 北京：人民卫生出版社，2014：99-106.

[11] Cervantes G，Rodriguez AA Jr，Leal AG. Squamous cell carcinoma of the conjunctiva: clinicopathological features in 287 cases. Can J Ophthalmol，2002，37（1）：14-19；discussion 19-20.

[12] 倪逴. 眼球结膜、角膜梭形细胞癌九例. 中华眼科杂志，1994，30（5）：395-396.

[13] 李绍珍. 眼科手术学. 北京：人民卫生出版社，1998：228.

[14] 陈雪艺，陈学燕，易湘龙，等. 新鲜羊膜移植在眼表疾病中的临床应用. 新疆医科大学学报，2004，27（1）：25-26.

[15] 庞辰久，黄爱国，李建新. 眼球表面鳞状细胞肿瘤 107 例临床分析. 中国实用眼科杂志，1998，16（9）：531-533.

[16] Berdy GJ，Hedqvist B. Ocular allergic disorders and dry eye disease: Associations，diagnostic dilemmas，and management. Acta Ophthalmol Scand Suppl，2000，（230）：32-37.

[17] 潘丹，韩雪. 分析过敏性结膜炎的临床特征. 临床医药文献杂志（电子版），2014，1（18）：2881.

[18] 刘骁，马建民，葛心. 结膜黏膜相关淋巴组织淋巴瘤一例. 中华眼科医学杂志（电子版），2015，5（3）：153-154.

病例 4

结膜黏膜相关性淋巴组织淋巴瘤

◆ 引言

　　黏膜相关性淋巴组织（mucosa-associated lymphoid tissue，MALT）淋巴瘤是一种原发于结外的小 B 细胞淋巴瘤，属于非霍奇金淋巴瘤，在 B 细胞淋巴瘤中占 7%～8%[1]。在眼附属器淋巴瘤中，MALT 淋巴瘤是最常见的类型，国外报道其占 50%～70%[2-5]，亚洲地区发病率偏高，国内报道高达 90%[6]。发生于结膜的 MALT 淋巴瘤轻者可表现为结膜充血水肿，受累结膜增厚，严重者则呈实性肿物样改变。临床上有时易将不典型的结膜 MALT 淋巴瘤与结膜炎症相混淆，容易造成漏诊和误诊。本文报道 1 例 MALT 淋巴瘤患者的诊疗过程，为结膜慢性炎症与 MALT 淋巴瘤之间发病关系的研究提供参考资料。

◆ 病历资料

　　患者女性，35 岁。因发现右眼结膜肿物 4 个月，左眼结膜肿物 2 个月于 2014 年 8 月就诊于首都医科大学附属北京同仁医院眼肿瘤专科。患者诉 4 个月前发现右眼下穹隆结膜肿物，无明显诱因，肿物逐渐扩大，最终累及整个结膜囊及上下眼睑结膜组织，近 2 个月发现左眼下穹隆结膜也出现类似肿物，呈粉色。双眼结膜充血，无明显异物感、流泪及分泌物；患者未发现视力下降、眼痛等症状。曾在当地医院诊断为双眼结膜炎，抗炎治疗未见好转。患者既往身体健康，否认其他疾病史和家族疾病史，全身情况良好。眼部检查：视力右眼 0.8，左眼 0.6，双眼眼压及眼位正常，眼球运动正常。新生物累及右眼穹隆部结膜、上下眼睑结膜，以下眼睑结膜受累为重。肿物呈扁平状，其上呈鱼卵样小隆起（见图 4-1），左眼下穹隆部颞侧结膜局限性受累，肿物质软，粉红色，边界不清。双眼眼前节及眼底检查未见异常。眼眶 MRI 显示右眼睑深面异常强化影，淋巴增生性病变可能性大。患者血常规、尿常规及生化指标等实验室检查未发现异常。患者在全身麻醉下行双眼结膜肿物切除术，术后病理组织学检查显示右眼结膜组织 MALT 边缘区 B 细胞淋巴瘤早期改变，符合眼附属器 MALT 淋巴瘤表现，左眼结膜组织重度慢性炎症改变。右眼病变组织免疫组织化学检查显示免疫细胞 CD3+，CD5+，CD20+，CD21+，CD23+，CD38 散在 +，CD43+，CD45RO+，CD79a+，PAX-5+，Ki-67 指数 10%，IgG+ 散在，IgG4+ 个别。最终诊断：右眼 MALT 淋巴瘤，左眼重度结膜慢性炎症。术后给予抗炎药物进行治疗，右眼接受局部放射治疗，密切随访至今未见复发（见图 4-2）。

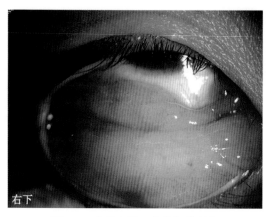

图 4-1 术前右眼下穹隆部外观像
可见局部肿物生长，结膜充血

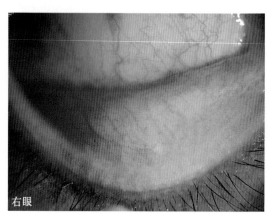

图 4-2 术后右眼下穹隆部外观像
局部肿物消失

◆ 讨论

MALT 淋巴瘤是眼附属器常见的恶性肿瘤，常发生于眼眶、结膜和泪腺等，其发病年龄范围较广，以老年人最常见，女性稍多于男性[7]。正常人眼眶内无淋巴组织，泪腺有小的淋巴样细胞群，结膜组织中有少量淋巴细胞分布。MALT 淋巴瘤的病因很多，常见的有感染因素、自身免疫因素及药物因素等，其中感染性因素是眼附属器 MALT 淋巴瘤最常见的病因，病原体包括衣原体、病毒、幽门螺杆菌等。

关于眼附属器 MALT 淋巴瘤发生机制的研究较少。Knop 等[8]认为眼眶内原发性淋巴瘤多由泪腺或结膜蔓延而来，或为眼眶内胚胎时淋巴组织的残留，也可能是反复感染、自身免疫等所形成的获得性淋巴组织。Knop 等[8]通过尸检证实，人类眼附属器组织中存在着完整的、具有免疫应答功能的淋巴组织，即 MALT，其可被抗原所激活，从而持续增生，个别情况下演变成肿瘤性增生，发展成 MALT 淋巴瘤。

MALT 淋巴瘤有时临床进程呈缓慢进展，其瘤细胞较成熟，容易误诊为良性淋巴组织增生。B 型超声、CT、MRI 等影像学检查对诊断 MALT 淋巴瘤具有一定价值，可以反映眼部淋巴瘤的累及范围，但对病变的定性作用欠佳。

MALT 淋巴瘤发生于眼睑和 / 或泪腺时可导致眼睑肿胀、眼睑下垂及泪腺区肿块等表现，发生于结膜者可表现为结膜充血水肿，受累的结膜组织增厚等，严重者呈实性肿物样改变。临床上易将表现不典型的结膜 MALT 淋巴瘤与结膜炎症相混淆。

本例患者为青年女性，双眼发病，患眼结膜充血较轻，病变初期诊断为结膜炎，并按照结膜炎进行抗炎治疗，效果不佳，转至首都医科大学附属北京同仁医院后进行手术治疗，切除的病变组织病理组织学检查证实为右眼 MALT 淋巴瘤，左眼为重度慢性炎症。针对本例患者的诊治过程，我们查阅和复习了国内外相关文献，并未发现类似本例患者的一侧眼为 MALT 淋巴瘤，而另一侧为重度慢性炎症的报道。本例患者病史和病理组织学改变提示我们，眼部的慢性炎症过程可能是结膜 MALT 淋巴瘤的诱因，结膜 MALT 淋巴瘤也可能由慢性结膜炎症发展而来。

尽管慢性结膜炎如何转变为 MALT 淋巴瘤的作用机制尚不明确，但是本例患者的临床表现和病理组织学结果提示我们应对慢性炎性病变给予有效的治疗,以减少或避免其发生恶性病变的可能性。

参 考 文 献

[1] Harris NL,Jaffe ES,Stein H,et al. A revised European-American classification of lymphoid neoplasm's a proposal from the International Lymphoma Study Group. Blood,1994,84(5):1361-1392.

[2] Lee JL,Kim MK,Lee HK,et al. Extranodal marginal zone B-cell lmphomas of mucosa- associated lymphoid tissue-type of the orbit and ocular adnexa. AnnHematol,2005,84(1):13-18.

[3] Coupland SE,Hummel M,Stein H. Ocular adnexal lymphomas:five case presentations and a review of the literature. Surv Ophthalmol,2002,47(5):470-490.

[4] Izambart C,Robert PY,Petellat F,et al. Extraocular muscle involvement inmarginal zone B-cell lymphomas of the orbit. Orbit,2008,27(5):345-349.

[5] Lagoo AS,Haggerty C,Kim Y,et al. Morphologic features of 115 lymphomas of the orbit and ocular adnexa categorized according to the World Health Organization classification aremarginal zone lymphomas in the orbitmucosa-associated lymphoid tissue-type lymphomas? Arch Pathol Lab Med,2008,132(9):1405-1416

[6] 何为民,罗清礼,夏瑞南. 114例眼附属器淋巴增生性病变的病理分析. 中国实用眼科杂志,2001,19(1):68-70.

[7] Ferry JA,Fung CY,Zukerberg L,et al. Lymphoma of the ocular adnexa:A study of 353 cases. Am J Surg Pathol,2007,31(2):170-184.

[8] Knop N,Knop E. Conjunctiva-associated lymphoid tissue in the human eye. Invest Ophthalmol Vis Sci,2000,41(6):1270-1279.

病例 5

Goldenhar 综合征合并眼睑畸形及角膜白斑

◆ 引言

Goldenhar 综合征是一种少见的以角膜和结膜肿物、附耳等为常见特征的先天异常增生性疾病,偶伴上睑缺损,罕有伴发角膜白斑的病例,发生于角结膜的肿物具有随着年龄增长逐渐增大的趋势,因此确诊后尽早进行手术治疗尤为重要。

◆ 病历资料

患儿男性,2 岁。因右眼结膜肿物伴右眼睑闭合不全于 2007 年 11 月入院。患儿父母诉自患儿出生时即有右眼上睑缺损、右眼结膜肿物,肿物随患儿年龄的增长而增大。患儿为第一胎,系双胞胎(哥哥正常),足月顺产,无吸氧史,母亲孕期无药物服用及感染性疾病史,否认家族成员中有类似遗传病史,父母非近亲结婚。眼科检查:交替遮盖眼后有注视能力,能避障行走,右眼上睑内侧 1/2 缺损,眼睑闭合不全,颞侧球结膜可见一大小约 12mm × 18mm 的淡黄色肿物,边界清晰,肿物颞侧与外眦部皮肤不相连,鼻侧距角膜缘约 4mm,肿物局部表面有少许纤细毛发生长,角膜中央可见孤立性点状白斑(见图 5-1、图 5-2),角膜知觉正常,前房深度中等,房水闪辉(−),瞳孔等大等圆,直径约 3mm,对光反射存在,虹膜无异常,眼底检查可见视盘边界清晰,C/D = 0.3,A/V = 2∶3,黄斑中心凹反光存在。眼球各个方向

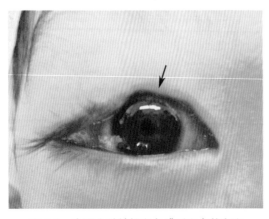

图 5-1　右眼上睑缺损和角膜孤立点状白斑

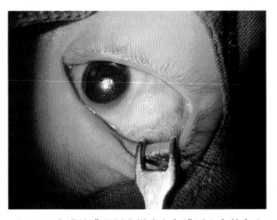

图 5-2　右眼结膜颞侧皮样瘤和角膜孤立点状白斑

14

运动不受限。左眼检查正常。其他检查：患儿双耳无明显听力障碍，无外耳道狭窄，耳廓正常，右耳屏前两个赘生物大小约 6mm×5mm，左耳屏前两个赘生物大小约 4mm×3mm（见图 5-3）。胸部 X 线检查显示胸骨畸形，双侧胸廓不对称（见图 5-4）；心电图检查正常，血常规、尿常规、血生化等实验室检查未见异常。诊断为 Goldenhar 综合征，右眼睑畸形，右角膜白斑。患儿在全身麻醉下行右眼结膜肿物切除术。术中见肿物与外直肌粘连，深达眼球赤道部，手术彻底切除整个瘤体及异常结膜。切除组织的病理诊断为结膜皮样瘤。术后适当加压包扎术眼，以妥布霉素滴眼液点眼，4 次 / 日，妥布霉素眼膏睡前涂眼，术后 10 天拆除结膜缝线，结膜切口Ⅰ期愈合，结膜平整，眼球运动正常。一个月后在整形科行右上睑缺损修补术。随访至今未见肿瘤复发。

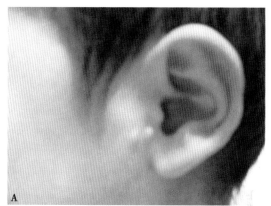 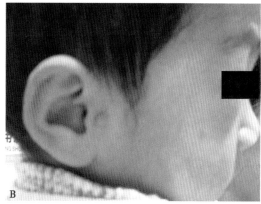

图 5-3　患儿双侧附耳
A：左侧附耳　B：右侧附耳

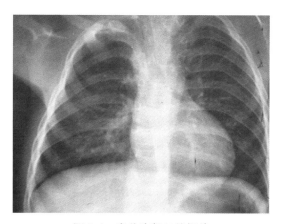

图 5-4　患儿胸部 X 线摄片
可见双侧胸廓不对称

◆ 讨论

　　Goldenhar 综合征又名眼耳椎骨发育异常综合征或耳椎骨综合征，1953 年由 Goldenhar 将其确定为一独立疾病，主要特点包括角结膜皮样瘤，多合并附耳、胸骨脊椎畸形、下颌骨发育畸形、颅骨发育畸形及心脏、肾脏功能异常。目前 Goldenhar 综合征的具体病因不十分清楚，患者多为散发病例，先天发病者无明显遗传病史，偶有常染色体异常，有人认为系胚胎期多发性异常，即位于视杯边缘和外胚叶之间的多发性潜能干细胞分化受阻，先天性血管异常侵犯第一、二腮弓致眼、脊柱发育异常，耳部异常是第一腮弓残余物或耳芽未能愈合所致 [1,2]。本例患儿为男性，眼部除结膜皮样瘤外，同时伴有上睑缺损和角膜点状孤立性白斑，临床上罕见。

Goldenhar 综合征的体征包括眼部及全身其他部位异常，临床上不能单纯依据眼部表现作出全面诊断，当发现类似本病的眼部体征时应及时对全身其他部位进行检查，以免发生漏诊。眼科治疗时以切除角结膜皮样瘤为主，发生于角膜部位的皮样瘤应根据其大小、部位及累及的深度不同而采用不同的手术方式，如单纯性角膜皮样瘤切除术或角膜皮样瘤切除联合板层角膜移植术。本例患儿角膜有孤立性点状白斑，由于其位于瞳孔缘且体积较小，对视功能发育无明显影响，故采取定期观察的方案。发生于结膜部位的皮样瘤体积较大时不仅累及结膜组织，而且可以向眶内蔓延，累及眶内组织，有时可以累及眼外肌，所以手术时应该注意勿损伤眼外肌，以免造成术后复视。有时结膜皮样瘤可以累及提上睑肌及其周围组织，手术切除时务必不要损伤提上睑肌，以防手术后发生上睑下垂。手术时可以利用在肿物周围结膜下注射生理盐水的方法明确结膜组织受累的范围，以便术中尽可能多地保留正常结膜组织，缝合时应将结膜切口对合即可，不要缝合过紧，以避免术后眼球运动受限；若合并眼睑缺损，在设计手术方案时应尽可能采取分次手术，以免术后发生睑球粘连。另外，应根据其他器官受累情况请相关科室协助治疗 [3]。

参 考 文 献

[1] 赵秀琴，张军. 眼综合征. 北京：中国广播电视出版社，1995：111-112.

[2] 童绎，高静娟. 眼综合征. 福建：福建科学技术出版社，1981：131-132.

[3] 任伟，马建民. Goldenhar 综合征合并眼睑缺损及角膜白斑一例. 眼科研究，2008，26（3）：182.

病例 6

角结膜鳞状细胞癌广泛浸润

◆ 引言

角结膜鳞状细胞癌是一种临床上常见的眼表恶性肿瘤,如果不及时治疗会造成病变广泛浸润,不仅导致患者视功能损害,而且也可以威胁患者生命,故早期正确诊断及规范化治疗对角结膜鳞状细胞癌患者的预后至关重要。

◆ 病历资料

患者女性,64 岁。因左眼红肿半年,伴流脓、流血、视力丧失 3～4 个月就诊。患者自诉半年前发现左眼鼻侧角膜缘处有肿物生长,伴有眼红、异物感、畏光等不适,曾在当地医院就诊,具体诊治过程不详。3～4 个月前左眼肿物逐渐增大,导致左侧上眼睑肿胀,并伴有左眼流脓、流血、视力丧失,近来症状逐渐加重,就诊于首都医科大学附属北京同仁医院眼科。患者患帕金森病 10 年,应用药物治疗,现病情稳定;否认其他眼病史,否认结核、梅毒、肝炎等病史。眼部检查:视力右眼 0.8,左眼无光感。眼压右眼 15mmHg,左眼测不出读数。右眼晶状体轻度混浊,余检查未见异常。左眼上睑红肿,鼻侧可触及肿物,大小约 1.3cm×1.5cm×1.0cm,病变范围累及上眼睑鼻侧 1/3,肿物质地较硬,活动度差,边界不清,肿物挤压上睑组织,导致眼睑外翻,鼻侧睑结膜及球结膜均受肿物累及,受累的结膜表面凹凸不平且充血,角膜混浊,局部明显变薄似穿孔,角膜表面污秽,内眼窥不清(见图 6-1)。眼眶 MRI 扫描显示左侧眼眶占位性病变,侵及眼睑、内直肌、眼环、睫状体及前房等组织结构,提示恶性肿瘤可能性大,疑诊淋巴瘤或转移癌(见图 6-2)。以左眼睑角结膜及眶内肿物(性质待查)、左眼角膜溃疡、左眼底待查、帕金森病入院。患者入院后在全身麻醉下行左眼睑结膜及眶内肿物切除术,切除肿物行病理组织学检查,病理组织学诊断:高分化鳞状细胞癌。肿瘤组织的免疫组织化学检测显示 P63$^+$、CK$^+$、CAM5.2$^+$、Ki-67 指数约 50%、CK8/18$^-$、PAS$^-$、CEA$^-$、CK5/6$^+$、Vimentin$^-$、S-100$^-$。最终诊断为左眼睑角膜结膜及眶内鳞状细胞癌、右眼角膜溃疡、左眼眼底待查、帕金森病。

术后予抗炎治疗,患者切口恢复良好,于术后 5 天出院。术后半个月眼科门诊复查可见患者局部形态恢复较好(见图 6-3),根据其病理组织学检查结果,建议其进一步行眶内容摘除术及局部放射治疗。

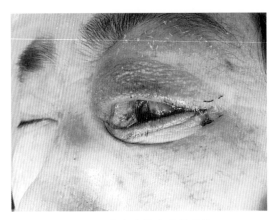

图 6-1　患者术前左眼外观像
可见患者左上眼睑红肿,鼻侧有较大肿物,眼睑外翻,
结膜充血,角膜混浊浸润,表面污秽

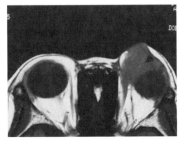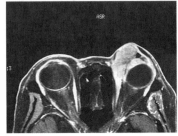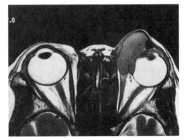

图 6-2　眼眶 MRI 扫描影像
可见左眼眶内肿物位于眼眶鼻侧,形态不规则,T1WI、T2WI 均为中等均匀信号,增强扫描可被强化。肿物
累及眼睑、内直肌、眼环及前房等结构,眼球受压变形

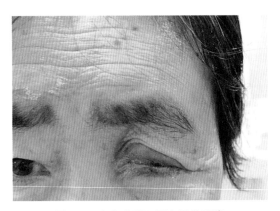

图 6-3　患者术后 2 周左眼外观像

◆ 讨论

角结膜鳞状细胞癌可为原发于眼表上皮组织的恶性肿瘤,也可由 Bowen 病突破基底膜而成 [1]。角结膜鳞状细胞癌居眼表恶性肿瘤的首位,约占所有眼表恶性肿瘤的 53.7% [2],多

见于 60～69 岁老年男性[3]，青少年发生角结膜鳞状细胞癌甚为少见[4-5]，但近年研究发现其发病呈现低龄化趋势[6]。角结膜鳞状细胞癌好发于角膜缘[7]，此处为不同组织上皮的过渡区，即结膜上皮为典型的柱状上皮，角膜上皮层为 5～6 层非角化鳞状上皮细胞，基底层无色素，而角膜缘上皮为 10 余层复层鳞状上皮，并且深层基底上皮细胞内含有较多色素细胞。此外，角膜干细胞的异常分化也可导致角结膜鳞状细胞癌的发生[8]。随着年龄增长，结膜柱状上皮增生，出现灶性鳞化，使结膜也成为肿瘤好发部位[9]。研究表明角结膜鳞状细胞癌与长期紫外线照射有关[10-12]，Bowen 病、HPV16、HPV18 及 HIV 与角结膜鳞状细胞癌的发病，尤其是年轻人发病也有关[13-18]。

角结膜鳞状细胞癌初发时常表现为无痛性、不规则的灰白色胶样或粉红色结节状隆起，也可呈泡状。肿瘤基底宽，表面有草莓样或苔藓样血管生长，触之易出血，表面可有色素沉着。肿瘤生长缓慢，增大后可出现溃烂，呈菜花样，继发感染时，则有脓性分泌物，并可伴有耳前和颌下淋巴结肿大及压痛[6, 19]。肿瘤大多通过以下方式浸润生长[20]：①向外生长：在眼表形成乳头状灰红色隆起，与周围结膜组织界限清。②向角膜及结膜蔓延：多呈扁平生长，也可形成乳头状或菜花状，或围绕角膜缘形成肿块。③向角膜及巩膜深层发展：肿瘤细胞可突破角膜前弹力层，于角膜缘经巩膜小梁网进入眼内。这种方式少见，发生率为 2%～9%[21-22]，可表现为角膜溃疡、角巩膜溶解、甚至眼球壁穿孔等[23]。④向眶内侵犯：这种生长方式少见，约 1%～6% 的病例可发生[24]，表现为眼球突出、眼球运动受限、严重视力下降，甚至短期内出现失明[25]，MRI 表现为 T1WI 加权呈中等信号，T2WI 加权呈高信号[23]。角结膜鳞状细胞癌一般以中、高分化为主，低分化者少见，邻近淋巴结的转移率低，发生远处转移者罕见[26]。

角结膜鳞状细胞癌初期在眼表生长，患者容易发现，典型病变诊断并不困难。病变早期形状呈翼状胬肉样隆起者，易误诊为翼状胬肉。研究显示，初期诊断为翼状胬肉而术后病理组织学诊断为角结膜鳞状细胞癌的发生比例达到 9.8%[27]。有时角结膜鳞状细胞癌与睑裂斑炎的外观相似，前者用抗生素滴眼液点眼无效，后者用抗生素滴眼液点眼有效，可资鉴别。当角结膜鳞状细胞癌向眶内侵犯时应与眶内炎性假瘤、淋巴瘤等进行鉴别。眼眶炎性假瘤一般有眼部炎性表现，病变侵犯范围较为广泛，对糖皮质激素治疗有效；眼眶淋巴瘤一般多侵犯结膜或 / 和眶内组织，侵犯角膜者较为少见。角结膜鳞状细胞癌的最终确诊则需病理组织学检查结果。

从病理组织学角度而言，大多数角结膜鳞状细胞癌分化较好，表面常有角化，癌细胞呈巢状或团块状浸润性生长。肿瘤细胞核有不同程度的异型性，核分裂常见。细胞间桥及角化是诊断鳞状细胞癌的必需特征，肿瘤细胞间可见梭状细胞及黏液表皮样细胞，而发现这两种细胞是肿瘤易向眼内及眶内浸润的主要指征[28]。

早期彻底切除肿瘤组织是治疗的关键，手术切除肿物时应切至肿瘤组织外至少 2mm，可用周围结膜移行法修复切除的创面。病灶深度超过角膜厚度 2/3 者应行板层角膜移植术，创面较大者可行结膜、羊膜或唇黏膜移植术[5]。切除组织的切缘未发现肿瘤细胞的角结膜鳞状细胞癌患者复发率约为 5%，术后无需辅助治疗，但应长期随访。切除组织的切缘残留肿瘤细胞者肿瘤的复发率高达 50% 以上[28-29]，术后应辅以放射治疗，以彻底清除可能残存的肿瘤组织，尽可能减少复发机会。病变范围过大或浸润太深者，如广泛侵犯眼睑、穹隆部或眼眶组织而术中无法彻底清除时，应考虑行眶内容物摘除术，术后可辅以 β 射线放射治疗[6]。病变表浅且侵及范围较小的肿瘤术后行冷冻治疗可降低复发率[30]，术后也可局部应用丝裂霉素 C[31]、争光霉素[6] 等抗代谢药物。

本例患者为老年女性，病变初期表现为左眼角膜缘处肿物，随后肿物迅速增大，病变不仅累及角膜、结膜、眼睑，同时累及眶内组织，并导致角膜溃疡、眼球壁受累、视力丧失等严重后果。我们对国内外文献进行复习，发现累及如此广泛的角结膜鳞状细胞癌罕见。尽管角结膜鳞状细胞癌一般发展缓慢，累及范围也较为局限，但本例患者的临床特点是病情发展快，病变累及范围广，不同于文献报道，这也提示我们对于一些发展速度快且累及范围广的角膜缘处肿物患者，在诊断时应该想到鳞状细胞癌的可能，争取早期诊断及时治疗。

参 考 文 献

[1] 翁欢，陈荣家，李秋华. 653 例结膜肿块病理学分析. 中国实用眼科杂志，2005，23（3）：297-299.

[2] 冯官光，易玉珍，李永平. 777 例原发性眼结膜肿瘤. 眼科学报，1995（4）：211-215.

[3] Kao AA，Anat G，Karp CL，et al. Clinicopathologic correlation of ocular surface squamous neoplasms at Bascom Palmer Eye Institute：2001 to 2010. Ophthalmology，2012，119（9）：1773-1776.

[4] 张秀英，朱德峰，刘美荣. 儿童角膜结膜鳞状细胞癌 1 例. 中国实用眼科杂志，2003，21（3）：237-237.

[5] 伍雪芬，刘应鹏，张铭志. 青年角结膜鳞状细胞癌一例. 中华眼科杂志，2012，48（7）：643-644.

[6] 王炳亮. 眼表鳞状细胞癌 97 例临床分析. 眼科研究，2008，26（5）：510-511.

[7] Guadalupe C，Rodríguez AA，Alfredo Gómez L. Squamous cell carcinoma of the conjunctiva：clinicopathological features in 287 cases. Can J Ophthalmol，2002，37（1）：14-20.

[8] Lee GA，Hirst LW. Ocular surface squamous neoplasia. Surv Ophthalmol，1995，39（6）：429-450.

[9] 倪逴. 眼的病理解剖基础与临床. 上海：上海科学普及出版社，2002：91-92.

[10] 戴京，孙宪丽，李彬，等. 8673 例眼附属器增生性病变及肿瘤组织的病理分析. 中华眼科杂志，1999，35（4）：242-210.

[11] Horikoshi M，Kina K，Ishi K，et al. Correlation between human papilloma virus infection in cervical lesions and expression of p53，p21 proteins and Ki-67. RinshoByori，2005，53（6）：494-498.

[12] Ateenyi-Agaba C，Dai M，Le Calvez F，et al. TP53 mutations in squamous-cell carcinomas of the conjunctiva：evidence for UV-induced mutagenesis. Mutagenesis，2004，19（5）：399-401.

[13] De Koning MN，Waddell K，Magyezi J，et al. Genital and cutaneous human papillomavirus（HPV）types in relation to conjunctival squamous cell neoplasia：A case-control study in Uganda. Infect Agent Cancer，2008，3：12[2016-02-4]. http://infectagentscancer.biomedcentral.com/articles/10.1186/1750-9378-3-12.

[14] Sen S，Sharma A，Panda A. Immunohistochemical localization of human papilloma virus in conjunctivalneoplasias：a retrospective study. Indian J Ophthalmol，2007，55（5）：361-363.

[15] Mahomed A，Chetty R. Human immunodeficiency virus infection，Bcl-2，p53 protein，and Ki-67 analysis in ocular surface squamous neoplasia. Arch Ophthalmol，2002，120（5）：554-558.

[16] Simbiri KO，Murakami M，Feldman M，et al. Multiple oncogenic viruses identified in ocular surface squamous neoplasia in HIV-1 patients. Infect Agent Cancer，2010，5：6[2016-02-3].http://infectagentscancer.biomedcentral.com/articles/10.1186/1750-9378-5-6.

[17] Hamam R，Bhat P，Foster CS. Conjunctival/corneal intraepithelial neoplasia. Int Ophthalmol Clin，2009，49（1）：63-70.

[18] Nagaiah G, Stotler C, Orem J, et al. Ocular surface squamous neoplasia in patients with HIV infection in sub-Saharan Africa. Curr Opin Oncol, 2010, 22(5): 437-442.

[19] 孙为荣. 眼科肿瘤学. 北京：人民卫生出版社, 2004: 188-190.

[20] 朱志忠, 周道伐. 角膜病学. 北京：人民卫生出版社, 1986: 192-193.

[21] Finger PT, Tran HV, Turbin RE, et al. High-frequency ultrasonographic evaluation of onjunctival intraepithelial neoplasia and squamous cell carcinoma. Arch Ophthalmol, 2003, 121(2): 168-172.

[22] Buuns DR, Tse DT, Folberg R. Microscopically controlled excision of conjunctival squamous cell carcinoma. Am J Ophthalmol, 1994, 117(1): 97-102.

[23] 陈滨, 胡勇平, 张惠成, 等. 表现为巩膜融解的鳞状细胞癌眼内浸润一例. 中华眼科杂志, 2011, 47(12): 1131-1132.

[24] Yousef YA, Finger PT. Squamous carcinoma and dysplasia of the conjunctiva and cornea: an analysis of 101 cases. Ophthalmology, 2012, 119(2): 233-240.

[25] 李晓江, 李作仙, 孙瑞梅. 眼眶原发性恶性肿瘤22例临床分析. 河南肿瘤学杂志, 2002, 15(2): 116-117.

[26] 吴宪巍, 蒋莉. 快速生长的角膜结膜鳞状细胞癌一例. 眼科研究, 2008, 26(11): 840.

[27] Hirst L, Axelsen RI, Schwab I. Pterygium and associated ocular surface squamous neoplasia. Arch Ophthalmol, 2009, 127(1): 31-32.

[28] McKelvie PA, Daniell M, McNab A, et al. Squamous cell carcinoma of theconjunctiva: a series of 26 cases. Br J Ophthalmol, 2002, 86(2): 168-173.

[29] Erie JC, Campbell RJ, Liesegang TJ. Conjunctival and corneal intraepithelial and invasive neoplasia. Ophthalmology, 1986, 93(2): 176-183.

[30] Tunc M, Char DH, Crawford B, et al. Intraepithelial and invasive squamous cell carcinoma of the conjunctiva: analysis of 60 cases. Br J Ophthalmol, 1999, 83(1): 98-103.

[31] Prabhasawat P, Tarinvorakup P, Tesavibul N, et al. Topical 0.002% mitomycin C for the treatment of conjunctival-corneal intraepithelial neoplasia and squamous cell carcinoma. Cornea, 2005, 140(3): 443-448.

睫状体平滑肌瘤

◆ 引言

平滑肌瘤是一种良性肿瘤,多发生于子宫和胃肠道等平滑肌丰富的组织器官和部位,而发生于眼部睫状体的平滑肌瘤罕见。由于睫状体平滑肌瘤缺少特征性临床表现,因此易误诊为睫状体黑色素瘤。目前睫状体平滑肌瘤的治疗主要是手术疗法,病理组织学检查对睫状体平滑肌瘤的诊断至关重要。

◆ 病历资料

患者女性,23 岁。患者发现左眼视力下降伴视物遮挡半年,自诉半年前无明显诱因出现左眼视力下降,伴鼻侧视物遮挡感,当地医院诊断为左眼球内肿物,建议转入首都医科大学附属北京同仁医院治疗。患者既往身体健康,无眼部外伤史及手术史,无遗传病史。眼部检查:右眼裸眼视力 0.1,矫正视力 1.0,左眼视力裸眼 0.05,矫正视力 0.2,右眼眼压 13mmHg,左眼 10mmHg,左眼结膜无充血,角膜透明,KP(-),颞侧周边前房稍浅,Tyn 征(-),虹膜纹理清,左眼瞳孔圆,对光反射灵敏,晶状体轻度混浊,药物散瞳后检查可见左眼玻璃体内棕黑色实性占位病变,视盘边界清,A/V=2:3,黄斑中心凹反光消失。

眼球 B 型超声扫描提示左眼球内占位性病变,脉络膜来源者可能性大。彩色多普勒成像(color Doppler imaging, CDI)显示左眼前部颞侧周边球壁上半球形中低回声区,局部隆起,边界清晰,内回声欠均匀,挖空征(+),此外病变内可见无回声区,彩色多普勒血流成像(color Doppler flow imaging, CDFI)发现病变内血流信号丰富,考虑脉络膜黑色素瘤的可能性大。超声生物显微镜(ultrabiomicroscope, UBM)检查显示左眼颞侧及下方睫状体回声不规则,边界较清晰,内回声欠均匀,病变内可见椭圆形无回声区,考虑左眼睫状体占位性病变。眼眶 MRI 扫描显示左眼球内肿物呈类圆形,约 1.5cm×1.5cm×1.4cm,位于赤道前方,累及眼球颞侧及虹膜睫状体区,呈等 T1、等 T2 信号影,T2 信号略混杂,增强后不均匀强化,曲线呈速升平台型,晶状体受压变形,考虑睫状体黑色素瘤可能性大(见图 7-1)。正电子发射计算机断层显像(positron emmission computer tomography, PET-CT)检查显示左眼球内结节影,直径约 1.5cm,放射性摄取增高,最大 SUV 2.47,恶性病变可能性大(见图 7-2)。

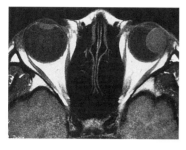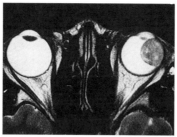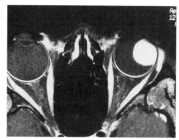

图 7-1　眼眶 MRI 扫描影像

可见左眼球内类圆形肿物,位于赤道前方,累及眼球颞侧及虹膜睫状体区,呈等 T1 等 T2 信号影,T2 信号略混杂,增强后不均匀强化

患者全身麻醉下行左眼睫状体肿物切除术联合前部玻璃体切除术。术中沿 1:00 至 6:30 位角巩膜缘剪开球结膜,距角膜缘后 3mm 处做平行于角巩膜缘的巩膜板层切口,在切口止端再做垂直于角巩膜缘切口,制作 4/5 厚的板层巩膜瓣,烧灼巩膜床,切开巩膜床,将睫状体部肿瘤完整切除(见图 7-3),切除脱出的前部玻璃体,用 8-0 缝线缝合巩膜切口及球结膜,术毕用妥布霉素地塞米松眼膏点眼,眼垫绷带适当加压包扎。切除的肿物行病理组织学检查,诊断为睫状体平滑肌瘤,部分区域瘤细胞生长较密集(见图 7-4)。肿瘤标本免疫组织化学检测显示 CK[-],Vimentin[+],S-100[-],Desmin[-],actin[-],Ki-67[-],SMA[+],CD34 血管内皮[+],Bcl-2[-],GFAP[-],EMA[-],Olig-2[-],Syn[-],CgA[-],NSE[-],HMB45[-],Melan-A[-]。

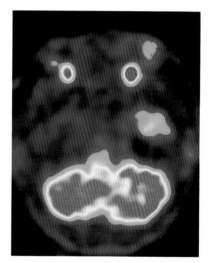

图 7-2　PET-CT 扫描影像

可见左眼球内结节影,直径约 1.5cm,放射性摄取增高

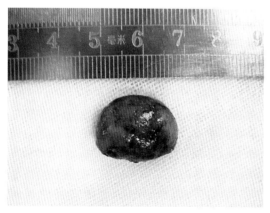

图 7-3　切除肿物的大体形态像

肿物为灰白色致密组织,包膜完整,大小约 1.5cm×2.1cm×1cm

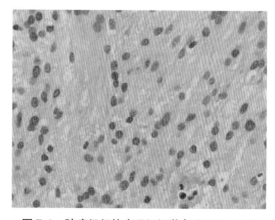

图 7-4　肿瘤组织的病理组织学表现(HE×200)

◆ 讨论

眼部平滑肌瘤主要分为眶内平滑肌瘤[1, 2]和葡萄膜平滑肌瘤。葡萄膜平滑肌瘤主要起源于虹膜瞳孔括约肌、瞳孔开大肌、睫状体平滑肌及葡萄膜血管周围的平滑肌纤维。葡萄膜平滑肌瘤分类方法不同，按瘤体成分分类主要分为单纯平滑肌瘤和血管平滑肌瘤；按照胚胎源性可分为中胚层平滑肌瘤和中外胚层平滑肌瘤（源于神经嵴）[3]，此外还可以按照发生部位或组织不同进行分类。葡萄膜平滑肌瘤以睫状体平滑肌瘤较多见，于1977年由Jakobiec等[4]首先报道，并定义为一个独立的病种。总体而言，眼部平滑肌瘤罕见。睫状体平滑肌瘤多见于年轻女性，肿瘤发生于睫状体及周边脉络膜，主要向脉络膜生长，也可向虹膜、巩膜方向扩展，甚至可穿破眼球壁至巩膜外[5]。肿物侵袭的范围及部位不同，其临床表现也不同。睫状体肿瘤可导致青光眼、葡萄膜炎、不同程度的晶状体脱位或混浊、屈光度改变、玻璃体混浊、视网膜脱离、黄斑水肿等[6]。

我们对近10年来文献报道的14例眼内平滑肌瘤的临床资料进行分析[7-17]，发现该病平均发病年龄为34岁，女性：男性 = 9：5。患者中以中青年女性多见，典型表现为睫状体部圆顶状无色素性隆起的肿物，可伴有相应部位巩膜血管扩张（表7-1）。本例患者可能由于肿物的生长偏向脉络膜，散瞳后可见肿物呈棕黑色隆起，类似脉络膜黑色素瘤样外观，巩膜表面未见任何血管异常，这说明睫状体平滑肌瘤表现呈多样性。病变早期由于肿物体积较小且位置较靠前，对患者视力影响较小，故发现时平均病程较长，平均约为4.7个月。文献报道肿物最大直径平均为11.2mm，本例患者术前眼部MRI扫描显示肿物大小达1.5cm×1.5cm×1.4cm，PET-CT显示肿物大小约1.5cm，而术中所见肿物大小为1.5cm×2.1cm×1.0cm，体积大于文献报道的肿物最大直径平均值。

以往文献报道，B型超声检查可见睫状体平滑肌瘤内部结构均匀并伴血管形成[8]，眼底荧光血管造影提示瘤体具有较丰富的血流供应[7]，眼眶MRI扫描可见T1呈中高信号，T2呈低信号，伴有不均匀强化[10, 14]，而本例患者影像学检查提示睫状体肿瘤内部具有丰富的血液供应，病变性质可能为脉络膜黑色素瘤。另外，我们首次对患者行全身PET-CT检测，结果也证实肿瘤内血流丰富，并提示该肿瘤其可能为恶性病变。上述结果均提示睫状体平滑肌瘤极易与恶性肿瘤，尤其是脉络膜黑色素瘤相混淆。

病理组织学检查是确诊睫状体平滑肌瘤的可靠方法。本例患者肿瘤组织的病理组织学改变显示为瘤体由较密集的无色素性梭形细胞构成，细胞核呈扁圆形，胞质嗜酸性，排列呈均一束状。免疫组织化学检测技术在诊断睫状体平滑肌瘤中具有重要参考价值，所有睫状体平滑肌瘤患者的SMA染色阳性，同时可伴有Desmin、Caldesmon、Vimentin、Calponin等蛋白的阳性表达。由于胚胎发育的缘故，免疫组织化学检测还可显示瘤体内神经外胚层相关蛋白的阳性表达，如CD56、NSE、Synaptophysin。睫状体平滑肌瘤组织中HMB45、Melanin A等蛋白表达阴性，可与脉络膜黑色素瘤进行鉴别（表7-2）。本例患者的肿瘤组织免疫组织化学检测符合上述特征，而其神经系统相关指标和淋巴细胞提示Olig-2、CgA呈阴性表达，在文献综述中尚未报道。

手术摘除肿瘤是治疗睫状体平滑肌瘤主要方法，但手术前应全面评估睫状体平滑肌瘤的位置和大小，确定手术方案以及手术切口的具体位置及大小。本例患者采用睫状体平坦

表 7-1　近 10 年文献报道眼内平滑肌瘤临床资料汇总表

作者	年份	病例（个）	性别	年龄（岁）	眼别	症状	病程（月）	巩膜透照检查	最大径线（mm）	术前诊断	手术方式
Remmer[7]	2014	1	女	40	右	视野缺损 飞蚊症	2	不透光	17	CM	眼球摘除
Abraham-Marin[8]	2012	1	女	41	左	视野缺损	12			平滑肌瘤	虹膜睫状体切除
Chalam[9]	2012	1	男	61	右	视力下降	2	不透光	4.6		虹膜睫状体切除+白内障
Razzaq[10]	2011	1	男	20	右	前房肿物	3	透光	9.7	平滑肌瘤	经巩膜肿物切除+放疗
Sojka[11]	2009	1	女	15	左	视力下降	2		21.6	CM	眼球摘除
Koletsa[12]	2009	1	女	53	右	视力下降	2	不透光	12	CM	眼球摘除
Kumar[13]	2007	1	女	17	右	眼内肿物	2			CM CM	虹膜睫状体切除
Miyamoto[14]	2007	1	女	40	左	视野缺损	3		13	无色素性CM	眼球摘除
Odashiro[15]	2007	2	男	21	右	前房肿物	12		5	良性炎性肿物	虹膜睫状体切除
			女	54	右	视物模糊			9	CM	眼球摘除
Kirati[16]	2005	3	女2 男1	16/28/40	左3						2例眼球摘除，1例虹膜睫状体脉络膜肿物切除
Lai[17]	2004	1	女	23	左	眼内肿物	4		9	CM	经巩膜切除肿物

注：CM：脉络膜黑色素瘤

表 7-2 近 10 年文献报道眼内平滑肌瘤免疫组化结果汇总表

蛋白	Remmer	Chalam	Razzaq	Sojka	Koletsa	Kumar	Miyamoto	Odashiro1	Odashiro 2	Kiratli	Lai
					文献作者提供结果						
SMA	+	+	+	+	+	+	+	+	+	+	+
Desmin	-	+	+	+	-		-		-	+	-
Caldesmon		+	+	+	+		+		+		+
CD56		+	+	+	+		+		+		+
NSE			+		+		-		+		-
Synaptophysin				+							
S-100	-	-	-	+	-	-	-	-	+	-	-
HMB45	-	-	-		-	-			-	-	-
Melanin A	-	-									
MITF-2	-										
MNF116											
Vimentin		-			+	-	+	+	+	-	+
Pan keratin					-						
CK AE1/AE3					-	-					
Chromogranin					-						
Neurofilament					-						
Peripherin					-						
GFAP					-	-		-			
CD34					-						
CD117/c-kit					-						
CD105					-						
Calcitonin					-						
Calponin									+		+
EGFR					-						
ER					-						-
PR					-						
Fascin					<1%						
Ki-67/mib-1											<1%
CD57											
EMA							-				
GAP							-				-

26

部切口入路，完整切除了肿瘤，术后随访至今未见复发。

参 考 文 献

[1] Kulkarni V，Rajshekhar V，Chandi SM. Orbital apex leiomyoma with intracranial extension. Surg Neurol，2000，5（4）：327-330.

[2] Nath K，Shukla BR. Orbital leiomyoma and its origin. Br J Ophthalmol，1963，7（6）：369-371.

[3] Park SW，KimHJ，Chin HS，et al. Mesectodermal leiomyosarcoma of the ciliary body. AJNR Am J Neuroradiol，2003，11（24）：1765-1768.

[4] Jakobiec FA，Font RL，Tso MO，et al. Mesectodermal leiomyoma of the ciliary body：a tumor of presumed neural crest origin. Cancer，1977，39（5）：2102-2113.

[5] Shields CL，Shields JA，Varenhorst MP. Transscleral leiomyoma. Ophthalmology. 1991，98（1）：84-87.

[6] 郭涛，钱江. 睫状体肿瘤临床分析. 临床眼科杂志，2004，12（5）：391-394.

[7] Remmer MH，Kaliki S，Eagle RC，et al. Giant leiomyoma of the ciliary body. Oman J Ophthalmol，2014，7（2）：81-83.

[8] Abraham-Marín M，Villar-Kuri J，Stangogiannis-Druya E，et al. Ciliary body leiomyoma：case report. Acta Clin Croat，2012，51 Suppl 1：83-86.

[9] Chalam KV，Cutler Peck CM，Grover S，et al. Lenticular meridional astigmatism secondary to iris mesectodermal leiomyoma. J Cataract Refract Surg，2012，38（1）：170-173.

[10] Razzaq L，Semenova EA，Marinkovic M，et al. Mesectodermalsuprauvealiridociliary leiomyoma：transscleral excision without postoperative iris defect. Arch Ophthalmol，2011，129（12）：1635-1637.

[11] Sojka P，Pogrzebielski A，Orłowska-Heitzman J，et al. Mesectodermal leiomyoma of the ciliary body--case report. KlinOczna，2009，111（10-12）：350-353.

[12] Koletsa T，Karayannopouloua G，Dereklis D，et al. Mesectodermal leiomyoma of the ciliary body：Report of a case and review of the literature. Pathol Res Pract，2009，205（2）：125-130.

[13] Kumar A，Sinha S. Ciliary body leiomyoma with atypical features. Can J Ophthalmol，2007，42（2）：335-336.

[14] Miyamoto K，Kashii S，Oishi A，et al. Mesectodermal leiomyoma confined to the posterior choroid. Jpn J Ophthalmol，2007，51（3）：240-243.

[15] Odashiro AN，Fernandes BF，Al-Kandari A，et al. Report of two cases of ciliary body mesectodermal leiomyoma：unique expression of neural markers. Ophthalmology，2007，114（1）：157-161.

[16] Kiratli H，Bilgiç S，Söylemezoglu F. Ciliary body leiomyomas. Three case reports. Fr Ophthalmol，2005，28（10）：1105-1109.

[17] Lai CT，Tai MC，Liang CM，et al. Unusual uveal tract tumor：mesectodermal leiomyoma of the ciliary body. Pathol Int，2004，54（5）：337-342.

病例 8

眼球内畸胎瘤样髓上皮瘤

◆ **引言**

　　髓上皮瘤是一种少见的低度恶性肿瘤,起源于原始视杯的内层髓上皮细胞,根据肿瘤组织组成的成分不同分为非畸胎瘤样髓上皮瘤和畸胎瘤样髓上皮瘤两类,发生于眼内的畸胎瘤样髓上皮瘤罕见。

◆ **病历资料**

　　患儿男性,2 岁半。因发现左眼球内占位 1 个月于 2015 年 7 月就诊于首都医科大学附属北京同仁医院眼肿瘤专科。患儿父母诉患儿 1 个月前玩耍时不慎碰伤左眼,就诊于当地医院,诊断为左眼前房积血,行眼部 B 型超声和眼眶 CT 检查后发现左眼球内占位性病变,提示视网膜母细胞瘤可能性大,故建议转北京同仁医院诊治。患儿既往身体健康,足月顺产,否认吸氧史及其他病史,否认家族遗传病史。患儿全身一般情况良好。眼部检查:双眼视力检查不合作,右眼眼压 Tn,左眼 T$_{-1}$,左眼外斜视 15$^{\triangle}$,眼球运动正常。左眼结膜轻微充血,角膜水肿、混浊,前房积血,眼内结构窥不清。右眼检查未见明显异常。眼部 B 型超声检查显示左眼眼轴较短,左眼球内实性占位病变,不能排除视网膜母细胞瘤。眼眶 CT 扫描显示左侧眼球内高密度影并可疑性软组织影,外伤后出血机化可能性大,不能排除恶性病变(见图 8-1)。眼眶 MRI 扫描显示左侧眼球晶状体 - 虹膜 - 睫状体区占位性病变的可能性大,外伤后出血机化,形成增生组织,恶性肿瘤待排除(见图 8-2)。血常规、尿常规及生化指标的实验室检查均未发现异常。初步诊断:左眼视网膜母细胞瘤?左眼球萎缩、左眼前房积血、左眼废用性外斜视。建议行左眼球摘除术,行病理组织学检查。患儿家属同意后在全身麻醉下行左眼眼球摘除 + 义眼台植入术 + 异体巩膜移植术。术后病理组织学检查结果显示左眼畸胎瘤样髓上皮瘤,肿瘤细胞生长活跃(见图 8-3)。肿瘤主要位于虹膜后的前玻璃体腔,视盘、筛板、筛板后视神经及视神经切除断端均未见明显肿瘤组织侵犯,肿瘤组织附近可见虹膜、睫状体色素上皮呈瘤样增生,并见软骨组织和纤维结缔组织增生,虹膜表面机化膜形成,虹膜周边粘连,继发视网膜脱离及视网膜下渗出。肿瘤标本免疫组织化学检测显示:NSE$^-$,CD56$^+$,Syn$^-$,GFAP$^-$,S-100$^+$,Vimentin$^-$,Ki-67$^+$,Bcl-2$^-$,Melan-A$^-$,HMB45$^+$(见图 8-4)。最终诊断为左眼畸胎瘤样髓上皮瘤。患儿术后 1 周出院,建议到儿科会诊,密切随访至今,病情稳定。

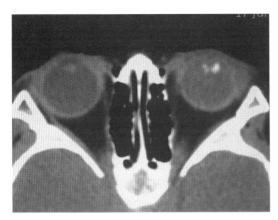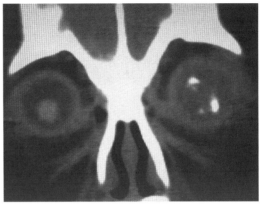

图 8-1　双眼 CT 扫描影像

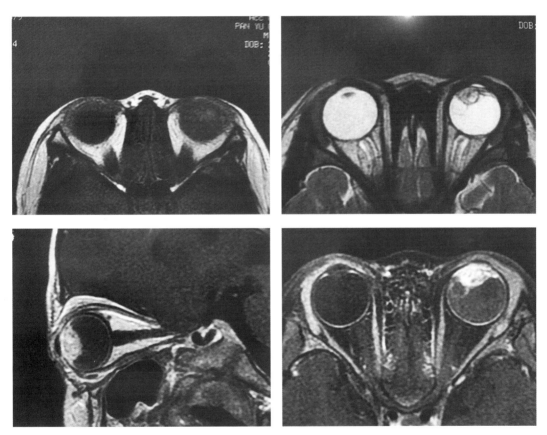

图 8-2　双眼 MRI 扫描影像

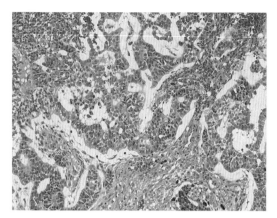

图 8-3　左眼畸胎瘤样髓上皮瘤病理组织学检查
（HE×100）

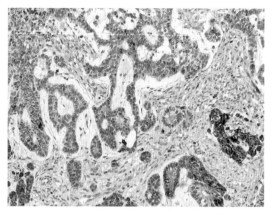

图 8-4　左眼畸胎瘤样髓上皮瘤免疫组织化学检测
S-100 表达阳性（DAB×100）

◆ 讨论

髓上皮瘤又称神经上皮瘤（neuroepithelioma）或视网膜胚瘤（diktyoma）[1]，是起源于原始视杯内层髓上皮细胞的一种低度恶性肿瘤，而虹膜后色素上皮和睫状体无色素上皮起源于视杯内层细胞（即原始髓上皮），故肿瘤主要发生于睫状体区，少数病例发生于原始髓上皮细胞分布的其他部位，如虹膜后表面、视网膜或视神经[2]。根据肿瘤组织组成成分不同可将髓上皮瘤分为非畸胎瘤样髓上皮瘤和畸胎瘤样髓上皮瘤两类，前者瘤体由巢状或片状的低分化神经上皮细胞和原纤维状基质组成，后者瘤体内除此以外还可见软骨或骨骼肌组织[3]。

髓上皮瘤的发病年龄较小，一般在 5 岁以内。该病多为单眼发病，极少有双眼发病者。眼内髓上皮瘤常以白瞳症、斜视、视力下降或眼痛就诊[4]，因肿瘤常发生在睫状体区域，易继发青光眼。髓上皮瘤的诊断较为困难，其临床表现与视网膜母细胞瘤相类似，如白瞳症、继发青光眼、眼球萎缩等。

大多数视网膜母细胞瘤患者的特点包括发病年龄小、眼球内实性占位、CT 扫描可见眼球内钙化斑，如果髓上皮瘤瘤体内存在软骨等组织，眼眶 CT 和 MRI 扫描可见眼球内实性占位性病变，且 CT 扫描还显示眼球内有钙化斑点，此时极易误诊为视网膜母细胞瘤。本例髓上皮瘤患者眼内出现具有钙化斑的实性占位，患儿年龄 2.5 岁，故初诊时高度怀疑为视网膜母细胞瘤，后经病理组织学检查证实为畸胎瘤样髓上皮瘤。

畸胎瘤样髓上皮瘤局部切除时易残留肿瘤细胞，故诊断后可行眼球摘除术。肿瘤蔓延到眼球外者需行眶内容摘除术，手术后根据具体病情辅以放射疗法或化学疗法。患者术后需要长期随访，因该病罕见，其确切预后尚待观察。

参 考 文 献

[1] 孙为荣. 眼科病理学. 北京：人民卫生出版社，1997：298-300.

[2] Font RL，Rishi K. Diffuse retinal involvement in malignant nonteratoid medulloepithelioma of ciliary body in an adult. Arch Ophthalmol，2005，123（8）：1136-1138.

[3] 宋国祥.眼眶病学.北京：人民卫生出版社,1999：227.

[4] 杨振中,谢群.睫状体髓上皮瘤一例.中华病理学杂志,2002,31（6）：521.

病例 9

先天性无眼畸形

◆ 引言

先天性无眼畸形是一种罕见常染色体隐性遗传病，一般认为是在胚胎发育过程中应分化为角膜上皮和结膜的组织异常分化为覆盖眼球表面的上皮组织所致。先天性无眼畸形可以分为完全睑球粘连和原发性眼睑不发育两个类型。

◆ 病历资料

患儿女性，出生后15天。因患儿生后双眼不睁眼就诊于首都医科大学附属北京同仁医院眼科。患儿系第二胎，足月顺产。患儿母诉头胎孕期曾因胚胎停止发育行人工流产。患儿父母非近亲结婚，否认有家族遗传病史及疫源地居住史等。患儿全身体格检查头颅外形发育正常，鼻部发育正常，无唇、腭裂，躯干发育正常，四肢外观及运动正常，无并指（趾），外生殖器发育正常。眼科检查：双眼眉毛发育异常，上下眼睑融合，无睑裂，无睫毛。双侧眼眶中央部位皮肤隆起，可触及皮下囊性肿物（见图9-1）。

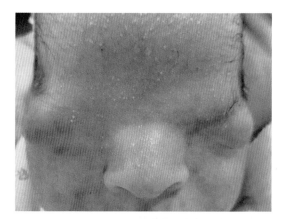

图 9-1 患儿眼部外观像

彩色多普勒成像（color Doppler imaging，CDI）扫描显示患儿双眼球缺乏正常形态，仅可见双侧眼眶内囊性回声，右侧前后径约 2.2cm，左右径约 1.6cm，上下径约 1.4cm；左侧前后径约 2.1cm，左右径约 1.4cm，上下径约 1.2cm。双侧眼眶囊性回声内均可见一分隔，将囊腔分为两个。位于前方的囊腔外侧似前房形态，右侧大小约 1.1cm×0.6cm×0.9cm，左侧大小约 1.2cm×0.6cm×1.0cm，但其较正常前房前后径明显增大，且缺乏正常睫状体形态。左侧分隔上似可见瞳孔回声，位于后方的囊腔似玻璃体腔形态，双侧晶状体形态缺如，双侧眼眶囊性回声内未见血流信号。囊性回声深处可见似视神经的纤细低回声反射，此低回声上可探及血流信号及动脉频谱。CDI 提示双眼眶内囊性回声物，缺乏正常眼球结构（见图9-2）。

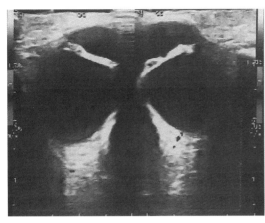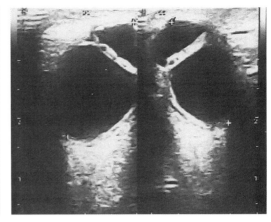

图 9-2　患儿眼眶 CDI 扫描影像

　　眼眶 MRI 扫描显示双侧眼眶内未见正常眼球结构，相应区域可见囊状长 T1 长 T2 信号影，前后径约 2.0cm，其内未见晶状体等结构，向后与双侧视神经相连，视神经直径纤细，双侧外直肌较细，其余眼外肌形态尚可。双侧泪腺形态异常。MRI 提示双侧眼眶内结构发育异常，缺乏正常眼球结构（见图 9-3）。初步诊断为先天性无眼畸形。因患儿年幼，建议密切随诊并行染色体检查，根据患儿后期的眼部发育情况可以考虑择期施行双眼整复手术。

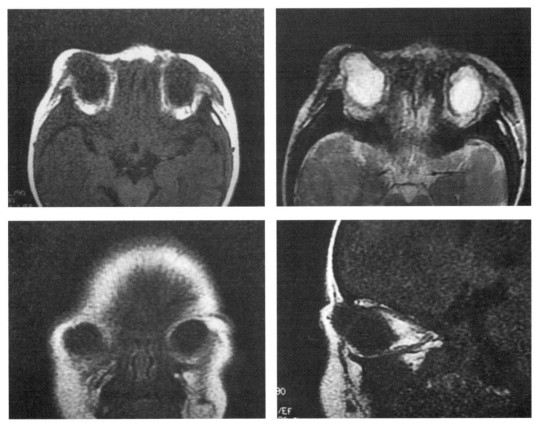

图 9-3　患儿眼眶 MRI 扫描影像

◆ 讨论

1. 先天性无眼畸形的分类及临床表现

先天性无眼畸形或称先天性隐眼,是一种罕见的先天眼部畸形,属于常染色体隐性遗传病,又称无睑病。1986 年 Pliny 首次报道一家族中 3 例先天性无眼患者[1]。先天性无眼畸形女性多于男性,单侧及双侧皆可发病,可以分为以下两种类型:①完全睑球粘连:由于眼睑的继发性损害,眼睑组织被吸收所致,常留有一些眼睑褶皱的痕迹。②原发性眼睑不发育:由于胚胎发育过程中完全未能形成眼睑组织[2]。本例患者属于原发性眼睑不发育。

华西医科大学中国出生缺陷监测中心曾报道我国无眼或小眼畸形患儿以合并其他畸形为多,其中合并多发畸形者以合并颌面部畸形的患者居多,其次为合并肌肉骨骼系统畸形和中枢神经系统畸形者,单发畸形仅 12.3%[3]。Bermejo 等[4] 报道西班牙无眼及小眼畸形合并肢体畸形为高发畸形,其次为面部及中枢神经系统。Stoll 等[5] 发现较常见的多发畸形为畸形足、小头畸形、脑积水、唇腭裂及面部异常。根据目前的检查结果,本文所报道的患儿仅有眼部畸形。

2. 先天性无眼畸形的诊断

先天性无眼畸形或小眼畸形严重影响患儿健康,国际出生缺陷监测情报交换所将该畸形列为重点监测项目,并制定判定标准,对眼球缺如或角膜直径小于 10mm 者,眼球前后径小于 20mm 者,诊断为无眼或小眼畸形。本例患儿因睑裂缺如,眼部影像学检查显示眼眶内仅有类似眼球的结构,且 B 型超声显示右侧类似眼球结构的前后径约 2.2cm,左右径约 1.6cm,上下径约 1.4cm;左侧类似眼球结构的前后径约 2.1cm,左右径约 1.4cm,上下径约 1.2cm,故该患儿可以考虑的诊断是先天性无眼畸形。

3. 先天性无眼畸形的鉴别诊断

先天性无眼畸形患者可仅有眼部畸形,也可合并其他畸形,例如隐眼畸形综合征,又称 Fraser 综合征,是以隐眼畸形、鼻部畸形、唇腭裂、并指(趾)、耳聋、脑膜膨出、智力低下、颅骨畸形及生殖器畸形(女性表现为阴蒂肥大或阴道闭锁,男性为尿道下裂及隐睾)为特征的家族性畸形,有血缘关系的患者占 15%[6]。另外,先天性无眼畸形系一种先天眼部发育异常,因此诊断时也应与其他常合并眼部发育异常的疾病进行鉴别,如 Walker-Warburg 综合征、风疹病毒综合征、胎儿乙醇综合征。可以凭借这些疾病特有的临床表现、体征以及既往史加以鉴别。

4. 先天性无眼畸形的发病机制

先天性无眼畸形属于罕见病,病例为散发,与此病发病机制有关的细胞、分子及基因水平方面的研究报道较少。西班牙有学者通过对 414 例眼部畸形围产儿进行染色体检查,发现 33.98% 的患者为染色体异常,其中无眼或小眼畸形患者 22.5% 为染色体异常,16.25% 为基因突变,2.08% 为环境因素,59.4% 为未知原因[4],而国内因条件限制尚无相关数据。目前有学者认为该病与染色体 4q21 上 FRAS1 基因突变有关[7],与此同时 Yahyavi 等指出 ALDH1A3 基因功能缺失也与此病的发病有关[8]。故建议本例患儿行染色体检查。

5. 先天性无眼畸形的治疗

眼球的存在及生长对眼眶及眼外肌的发育至关重要,与此同时眶内压力直接影响眼眶的发育。先天性无眼畸形患儿幼时眶内压力低,将会影响其眶骨及颌面诸骨的发育[9]。临床通过植入义眼台来增加眼眶的张力,从而刺激幼年患者眶骨继续发育。先天性小眼球及无眼畸形患者眼肌及眼附属器发育基本正常,为安装活动性仿真义眼台提供了较好的解剖学基础[3],一般选用羟基磷灰石义眼台植入并适期增大义眼片来矫治眼窝畸形。先天性无眼畸形的治疗主要目的在于改善患者外观,通过治疗希望达到以下3个目的:①手术植入眶内植入物可以刺激眼眶发育,扩大眶腔、矫正眶腔狭小。②通过结膜囊成形,可以扩大眼窝和上下穹隆,以便放置义眼片。③通过眼睑整复,可以延长上下眼睑和睑裂,改善眼部外观[10]。有学者提出对眼球直径小于10mm的小眼球患者宜尽早选用相对稍大的羟基磷灰石义眼座矫正眼窝畸形,也有学者主张可先配戴义眼片并不断更换较大的义眼片,到8岁以后再酌情为其实施义眼台植入手术[6,8]。由于幼儿出生后第1年眼球增长较快,3岁时眼球矢状径平均增到22.5~23mm,3~14岁眼球只增长1mm[11],故临床上也有学者主张患者3岁左右再行眶内义眼台植入术[12,13]。由于本例患儿眶窝内有一定大小的类眼结构,仅眼睑发育畸形,故从改善视功能角度出发进行治疗意义不大;但可以考虑择期行眼部整形手术,以改善患者的容貌。

先天性无眼畸形是罕见的眼胚胎发育异常,需要进行多次手术或多项复杂措施进行治疗。患者除了需要矫正眼窝畸形和改善外观外,还需要进行必要的心理辅导来帮助他们正确对待自己的生理缺陷,积极生活。另外,此病也为患者的家庭带来极大的物质和精神负担,故对此病的防治非常重要。

参 考 文 献

[1] Thomas IT,Frias JL,Felix V,et al. Isolated and syndromic cyptophthalmos[J]. Am J Mde Genet,1986,25(1):85-98.

[2] 王越,李冬梅,陈涛. 先天性隐眼二例. 中华眼科杂志,2006,42(10):934-935.

[3] 朱军,王艳萍,周光宣,等. 1988~1992年全国无眼及小眼畸形的监测. 中华眼科杂志,2000,36(2):141-144.

[4] Bermejo E,Martínez-Frías ML. Congenital eye malformations: clinicalepidemiological analysis of 1124654 consecutive births in Spain. Am J Med Genet,1998,75(5):497-504.

[5] Stoll C,Alembik Y,Dott B,et al. Congenital eye malformations in 212 479 consecutive births. Ann Genet,1997,40(2):122-128.

[6] Slavotinek AM,Tifft CJ. Fraser syndrome and cryptophthalmos: review of the diagnostic criteria andevidence for phenotypic modules in complex malformation syndromes. J Med Genet,2002,39(9):623-633.

[7] Comstock JM,Putnam AR,Opitz JM,et al. Prenatal death in Fraser syndrome. Fetal Pediatr Pathol,2005,24(4-5):223-238.

[8] Yahyavi M,Abouzeid H,Gawdat G,et al. ALDH1A3 loss of function causes bilateral anophthalmia/micro-phthalmia and hypoplasia of the optic nerve and optic chiasm. Hum Mol Genet,2013,22(16):3250-3258.

[9] 闵燕. 从眼眶发育谈儿童眼窝填充手术时机选择. 眼科,2005,14(2):363-364.

[10] Mazzoli RA,Raymond WR,Ainbinder DJ,et al. Use of self-expanding, hydrophilic osmotic expanders (hydrogel) in the reconstruction of congenital clinical anophthalmos. Curr Opin Ophthalmol,2004,15(5):426-431.

[11] 李凤鸣, 石珍荣. 眼的胚胎发育和比较解剖学. 眼科全书. 北京: 人民卫生出版社, 1996: 64.

[12] 赵迷英. 羟基磷灰石义眼台眶内植入治疗先天性临床无眼球畸形. 中国美容医学, 2002, 11(4): 363-365.

[13] 叶雨木, 张孟丽. 羟基磷灰石义眼座植入在先天性小眼球及隐眼治疗中的应用. 中国美容医学, 2003, 12(4): 406-407.

病例 10

眉弓色素性神经纤维瘤

◆ 引言

色素性神经纤维瘤是一种少见的、来源于神经嵴的良性肿瘤,属于神经纤维瘤中一种罕见的亚型 [1-3]。由于其临床表现和病理特征与其他类型的神经纤维瘤接近,所以诊断较为困难。本文描述一例发生于眉弓处色素性神经纤维瘤的临床诊疗情况。

◆ 病历资料

患者男性,19岁。主诉9年前右侧眉弓处发现一皮下包块,近年来逐渐增大,无局部红肿、疼痛、溃疡、复视或视力模糊等症状。眼科检查:右侧眉弓区可见一1.3cm×2.0cm大小、形状不规则肿物,质地较硬,活动度差,肿物累及近眉弓区域的上眼睑,眼睑抬举功能基本正常。双眼视力及眼压正常,双眼前节及眼底检查未见异常。全身检查无其他色素痣或色素斑存在。

眼眶MRI检查显示右侧眉弓区及上眼睑弥漫性增厚,呈短T1或稍短T2软组织信号影,病变边界不清,增强后可见均匀强化,提示右侧眉弓处占位性病变。

患者入院后在全身麻醉下行右眼眉弓区肿物切除术。术中见肿物位于皮下组织,与眶缘骨膜粘连,肿物呈黑红色,质地较韧,约3.0cm×1.3cm×1.3cm大小(见图10-1)。手术

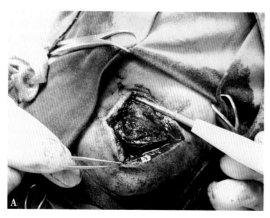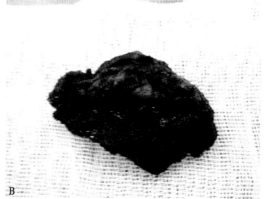

图 10-1 眉弓色素纤维瘤外观像

A:肿物位于眉弓皮下组织层,与眶缘骨膜粘连;B:肿物呈黑红色,形状不规则

后将病变组织行病理组织学检查，显示为色素性神经纤维瘤，可见肿瘤细胞呈短梭形，富含波状细胞质，一些细胞的细胞质中含有暗棕色色素颗粒，罕见有丝分裂象（图10-2）。免疫组织化学检测显示肿瘤细胞中 S-100、Vimentin、GFAP、Mela-A 蛋白均表达阳性，CK、Melanoma、HMB45、EMA 蛋白表达阴性，Ki-67 指数为 1%。患者术后随访至今未见肿瘤复发，眼部和全身情况良好。

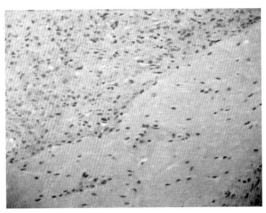

图 10-2 切除肿物病理组织学检查结果
肿瘤组织包含良性的单核细胞和梭形细胞以及稀疏的细胞外基质（HE×200）

◆ 讨论

色素性神经纤维瘤在神经纤维瘤中 <1%，相关文献报道很少，目前普遍认为其来源于神经外胚层或周围神经的施万细胞，可以单独发生，也可以伴发于神经纤维瘤病，病变多数发生于头颈部[4]。色素性神经纤维瘤的病理组织学特征主要为良性的色素性肿瘤，瘤细胞胞质内含黑色素颗粒，病变组织存在肥大的梭形细胞，呈疏松排列或纤长梭形细胞作席纹状排列[5]。

眉弓区色素性神经纤维瘤应与眉弓区脉管性病变、皮样囊肿等疾病进行鉴别。眉弓区脉管性病变者加压试验可见其体积缩小，但海绵状血管瘤样病变加压后体积改变不明显；皮样囊肿边界较清晰，病变范围较局限，可资鉴别。

色素性神经纤维瘤主要依靠病理组织学结果进行确诊，免疫组织化学检测能够提供可靠的辅助诊断依据。肿瘤细胞通常呈纺锤形或圆形，核深染，呈不规则梭形，染色质分散且稀少，核仁不显著，可见有丝分裂象[6]。神经纤维瘤组织中广泛分布有上皮形、梭形和树突状色素细胞，多数位于真皮及皮下组织内[7]。透射电子显微镜下可以观察到色素细胞的细胞质中大量的色素颗粒。免疫组织化学检测显示肿瘤细胞中 S-100、vimentin 和 HMB45 呈阳性表达，但不表达 EMA 和 CK，S-100 蛋白表达阳性说明此肿瘤来源于神经嵴。本例患者病变组织中未见 HMB45 的表达，考虑可能由于此部分组织由成熟的黑色素细胞构成，而黑色素细胞成熟后对此蛋白标志物反应不敏感[8]。

手术是治疗色素性神经纤维瘤的主要方法，手术时尽可能将其彻底切除。尽管色素性神经纤维瘤较少出现恶性转变 [9, 10]，但是长期随访中仍应密切关注是否复发及恶性转变的发生。

参 考 文 献

[1] Williamson DM，Suggit RI. Pigmented neurofibroma. Br J Dermatol，1977，97（6）：685-688.

[2] Deshpande RB，Chitale AA. Melanotic neurofibromas. A report of two cases. Indian J Cancer，1987，24（1）：53-61.

[3] Sibon C，Chrétien-Marquet B，Brousse N，et al. Melanotic neurofibroma. Ann Dermatol Venereol，2004，131（6-7 Part 1）：583-587.

[4] Fetsch JF，Michal M，Mittinen M. Pigmented（melanotic）neurofibroma: a clinicopathologic and immuno-histochemical analysis of 19 lesions from 17 patients. Am J Surg Pathol，2000，24（3）：331-343.

[5] Bednar B. Storiformneurofibromas of the skin，pigmented and non pigmented. Cancer，1957，10：368-376.

[6] Inaba M，Yamamoto T，Minami R，et al. Pigmented neurofibroma: report of two cases and literature review. Pathol Int，2001，51（7）：565-569.

[7] Motoi T，Ishida T，Kawato A，et al. Pigmentedneurofibroma: review of Japanese patients with an analysisof melanogenesis demonstrating coexpression of c-met protooncogeneand microphthalmia-associated transcription factor. Hum Pathol，2005，36（8）：871-877.

[8] Taatjes DJ，Arendash-Durand B，von Turkovich M，et al. HMB-45 antibody demonstrates melanosome specificity by immunoelectron microscopy. Arch Pathol Lab Med，1993，117（3）：264-268.

[9] Scheithauer BW，Erdogan S，Rodriguez FJ，et al. Malignant peripheral nerve sheath tumors of cranial nerves and intracranial contents: a clinicopathologic study of 17 cases. Am J Surg Pathol，2009，33（3）：325-338.

[10] Zhang JX，Ma JM，Wang NL. Pigments neurofibroma in the superciliary arch. BMJ Case Reports，2009. DOI: 10.1136/bcr.08.2009.2140.

病例 11

眼睑隆突性皮肤纤维肉瘤

◆ 引言

隆突性皮肤纤维肉瘤（dermatofibrosarcoma protuberan，DFSP）是一种罕见的低至中度恶性软组织肿瘤，好发于躯干和四肢，头颈部少见，与眼部相关的 DFSP 罕见。本文报道一例病变累及右下睑的 DFSP 及其诊疗过程。

◆ 病历资料

患者男性，62 岁。主诉右眼下睑肿物逐渐长大半年。患者于半年前发现右眼下睑肿物，无疼痛及破溃，自行用红霉素眼膏涂抹，效果欠佳。3 个月前病变部位被宠物偶然抓伤后肿物增长迅速，且呈多发性硬结，就诊于首都医科大学附属北京同仁医院。患者既往身体健康，无肝炎、梅毒、结核等病史，家族成员中无类似病史。全身一般情况正常。眼科检查：双眼视力 0.6，双眼眼压 15.0mmHg。右下睑可见多发性不规则结节状肿物，大小如黄豆粒，相互融合，肿物质硬，色淡红，与皮下组织粘连紧密（见图 11-1）。局部皮肤无破溃，无触痛及压痛。双眼眼位正常，眼球运动不受限。双眼结膜无充血，角膜透明，KP（−）；前房深度中等，前房闪辉（−），虹膜纹理清，瞳孔圆，直径约 3cm，对光反射灵敏；晶状体密度增加，眼底未见明显异常。眼眶 MRI 扫描显示右侧下眼睑软组织增厚，淋巴增生性病变可能性大（见图 11-2）。入院诊断：右眼下睑肿物，性质待查。患者在全身麻醉下行右眼下睑肿物切除联合整形手术。切除组织的常规病理组织学检查显示瘤细胞由轻度异形的梭形细胞组成并弥漫浸润真皮，呈编织状排列，可见瘤细胞核分裂象（见图 11-3）。病变组织的免疫组织化学检测显示瘤细胞 CD34$^+$ 和 Vimentin$^+$（见图 11-4）。最终诊断为右下睑隆突性皮肤纤维肉瘤。患者术后 7 天出院，恢复好。距离第一次手术后约 4.5 年时右眼下睑肿物复发，肿物生长速度快（见图 11-5），半年内行 2 次手术治疗，目前正在随访中（见图 11-6）。

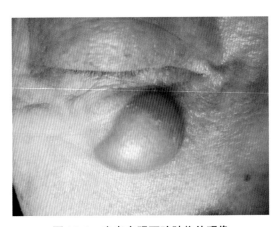

图 11-1　患者右眼下睑肿物外观像

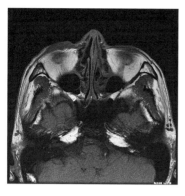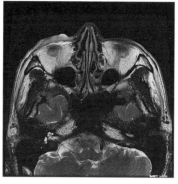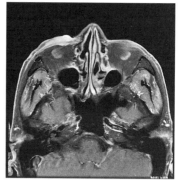

图 11-2　眼眶 MRI 扫描影像

右侧下眼睑软组织增厚，局部可见隆起，病变呈等 T1 稍长 T2 信号，边界不清，增强以后明显强化

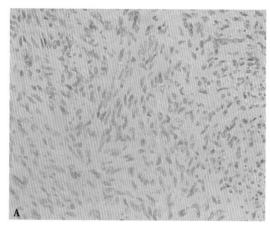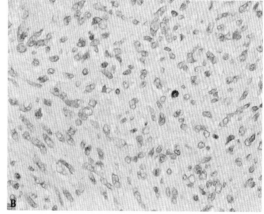

图 11-3　瘤组织的病理组织学表现

瘤细胞由轻度异形的梭形细胞组成，弥漫浸润真皮，细胞排列呈编织状，可见瘤细胞核分裂象（图 A HE×100，图 B HE×200）

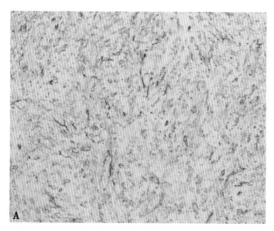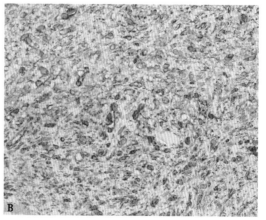

图 11-4　瘤组织的免疫组织化学检测（DAB×200）

A：瘤细胞中 CD34 表达阳性；B：瘤细胞中 Vimentin 表达阳性

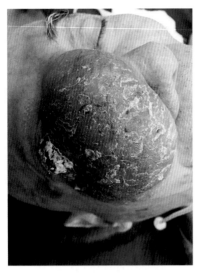

图 11-5　复发后外观像

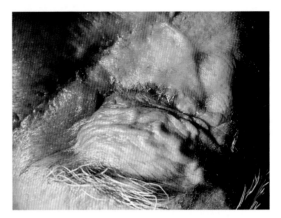

图 11-6　再次手术后外观像

◆ 讨论

DFSP 是一种罕见的单克隆皮肤软组织肉瘤，约占所有软组织肉瘤的 1.8%[1]，由 Taylor 于 1890 年首次报道和描述[2]。DFSP 为中度恶性的肿瘤，其组织构成中以中低度恶性成分为主，约占肿瘤体积的 85%～90%，此外多为中度恶性的纤维肉瘤成分，约占肿瘤体积的 5% 以上[3]。DFSP 的发生与染色体异常有关，是因为 17 号和 22 号染色体的重排，引起编码胶原蛋白 1A1 的基因融合在血小板源性生长因子（platelet-derived growth factor，PDGF）β 链基因中，PDGF β 链表达异常，进而导致 PDGFβ 受体蛋白酪氨酸激酶的持续表达，促进 DFSP 细胞生长所致[4-5]。

DFSP 多为粉红色或紫红色包块，周围皮肤毛细血管扩张[6]。典型的病变位于皮肤的真皮层，但可越过深部组织自由移动，病变晚期表现为结节状肿块[6]。DFSP 病变多位于躯干，约占 47%，其余依次是下肢（20%）、上肢（18%）及头颈部（14%）[7]。各年龄段均可发病，高峰年龄为 20～40 岁，无明显性别差异[3,6]。肿瘤生长缓慢，可长期无疼痛，病程从数月到 30 年不等[8]，84% 的肿瘤最大直径＜5cm[3]。多数文献报道 DFSP 很少发生远处转移，但容易局部复发。总体来说 DFSP 预后较好[9]，且病变大小与复发率和预后无关[10]。

目前，DFSP 的诊断包括体格检查、病理组织学检查、免疫组织化学检测和影像学检查，肿瘤的范围、活动度及局部淋巴结转移情况可通过体格检查进行评估[11]。病理组织学检查主要包括细针穿刺活检和组织切取活检[11]，有时，病理组织学检查很难将 DFSP 与其他间叶细胞的肿瘤相鉴别，如皮肤纤维瘤和良性纤维组织细胞瘤[12,13]。DFSP 免疫组织化学检查显示 CD34 和波形蛋白（Vimentin）呈阳性表达，因子 XⅢα 表达阴性[14-16]，CD34 是 DFSP 的特异性标志物，有助于其与皮肤纤维瘤及其他软组织肿瘤的鉴别[16]。神经标志物的免疫组织化学检测，特别是 S-100 蛋白和 CD56，可用于 DFSP 与发生在皮肤和皮下组织的恶性周边神经髓鞘肿瘤的鉴别[17]。MRI 检查可以观察病变的浸润深度[11]，为确定手术方式及切除范围提供依据。CT 检查可用于怀疑骨受累的患者，一般情况下无需进行[11]。患者手术前须通过 X 线检查排除肺转移的可能[18]。

DFSP 的治疗主要包括手术疗法和放射疗法，术中应做到广泛切除，术后原位复发率小于 10%[6]。除了广泛切除术外，莫氏显微手术（Mohs micrographic surgery，MMS）可通过准确的组织学检查确定肿瘤切除范围，是一种可降低术后复发率的手术方法[18]。如果切除组织边缘仍有肿瘤残余，则局部复发率将超过 50%[1]。辅助性放射治疗可在术前或术后进行，可显著降低术后复发率[1, 19]，治疗剂量的分配及方法与其他软组织肿瘤相似[20]。

本例患者的最大特点是发病部位在眼睑，不是 DFSP 的常见发病部位，提示我们不能忽视临床上罕见的皮肤 DFSP 及其非典型发病部位的 DFSP[21]。DFSP 手术后应密切随诊，以防肿瘤复发，另外，本例患者病情还提示 DFSP 晚期肿瘤生长速度快，如何减缓和阻止 DFSP 晚期快速发展仍是需要解决的问题。

参 考 文 献

[1] Chang C，Jacobs I，Salti G. Outcomes of surgery for dermatofibrosarcoma protuberans. Eur J SurgOncol，2004，30（3）：341-345.

[2] Suit H，Spiro I，Mankin HJ，et al. Radiation in management of patients with dermatofibrosarcoma protuberans. J Clin Oncol，1996，14（8）：2365-2369.

[3] Bowne WB，Antonescu CR，Leung DH，et al. Dermatofibrosarcoma protuberans. Cancer，2000，88（12）：2711- 2720.

[4] McArthur G. Molecularly targeted treatment for dermatofibrosarcoma protuberans. Semin Oncol，2004，31（2 Suppl 6）：30-36.

[5] Sjöblom T，Shimizu A，O'Brien KP，et al. Growth inhibition of dermatofibrosarcoma protuberans tumors by the platelet-derived growth factor receptor antagonist STI571 through induction of apoptosis. Cancer Res，2001，61（15）：5778-5783.

[6] Lindner NJ，Scarborough MT，Powell GJ，et al. Revision surgery in dermatofibrosarcoma protuberans of the trunk and extremities. Eur J SurgOncol，1999，25（4）：392-397.

[7] Enzinger F，Weiss S. Fibrohistiocytic tumors of intermediate malignancy. //Soft tissue tumors. 4ed. St Louis：MO：Mosby，2001：491-534.

[8] Marcus JR，Few JW，Senger C，et al. Dermatofibrosarcoma protuberans and the Bednar tumor：treatment in the pediatric population. J Pediatr Surg，1998，33（12）：1811-1814.

[9] Criscione V，Weinstock M. Descriptive epidemiology of dermatofibrosarcoma protuberans in the United States，1973 to 2002. J Am Acad Dermatol，2007，56（6）：968-973.

[10] Khatri VP1，Galante JM，Bold RJ，et al. Dermatofibrosarcoma protuberans：reappraisal of wide local excision and impact of inadequate initial treatment. Ann SurgOncol，2003，10（9）：1118-1122.

[11] Mendenhall W，Zlotecki R，Scarborough M. Dermatofibrosarcoma protuberans. Cancer，2004，101（11）：2503-2508.

[12] Calikoglu E，Augsburger E，Chavaz P，et al. CD44 and hyaluronate in the differential diagnosis of dermato-fibroma and dermatofibrosarcoma protuberans. J Cutan Pathol，2003，30（3）：185-189.

[13] Fanburg-Smith J，Miettinen M. Low-affinity nerve growth factor receptor（p75）in dermatofibrosarcoma protuberans and other nonneural tumors：a study of 1150 tumors and fetal and adult normal tissues. Hum

Pathol，2001，32（9）：976-983.

[14] Aiba S，Tabata N，Ishii H，et al. Dermatofibrosarcoma protuberans is a unique fibrohistiocytic tumour expressing CD34. Br J Dermatol，1992，127（2）：79-84.

[15] Kutzner H. Expression of the human progenitor cell antigen CD34（HPCA-1）distinguishes dermatofibrosarcoma protuberans from fibrous histiocytoma in formalin-fixed，paraffin-embedded tissue. J Am Acad Dermatol，1993，28（4）：613-617.

[16] Haycox CL，Odland PB，Olbricht SM，et al. Immunohistochemical characterization of dermatofibrosarcoma protuberans with practical applications for diagnosis and treatment. J Am Acad Dermatol，1997，37（3）：438-444.

[17] Mentzel T，Beham A，Katenkamp D，et al. Fibrosarcomatous（"high-grade"）dermatofibrosarcoma protuberans：clinicopathologic and immunohistochemical study of a series of 41 cases with emphasis on prognostic significance. Am J Surg Pathol，1998，22（5）：576-587.

[18] Lemm D，Mügge LO，Mentzel T，et al. Current treatment options in dermatofibrosarcoma protuberans. J Cancer Res Clin Oncol，2009，135（5）：653- 665.

[19] Ballo MT，Zagars GK，Pisters P，et al. The role of radiation therapy in the management of dermatofibrosarcoma protuberans. Int J RadiatOncol Biol Phys，1998，40（4）：823-827.

[20] Parsons JT，Zlotecki RA，Reddy KA，et al. The role of radiotherapy and limb-conserving surgery in the management of soft-tissue sarcomas in adults. Hematol Oncol Clin North Am，2001，15（2）：377-388.

[21] Li J，Ge X，Ma JM，et al. Dermatofibrosarcoma protuberans. Ophthalmology，2012，119（1）：197.

病例 12

眼 睑 结 核

◆ 引言

眼睑肿胀是一种常见的眼科临床表现,多种疾病可引起眼睑肿胀,包括一些全身性疾病、眼睑自身病变及眶内病变,炎性病变是导致眼睑肿胀的常见原因,但由结核杆菌引起的眼睑肿胀则较为少见。

◆ 病历资料

患者女性,31岁。发现左眼上睑肿胀4个月。患者自诉4个月前发现左眼上睑肿胀,无眼红眼痛,未予重视,近1个月来患侧眼睑肿胀加重,伴有眼部压迫感,故就诊于首都医科大学附属北京同仁医院眼肿瘤专科。患者既往身体健康,无肝炎、结核、梅毒等病史;无手术及外伤史;无遗传病史,以左眼上睑肿物收入院。患者全身一般情况良好。眼科检查:双眼视力1.0,双眼眼压15mmHg,眼位正常,眼球运动不受限,双眼球结膜轻微充血,角膜透明,前房深,Tyn征(-),虹膜纹理清,瞳孔直径3mm,对光反射灵敏,晶状体透明,眼底见视盘界清,C/D约0.3,中心凹反射存在。左眼上睑肿胀,可以触及肿物,质地中等,活动度差,无触痛。双眼眶MRI扫描显示左上睑肿胀,上睑可见团状异常信号,考虑淋巴增生性病变,不能排除淋巴瘤(见图12-1)。实验室辅助检查:血常规、尿常规、胸部X线、心电图均未发现异常,生物化学常规指标检查显示:三酰甘油0.51mmol/L,低密度脂蛋白1.57mmol/L,二者均较正常范围值略降低。EB病毒抗体检测结果阴性,风湿免疫抗体筛查未见异常,血管紧张素1转换酶检测值未升高,IgG(1920mg/dl)和IgG2(880mg/dl)均升高,补体C3(796mmol/L)降低。

患者全身麻醉下行左眼上睑肿物切除术,术中见肿物位于眼轮匝肌下,累及上睑板及上睑提肌,边界不清,呈灰黄色。切除肿瘤组织的病理组织学检查显示肿物呈肉芽肿性炎症和干酪样坏死性改变(见图12-2);肿瘤组织的免疫组织化学检测显示CK⁻、S100⁻、Vimentin⁺、CD68⁺、ki-67指数5%、PAS⁻、TB⁻,符合结核病变。患者于术后7天拆线,出院后接受系统抗结核治疗。随诊至今未见复发。

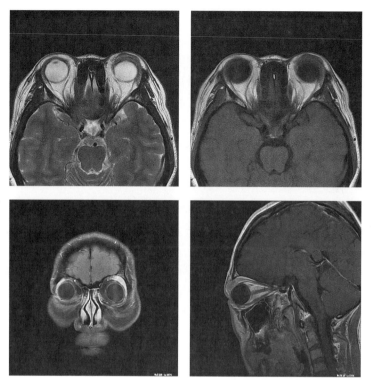

图 12-1　眼眶 MRI 扫描影像
左眼上睑可见团状异常信号

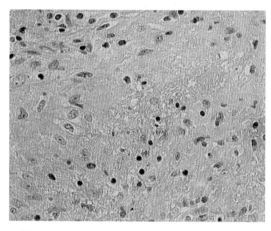

图 12-2　眼睑肿物病理组织学检查（HE×400）
可见组织的肉芽肿性炎症和干酪样坏死性改变

◆ 讨论

结核病是一种由结核分枝杆菌感染引起的传染性疾病，主要侵袭肺脏及淋巴系统，同时也可经血液系统或淋巴系统播散到全身，引起肺外结核。肺外结核是发生于肺部以外全身其他脏器的结核，是结核病除肺结核以外重要的组成部分。根据世界卫生组织报道，全世界近 1/3 的人口正在或曾经感染过结核 [1, 2]。我国是结核病大国，肺外结核可占到整个病种的 1/5，且肺外结核死亡率与肺部结核死亡率相近，甚至更高，直接或间接造成国家乃至世界医疗体系的巨大负担。

肺外结核的高发人群包括两类，一类是高感染风险人群，如医护人员和近期接触活动性结核患者的人群；另一类则是免疫低下人群，包括老人、儿童、血液病患者、艾滋病患者、肝肾功能不全患者、糖尿病患者以及长期使用糖皮质激素或免疫抑制剂患者 [3]。肺外结核患者由于结核病特征不明显，易发生漏诊和误诊，导致病情的延误和恶化。肺外结核容易累及全身各个部位，如淋巴系统、神经系统、骨骼系统、消化系统、泌尿系统、生殖系统等，常见的肺外结核病变有结核性脑膜炎、骨关节结核、肠结核、肾结核、输卵管结核等。马春莲 [4] 等观察总结 327 例肺外结核患者，结果显示有喉结核 131 例，骨关节结核 58 例，淋巴结核 75 例，结核性腹膜炎 22 例，子宫内膜结核 7 例，肾结核 3 例，颅内结核 3 例。Sharma 等 [5] 的研究显示在肺外结核中淋巴结核占 35%，骨关节结核占 10%，生殖系统结核占 9%，结核性脑膜炎占 5%，腹型结核占 3%。

文献显示眼部也可以发生结核病变。但是，临床工作中发现眼部结核在肺外结核中罕见，其大致可分为眼结核和眼眶结核。眼结核多通过血源播散而来，原因是眼部供血丰富，血流速度缓慢，为结核分枝杆菌的播散和种植提供了便利条件。眼部结核以脉络膜受累最常见 [6]，其次为结膜、虹膜睫状体等。眼眶结核的病原体通常有 2 个来源，即血源性和鼻源性 [7]。眼部结核根据受累部位分为眼睑结核、眶骨结核、眶内软组织结核、泪器结核等，眼眶结核临床表现较为多样，Madge[8] 等将其分为 5 种表现形式，即结核性骨膜炎、眼眶结核瘤、冷脓肿伴或不伴眶骨结核、泪腺结核、鼻窦结核侵入眼眶。张文静 [9] 等对 10 例眼眶结核的临床表现进行分析，发现所有患者均无午后低热、盗汗、消瘦等全身中毒症状，无肺结核病史，患者中 3 例眼部主要表现为视力下降，6 例为眼球突出，3 例为眶周肿块，1 例为上睑下垂，6 例为眼球运动障碍。Agrawal[10] 等报道了 14 例眼眶结核，主要表现是由眶内占位导致的眼球突出和结核性骨膜炎。

眼睑结核的发病率较低。宋建等 [11] 分析了 10 年内 477 例眼睑肿物，仅发现 2 例眼睑结核；Wyrwicka 等 [12] 报道 1 例眼睑皮肤结核，临床表现与基底细胞癌相似；Gannoune 等 [13] 报道 1 例 36 岁男护士下睑结节，病理组织学活检证实为眼睑结核。

眼睑结核有不同的表现类型，如眼睑寻常狼疮、眼睑瘰疬样皮肤结核及溃疡性眼睑结核，其中最常见的类型是眼睑寻常狼疮，主要表现为粟粒至豌豆大小不等结节，可单发也可见多发，色泽淡红或鲜红或褐色，随病情发展可见弥漫浸润或破溃样病灶。结节形成溃疡后可愈合，形成萎缩瘢痕，导致眼睑畸形。眼睑瘰疬样皮肤结核伴有其他组织或器官结核，其中以淋巴结核、骨和关节结核最多见，通常由无痛结节逐渐发展为溃疡瘘管，伴脓性分泌物。溃疡性眼睑结核初期为淡黄色粟粒状结节或小脓肿，破溃后形成不规则的溃疡，溃疡面常伴有黄色脓苔，质脆，易出血，好发于皮肤自然开口处，向皮肤黏膜交界处扩延，患者常有活动性内脏结核。实验室检查包括结核菌素试验、破溃液或分泌物涂片查找结核分支杆菌以及穿刺活检等方法。

眼睑结核的鉴别诊断包括以下几种：

（1）睑腺炎：未破溃的眼睑皮肤结核易与睑腺炎混淆，后者表现为慢性肉芽肿性炎症，反复发作者应与睑板腺癌相区别。

（2）基底细胞癌：破溃的眼睑皮肤结核应与基底细胞癌相鉴别。眼睑基底细胞癌是眼睑恶性肿瘤中最常见，且结节溃疡型基底细胞癌也是其中最常见的一型。眼睑基底细胞癌男性发病多于女性，初期表现为轻度隆起的半透明结节，边界不清，表面血管扩张，中央破溃后边缘呈鼠咬状，且不规则增厚内卷。

由于眼睑结核的临床表现和影像学检查缺乏特异性，病理组织学检查是确诊眼睑结核的金标准[14]。对于一些病程较长、久治不愈、常规治疗效果欠佳的眼睑病变建议行病理组织学检查，以明确诊断。确诊后的眼睑结核须用药物进行抗结核治疗。

参 考 文 献

[1] World Health Organization. Global tuberculosis control: Surveillance, planning, financin. WHO Report, 2005, Geneva, 2005: 349.

[2] Ahmad S. Pathogenesis, immunology, and diagnosis of latent mycobacterium tuberculosis infection. J Immunol Res, 2011, 2011(1): 184-186.

[3] 江红，臧国庆. 肺外结核. 中华全科医学, 2012, 10(1): 103-104.

[4] 马春莲，吴高达. 327例肺外结核临床分析. 中国防痨杂志, 2007, 29(3): 281-282.

[5] Sharma SK, Mohan A. Extrapulmonary tuberculosis. Indian J Med Res, 2004, 120(4): 316-353.

[6] Bouza E, Merino P, Muñoz P, et al. Ocular tuberculosis. A prospective study in a general hospital. Medicine (Baltimore), 1997, 76(1): 53-61.

[7] Woo KI, Kim YD. Presumed localized tuberculous inflammation after periocular procedures. Ophthal Plast ReconstrSurg, 2008, 24(6): 468-472.

[8] Madge SN, Prabhakaran VC, Shome D, et al. Orbital tuberculosis: a review of the literature. Orbit, 2008, 27(4): 267-277.

[9] 张文静，马敏旺，宋国祥. 眼眶结核临床病理分析. 海南医学学报, 2012, 18(5): 122-123.

[10] Agrawal PK, Nath J, Jain BS. Orbital involvement in tuberculosis. Indian J Ophthalmol, 1977, 35(3): 12-16.

[11] 宋建，吴晓梅，夏瑞南，等. 眼睑肿块病理学分析477例. 2007, 27(5): 374-375.

[12] Wyrwicka A, Minias R, Jurowski P. Cutaneous eyelid tuberculosis--a case report. KlinOczna, 2011, 113(4-6): 172-174.

[13] Gannoune A, Naji A, Eladioui K, et al. Primary palpebral tuberculosis. Rev StomatolChirMaxillofac, 2009, 110(1): 42-44.

[14] Golden MP, Vikram HR. Extrapulmonary tuberculosis: an overview. Am Fam Physician, 2005, 72(9): 1761-1768.

病例 13

内直肌巨大囊肿

◆ 引言

眼部囊肿是一种良性病变，多发生于结膜、虹膜等部位，发生于眼外肌的囊肿则较为少见，外伤、手术是囊肿发生的主要原因之一。斜视矫正术后继发性囊肿的发生率较低，其中以手术区的结膜下上皮植入性囊肿较为多见，发病率约为 0.25%[1]，而斜视矫正术后发生于眼外肌的囊肿则罕见。

◆ 病历资料

患者女性，34 岁。因左眼内眦区肿物 9 个月就诊。患者自诉 2008 年因左眼内斜视行左眼内直肌斜视矫正术，手术后眼位矫正为正位，双眼视物无复视。患者于 9 个月前发现左眼内眦区出现泡状肿物，并逐渐增大，故到首都医科大学附属北京同仁医院就诊。患者发病以来无眼红、眼痛、恶心等症状，无眼部外伤史及其他手术史。患者全身一般情况良好。眼部检查：双眼视力 0.5，双眼眼压 15mmHg，眼位正常，眼球运动正常。左眼内眦部结膜隆起，透过球结膜可见囊性肿物，边界清晰，相应区域结膜轻度充血（见图 13-1）。眼眶 MRI 扫描显示左眼内直肌肌腱及肌腹前中段囊性肿物，呈长 T1 长 T2 信号，增强扫描肿物未见强化（见图 13-2）；CT 扫描提示左眼内直肌走行区长条状囊性病变，大小为 20mm×9mm×11mm，边界清晰，肿物内部密度较低，CT 值约 5～20HU。影像学检查提示左眼内直肌囊肿（见图 13-3）。

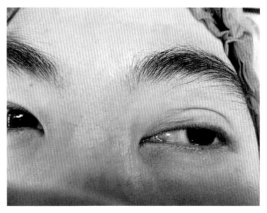

图 13-1 患者手术前左眼外观像

可见左眼内眦区结膜下囊性肿物，局部球结膜轻微充血

患者入院后在全身麻醉下行左眼内直肌囊肿切除术。术中于 7：00～11：00 点钟方向角巩膜缘后 1cm 处做平行于角巩膜缘的弧形切口，行内直肌牵引缝线，分离结膜下组织，见囊肿累及内直肌肌止端至内直肌肌腹中部（见图 13-4），呈长椭圆形。仔细分离并切除囊肿，连续缝合结膜切口。术毕用抗生素眼膏涂眼,无菌敷料包扎。手术后将切除的肿物行病理组织学检查,提示囊肿壁被覆鳞状上皮,符合囊肿样病理特征。患者于手术后7天拆除结膜缝线,眼球运动正常,无复视,术眼外观正常(见图13-5)。

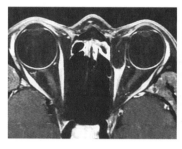 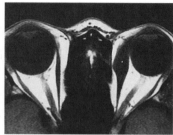 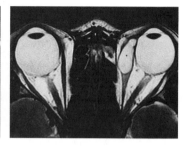

图 13-2　眼眶 MRI 扫描影像

左眼结膜下和内直肌肌腱及肌腹前中段可见囊性肿物,呈长T1长T2信号,增强扫描肿物未见强化

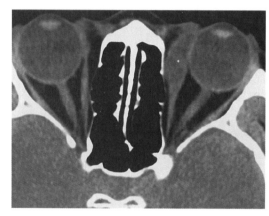 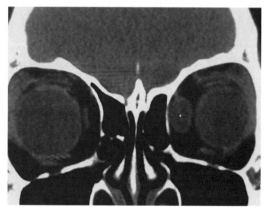

图 13-3　眼眶 CT 扫描影像

左眼内眦区结膜下及内直肌走行区长条囊性病变,边界清,内部密度较低,CT值约5~20HU

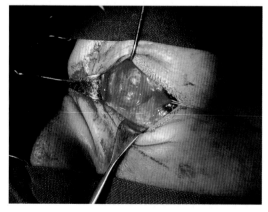 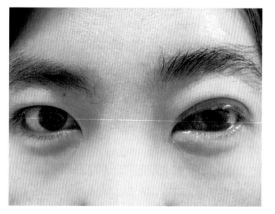

图 13-4　术中所见

术中切开结膜向眶内深处分离,暴露位于内直肌表面的囊性肿物,可见肿物累及内直肌肌腱和肌腹前中段

图 13-5　术后1周术眼外观像

内眦部结膜下少许出血,术后眼位正常

◆ 讨论

斜视矫正术后术区结膜下上皮植入性囊肿较多见,发病率约为 0.25%,可发生于手术后数月至数年,最长者可达术后 52 年 [1, 2],表现为结膜下缓慢生长的粉红或蓝紫色肿物,伴结膜充血,可有眼部异物感,严重者导致眼球运动障碍,视物模糊等 [3]。斜视手术后植入性囊肿不仅可以位于结膜下组织,有时也可累及眼外肌,根据手术部位不同,囊肿的位置存在差异,可位于眼外肌前端、眼外肌内或眼外肌与巩膜间,其发病原因主要是手术缝合过程中结膜下上皮细胞随针线进入眼外肌或者巩膜组织内,手术后组织增生包裹而形成囊肿。本例患者 8 年前左眼有内斜视矫正手术史,除此以外无其他眼部疾病及手术史,根据其病史和手术后病变标本的病理组织学检查结果,确诊为左眼内直肌囊肿。

结膜下及内直肌囊肿除可以发生于斜视矫正术后,也可见于眼外伤、白内障手术、翼状胬肉切除术等术后 [4],临床上须与皮样囊肿、淋巴管瘤、寄生虫性囊肿、脓肿等相鉴别 [5, 6]。皮样囊肿、淋巴管瘤一般多为先天性病变,进展速度慢,没有手术及外伤史;寄生虫性囊肿一般有明确的疫区居住史或畜牧动物接触史;而脓肿一般有感染性病史,具有炎症表现。

影像学检查能够为本病的诊断提供重要的参考信息,不仅可以确定肿物的大致情况,还可以提供肿物的病变范围以及其与周围组织之间的关系,同时也可为手术方案的制订起到指导作用。本例患者大体外观像显示肿物位于结膜下,体积不大,但影像学检查却见肿物累及范围广泛。MRI 扫描显示左眼结膜下和内直肌肌腱及肌腹前中段均受肿物累及,CT 扫描显示左眼内眦区结膜下及内直肌走行区的囊性病变,根据影像学表现特点,提示病变可能为囊肿。

治疗眼部囊肿的方法有多种,包括激光治疗、热疗、硬化剂注射、乙醇注射、手术切除等,但手术切除是常用且可靠的方法 [7-9]。非手术治疗通常适用于诊断明确、体积较小、暴露良好、与周围组织无明显粘连的囊肿;激光治疗后复发率较高,可能存在多次治疗和色素沉着等问题;热疗治疗时应注意周围组织的保护,避免损伤周围组织;注射治疗主要适用于病变体积较小、位置相对表浅的囊肿,另外,注射时要求医师具有丰富的经验,确保囊肿的完整。手术仍然是斜视术后继发性囊肿治疗的首选方法,可以切除病变并行病理组织学检查以进行诊断,也可以修复受累的眼外肌,矫正眼位。本例患者影像学检查显示囊肿累及内直肌中段肌腹,囊肿位置较深,故采用了手术直接切除的治疗方案。术中综合多种检查结果进行判断,手术切口设定在角巩膜缘后 1cm 处,成功切除了囊肿,手术时缝置了内直肌牵引线,尽可能保证内直肌功能不受损伤。手术后患者眼位正常,眼球运动正常,无复视。

参 考 文 献

[1] Mehendale RA, Stemmer-Rachamimov AO, Dagi LR. A 50-year-old man with a long-standing, large-angle exotropia and limitation of adduction in the left eye. Digit J Ophthalmol, 2013, 19(4): 64-67.

[2] Song JJ, Finger PT, Kurli M, et al. Giant secondary conjunctival inclusion cysts. Ophthalmology, 2006, 113(6): 1045-1049.

[3] Thatte S, Jain J, Kinger M, et al. Clinical study of histologically proven conjunctival cysts. Saudi J Ophthalmol, 2014, 29(2): 109-115.

[4] Hirst LW. Recurrence and complications after 1000 surgeries using pterygium extended removal followed by extended conjunctival transplant. Ophthalmology, 2012, 119 (11): 2205-2210.

[5] Khan AO, Al-Katan H, Al-Baharna I, et al. Infected epithelial inclusion cyst mimicking subconjunctival abscess after strabismus surgery. J AAPOS, 2007, 11 (3): 303-304.

[6] Brenner C, Ashwin M, Smith D, et al. Sub-Tenon's space abscess after strabismus surgery. J AAPOS, 2009, 13 (2): 198-199.

[7] Han SB, Yang HK, Hyon JY. Removal of conjunctival cyst using argon laser photoablation. Can J Ophthalmol, 2012, 47 (3): e6-e8[2015-02-15]. http://www.canadianjournalofophthalmology.ca/article/S0008-4182 (12) 00151-2/abstract.

[8] Hawkins AS, Hamming NA. Thermal cautery as a treatment for conjunctival inclusion cyst after strabismus surgery. J AAPOS, 2001, 5 (1): 48-49.

[9] Kothari M. A novel method for management of conjunctival inclusion cysts following strabismus surgery using isopropyl alcohol with paired injection technique. J AAPOS, 2009, 13 (5): 521-522.

病例 14

眼外肌 MALT 淋巴瘤

◆ 引言

　　黏膜相关淋巴组织结外边缘区 B 细胞（marginal zone B cell lymphoma of mucosa-associated lymphoid tissue，MALT）淋巴瘤是一种常见的眼部恶性肿瘤，其累及范围较为广泛，常见的累及部位包括结膜、眶内脂肪等，单纯的眼外肌 MALT 淋巴瘤较为少见。眼外肌 MALT 淋巴瘤缺乏特征性临床改变，故病理组织学检查在确诊该病中具有重要价值。眼外肌 MALT 淋巴瘤的治疗措施主要包括手术、放射治疗及化学治疗等，根据具体病情不同，确定科学合理的个体化治疗方案直接关系到患者的预后。

◆ 病历资料

　　患者女性，54 岁。因双眼视物重影 5 个月，伴右侧眼球突出 2 个月就诊。患者自诉 5 个月前出现双眼视物重影，无明显诱因，曾到当地医院就诊，疑诊为动眼神经病变，给予改善微循环及营养神经的药物口服，效果不佳。近 2 个月来患者复视症状加重，且出现右眼眼球突出，在当地医院行 CT 扫描，发现右眼上直肌群增粗，疑诊炎性假瘤，给予糖皮质激素类药物治疗，治疗早期症状有所减轻，但长期治疗效果欠佳，故就诊于首都医科大学附属北京同仁医院眼肿瘤专科。患者发病以来视力未见明显减退，无发热、恶心、呕吐、乏力等症状。患者既往身体健康，否认结核、梅毒、肝炎、糖尿病、脑卒中等病史。患者全身一般情况良好。眼部检查：双眼视力 1.0，双眼眼压 15mmHg，眼前节及眼后节未见明显异常。右眼眼睑轻度肿胀，眼球轻微向前下方移位，下转运动受限，球结膜轻微充血（见图 14-1）。眼眶 MRI 扫描显示右眼眼睑轻度增厚，上直肌及提上睑肌增厚明显，增强扫描可见病变区强化，提示右眼上直肌群炎性假瘤可能性大（见图 14-2）。患者以右眼眼外肌病变性质待查入院，全身麻醉下行右眼上直肌部分切除术，术后病理组织学检查证实为 MALT 淋巴瘤。病变组织免疫组织化学检测 CK$^-$、CD43$^+$、CD79α$^+$、CD20$^+$、CD3$^-$、CD34$^-$、P53 弱$^+$、Ki-67 指数 5%、CD68$^+$、IgG$^+$、κ$^+$、λ$^-$、bcl-6$^-$、bcl-2$^+$、CD38$^-$、CD138$^-$、CyclinD1$^-$、MUM-1$^+$、SMA$^-$、ALK$^-$、IgG4$^-$、CD21$^+$、CD23$^-$、CD45RO$^+$、CD5$^-$、CD10$^-$、EBER$^-$。

　　手术后予抗炎治疗，患者切口恢复良好，于术后 5 天出院。出院后患者行全身 PET-CT 检查未发现异常。放疗科会诊后建议患者行眼局部放射治疗，随访至今未见病情复发。

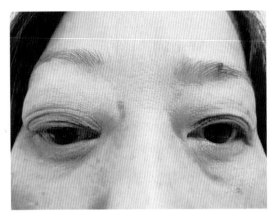

图 14-1　患者术前右眼外观像

可见右眼眼睑肿胀，眼球向前下方移位，球结膜轻微充血

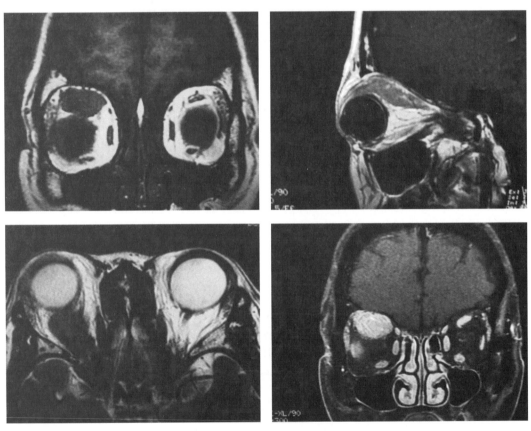

图 14-2　双眼眶 MRI 扫描影像

右眼上直肌及提上睑肌增厚，T1WI、T2WI 呈等信号，增强扫描可见强化

◆ 讨论

淋巴瘤是原发于淋巴结或淋巴结外组织的一种恶性肿瘤，其发病率逐年上升，在我国恶性肿瘤中的发病率位居前 8 位，死亡率位居前 10 位[1]。根据病理组织学的不同，淋巴瘤

分为霍奇金淋巴瘤（Hodgkin lymphoma，HL）和非霍奇金淋巴瘤（non-Hodgkin lymphoma，NHL），后者的发病率远高于前者，约占所有淋巴瘤的 90%。根据淋巴细胞的起源不同将 NHL 分为 B 细胞、T 细胞和自然杀伤细胞（natural killer，NK）淋巴瘤。

眼附属器淋巴瘤较少见，其中最常见的是 MALT 淋巴瘤[2]，为 NHL 的一种，约占所有 NHL 的 1% 及结外 NHL 的 5%～15%[3]，约占眼部原发肿瘤的 11%[2, 4]。MALT 淋巴瘤可发生于任何年龄，但主要见于 60 岁以上的老年人，女性发病略多于男性[5, 6]。眼眶是眼附属器淋巴瘤的好发部位，其次为结膜[7]、泪腺等组织，可原发于眼附属器，也可为系统淋巴瘤的眼部表现，其发病主要与鹦鹉热衣原体[8]、幽门螺杆菌[9]、HIV[10, 11]感染及自身免疫性疾病如甲状腺相关性眼病[12, 13]等有关，国内刘骁等人报道一例慢性结膜炎发展成为 MALT 淋巴瘤的病例，推测慢性炎症可能也是 MALT 淋巴瘤的诱因之一[14]。

典型的眼附属器淋巴瘤为局部缓慢增长的无痛性肿块，可有眼球突出和眶周肿胀，一般不伴或仅伴有局部轻度红肿疼痛等炎症表现。MALT 淋巴瘤累及泪腺者则表现为一侧或双侧上眼睑肿胀及下垂，眼球轻度突出，可于颞上眶缘触及硬性肿物；累及眼睑者受累眼睑浸润变硬，并可以向后发展，侵犯眶内组织；累及结膜者可见病变结膜组织呈橙红色鱼肉样隆起，边界欠清[15]。

影像学检查在诊断 MALT 淋巴瘤中具有较为重要的参考价值。B 型超声扫描显示 MALT 淋巴瘤为形状不规则的低回声肿物；CT 扫描显示眼部 MALT 淋巴瘤为眶内实性肿物，形状一般不规则，当肿瘤与眼球接触时，多沿眼环增殖，呈"铸造样"改变。MRI 是 MALT 淋巴瘤首选的检查方法，大多数 MALT 淋巴瘤在常规 MRI 上信号均匀，与大脑皮质相比，T1WI 及 T2WI 呈等信号，肿块常包绕眼球生长，但此特征不具有特异性[16]；增强扫描病变区呈均匀强化，强化程度与正常泪腺及眼外肌相似[17]。动态增强扫描是一种功能性检查方法，T_{peak} 值反映肿瘤的微血管密度即血供情况，MALT 淋巴瘤的动态增强曲线为速升、速降型，表现为典型的恶性肿瘤曲线特征[16]；采用抑脂序列消除眶内脂肪的高信号影像可使强化的肿块更清晰，有助于了解肿瘤的范围[17]。

眼附属器 MALT 淋巴瘤易被误诊为眶蜂窝织炎[19, 20]，后者为化脓性细菌感染的结果，起病急，发展快，表现为眼睑明显红、肿、热、痛，由于眶内组织水肿及炎细胞浸润，导致眼球突出及眼球运动受限，累及视神经或视网膜时可引起视力减退。化脓性感染可向颅内蔓延，出现全身症状，严重者可致患者死亡。眶蜂窝织炎可以形成脓肿腔，而 MALT 淋巴瘤表现为实性病变，一般不会出现囊性改变。眼附属器 MALT 淋巴瘤多为慢性病程，故还应与炎性假瘤[21, 22]、鳞状细胞癌、睑板腺癌、基底细胞癌等疾病进行鉴别。炎性假瘤主要为眼部炎性表现，患眼眼球突出、移位，眶前部可触及肿块，伴有眼睑肿胀及下垂，结膜充血水肿，并可出现结膜下粉红色扁平肿物[21-23]，眼外肌易受累，故较早出现眼球运动障碍及复视等，糖皮质激素类药物治疗有效。鳞状细胞癌多见于老年男性患者，是起自皮肤或黏膜上皮层的恶性肿瘤，恶性程度较高，发展快，破坏力强。典型的鳞状细胞癌好发于下睑，病变初期表现为局限性乳头状或菜花状隆起，基底较宽；病变向表浅组织发展则形成深而不规则的溃疡，呈火山口状，亦可累及结膜、角膜及眶内组织。睑板腺癌多见于老年女性，原发于睑板腺，病变多位于上睑，早期似睑板腺囊肿，可于眼睑表面触及小硬节，并可见黄白斑点，肿瘤逐渐增长发展至睑板外时，可见乳头状瘤样物从睑板腺开口脱出，睑板增厚变硬，累及结膜可致结膜破溃、显露出黄白色肿瘤组织，摩擦角膜并引起角膜损伤；晚期病变区形成溃病，并可沿结膜向眼眶内生长，导致眼球突出[24]。基底细胞癌是我国最多见的眼睑恶性肿瘤，多发生于老年男性[25]，病变多位于下睑内眦部，发展缓慢，局限性生长，初为结节状皮肤破损，逐渐发展形成中央溃疡，有黑褐色色素沉着，可见基底部出血和结痂，晚期可侵犯眼球、眶内组织和眼睑周围组织[24]。

由于 MALT 淋巴瘤的临床表现、辅助检查等缺乏特异性，因此须行病理组织学检查进行确诊。MALT 淋巴瘤的病理组织学特点为肿块不规则，无包膜，切面呈灰白色鱼肉样[26]，其形态学特征性表现为：①各种不同类型的细胞群增生，滤泡边缘区 B 细胞向外弥漫增生，此为 MALT 淋巴瘤的基本诊断依据。②淋巴滤泡植入，形成界限不清的滤泡，部分可被瘤细胞完全替代，但 CD21 表达阳性，可显示残留网状树突细胞。③病变位于泪腺及结膜者可见淋巴上皮病变及生发中心植入现象[26-28]。在免疫表型方面，MALT 淋巴瘤瘤细胞通常表达 CD45、CD20、CD79a 和 LCA，而不表达 CD45RO、CD3、CD68、CD56、CD5、CD10 及 bcl-6；bcl-2 的免疫组织化学检测结果有助于观察瘤细胞的淋巴滤泡植入现象[27, 28]。免疫组织化学染色特征有助于 MALT 淋巴瘤与其他类型淋巴瘤鉴别。

眼眶 MALT 淋巴瘤的治疗方案是综合治疗，包括手术切除、局部放射治疗以及化学治疗等，采用何种治疗手段需要根据具体病情决定。手术的目的在于切除肿物，并行病理组织学检查以明确诊断；鉴于手术不易将肿瘤彻底切净，故手术后根据病理组织学检查结果以及全身有无转移等情况来确定是采用局部放射治疗还是采用全身化学治疗。国家癌症中心网（National Cancer Center Network，NCCN）指南推荐初始型肿瘤放射治疗时应用 20～30Gy 的照射剂量，并应密切关注放射毒性引起的并发症，如白内障、放射性视网膜病、放射性视神经病变等。治疗过程中使用晶状体遮盖技术可有效减少放射性白内障的发生[29, 30]。李玉珍等[26]研究发现，MALT 淋巴瘤双眼发病者以及放射治疗后部分缓解者与 MALT 淋巴瘤转化为弥漫性大 B 细胞淋巴瘤（diffuselarge B-cell lymphoma，DLBCL）有关[26]，故应密切随访。

本例患者为中老年女性，主要症状为双眼视物重影和右眼球突出，先后诊断为支配眼外肌的神经功能障碍和炎性假瘤，相应治疗病变均无好转，此次来诊行手术切除，经病理组织学检查诊断为眼外肌 MALT 淋巴瘤。目前研究认为眼眶内原发性淋巴瘤多来源于结膜或泪腺，或眼眶内胚胎淋巴组织残留[31]，而仅累及眼外肌的 MALT 淋巴瘤很少见，迄今尚未见到相似病例报道。本病例提示眼附属器 MALT 淋巴瘤的临床表现复杂多样，病变部位可不典型，眼外肌受累者易误诊为炎性假瘤。由于 MALT 淋巴瘤缺少特征性临床表现，加上其是恶性肿瘤，危害大，故眼眶内肿物疑为淋巴瘤时，应及早完善相关辅助检查，及时采取手术疗法，根据病变组织的病理组织学检查结果以明确诊断并选择放射疗法或化学疗法，以免延误病情。

参 考 文 献

[1] 郑荣寿，张思维，吴良有，等. 中国肿瘤登记地区 2008 年恶性肿瘤发病和死亡分析. 中国肿瘤，2012，21（1）：1-12.

[2] Shields JA，Shields CL，Richard S. Survey of 1264 patients with orbital tumors and simulating lesions：The 2002 Montgomery Lecture，part 1. Ophthalmology，2004，111（5）：997-1008.

[3] Alkatan HM，Alaraj A，El-Khani A，et al. Ocular adnexal lymphoproliferative disorders in an ophthalmic referral center in Saudi Arabia. Saudi J Ophthalmol，2013，27（3）：227-230.

[4] Decaudin D，De Cremoux P，Vincent-Salomon A，et al. Ocular adnexal lymphoma：a review of clinicopathologic features and treatment options. Blood，2006，108（5）：1451-1460.

[5] Shahid A，Shahid RK，Sison CP，et al. Orbital lymphomas：a clinicopathologic study of a rare disease. Am J Med Sci，2006，331（2）：79-83.

[6] Ferry JA，Fung CY，Lawrence Z，et al. Lymphoma of the ocular adnexa：A study of 353 cases. Am J Surg Pathol，2004，29（1-6）：63-67.

[7] Verdijk RM. An update of ocular adnexal lymphomas. DiagnosHistopathol，2014，21（1）：26-33.

[8] Zucca E. Marginal zone B-cell lymphoma. Eur J Cancer Suppl，2011，8（3）：3-4.

[9] Chan CC，Shen D，Mochizuki M，et al. Detection of Helicobacter pylori and Chlamydia pneumoniae genes in primary orbital lymphoma. Trans Am Ophthalmol Soc，2006，104：62-70.

[10] Lim SA，Heng WJ，Lim TH，et al. Ophthalmic manifestations in human immunodeficiency virus infection in Singapore. Ann Acad Med Singapore，1997，26（5）：575-580.

[11] Matzkin DC，Slamovits TL，Rosenbaum PS. Simultaneous intraocular and orbital non-Hodgkin lymphoma in the acquired immune deficiency syndrome. Ophthalmology，1994，101（5）：850-855.

[12] Nutting CM，Shah-Desai S，Rose GE，et al. Thyroid orbitopathy possibly predisposes to late-onset of periocular lymphoma. Eye（Lond），2006，20（6）：645-648.

[13] Woolf DK，Ahmed M，Plowman PN. Primary lymphoma of the ocular adnexa（orbital lymphoma）and primary intraocular lymphoma. Clin Oncol，2012，24（5）：339-344.

[14] 刘骁，马建民，葛心. 结膜黏膜相关淋巴组织淋巴瘤一例. 中华眼科医学杂志（电子版），2015，5（3）：38-39.

[15] Bardenstein DS. Ocular adnexal lymphoma：classification，clinical disease，and molecular biology. Ophthalmol Clin North Am，2005，18（1）：187-197.

[16] 何立岩，鲜军舫，王振常，等. MR 及动态增强扫描诊断眼眶淋巴瘤的价值. 中华放射学杂志，2007，41（9）：918-921.

[17] 许薇薇，魏锐利. 眼附属器淋巴瘤的影像学表现及其临床意义. 中国实用眼科杂志，2008，26（11）：1215-1217.

[18] Gur A，Lloyd H，Erickson BA，et al. MRI patterns in orbital malignant lymphoma and atypical lymphocytic infiltrates. Eur J Radiol，2005，53（2）：175-181.

[19] 王雅坤，解正高，陈放，等. 原发眼眶 NK/T 细胞淋巴瘤误诊为眼眶蜂窝织炎一例. 中华眼视光学与视觉科学杂志，2015，17（3）：184-186.

[20] 张晓春，岳红云. 眼眶肿瘤误诊 10 例分析. 中国误诊学杂志，2010，10（28）：6940.

[21] 李蓉. 儿童眼眶 T 细胞淋巴母细胞淋巴瘤影像学检查误诊为炎性假瘤一例. 中华医学杂志，2014，94（30）：2398-2399.

[22] 易文殊，许雪亮，向前，等. 原发性眼附属器非霍奇金淋巴瘤的特征. 中南大学学报：医学版，2008，33（9）：826-830.

[23] Kato K，Matsuguehi T，Ishimaru T，et al. Rapidly progressive T-cell angiocentric lymphoma with CD56+ phenotype involving bilateral orbits and skin in a patient with anti-HTLV-I antibody. RinshoKetsueki，1996，37（2）：145-151.

[24] 孙为荣，牛膺筼. 眼科肿瘤学. 北京：人民卫生出版社，2004：138-141.

[25] 倪逴. 3510 例眼睑肿瘤的组织病理学分类. 中华眼科杂志, 1996, 32 (6): 435-437.

[26] 李玉珍, 魏锐利, 蔡季平, 等. 眼附属器 MALT 淋巴瘤的治疗及转化为弥漫性大 B 细胞淋巴瘤的危险因素. 眼科, 2012, 21 (5): 352-356.

[27] 王姝伊, 吴群. 眼眶淋巴瘤影像学诊断及病理分型免疫组化的进展. 中国实用眼科杂志, 2015, 33 (4): 341-344.

[28] 毕颖文, 陈荣家, 侯英勇, 等. 眼部原发性黏膜相关淋巴组织结外边缘区 B 细胞淋巴瘤的临床病理分析. 中华病理学杂志, 2007, 36 (6): 414-415.

[29] Kharod, Shivam M, Herman, et al. Radiotherapy in the management of orbital lymphoma: A single institution's experience over 4 decades. Am J Clin Oncol, 2015, Sep.20[2016-01-10]. http://journals.lww.com/amjclinicaloncology/pages/articleviewer.aspx?year=9000&issue=00000&article=99115&type=abstract.

[30] Woolf DK, Kuhan H, Shoffren O, et al. Outcomes of primary lymphoma of the ocular adnexa (orbital lymphoma) treated with radiotherapy. Clin Oncol, 2014, 27 (3): 153-159.

[31] Knop N, Knop E. Conjunctiva-associated lymphoid tissue in the human eye. Invest Ophthalmol Vis Sci, 2000, 41 (6): 1270-1279.

病例 15

泪囊区特发性炎性假瘤

◆ 引言

特发性眼眶炎性假瘤（idiopathic orbital inflammatory pseudotumor，IOIP）是一种常见的眼部疾病，以表现多样、反复发作、久治不愈为其主要临床特点，该病几乎可以累及任何眼部软组织，较为常见的受累组织包括眼睑、眼外肌、泪腺及眶内脂肪组织等，单纯累及泪囊区的炎性假瘤罕见。

◆ 病历资料

患者男性，52 岁。因右侧泪囊区肿物 2 月，伴有右眼睑红肿 1 个月就诊。患者自诉 2 个月前发现右眼泪囊区无痛性肿块，无明显诱因，伴有右眼流泪，1 个月前右眼睑出现红肿。曾于外院诊断为右侧泪囊炎，应用抗生素治疗，症状未见好转，遂来首都医科大学附属北京同仁医院眼肿瘤专科就诊。患者全身一般情况良好。眼部检查：右眼视力 0.8，左眼 1.5。双眼眼压正常，眼位正，眼球运动正常。右眼睑红肿，右侧泪囊区肿胀，可触及肿块，质硬，活动度差（见图 15-1）。右眼结膜充血，双眼眼前节及眼底检查均未见异常。泪道冲洗发现右眼泪道阻塞。眼部 B 型超声扫描检查显示右眼泪囊区呈低回声。眼眶 CT 扫描显示右侧

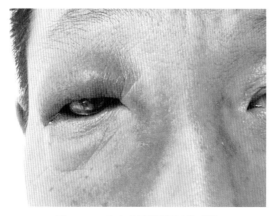

图 15-1 患者右眼泪囊区外观像
可见右眼泪囊区明显隆起，眼睑红肿

59

眼睑、颜面部及鼻根部软组织增厚,泪囊区可见团块状软组织密度影,病变累及鼻泪管,泪囊窝增大,局部骨质欠完整(见图 15-2)。血常规、尿常规及生化指标的实验室检查未见异常。初步诊断:右眼泪囊区肿物,炎性假瘤的可能性大;淋巴瘤待排除。给予患者地塞米松 10mg 静脉滴注,1 次/日,共 5 天,然后改为甲泼尼龙琥珀酸钠片口服,治疗 3 周后右侧泪囊区肿块未见缩小,故建议患者手术治疗,并行病理组织学检查以明确诊断。患者在全身麻醉下行右侧泪囊区肿物切除术。术中见患眼泪囊体积明显增大(15-3),切开泪囊后发现泪囊壁显著增厚,组织呈鱼肉样外观(见图 15-4)。病理组织学检查显示右侧泪囊区组织有慢性炎性细胞浸润,伴有纤维结缔组织增生,炎性假瘤可能性大。最终诊断:右侧泪囊区炎性假瘤。术后患者全身应用糖皮质激素药物治疗,治疗后局部红肿消退,随访至今未见复发。

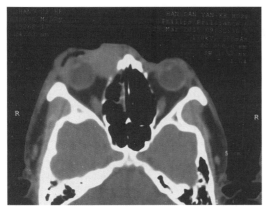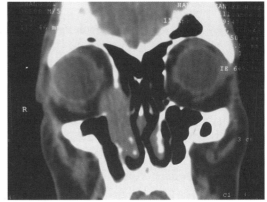

图 15-2 双眼眶 CT 扫描像

显示右眼泪囊区占位性病变,累及右侧鼻泪管

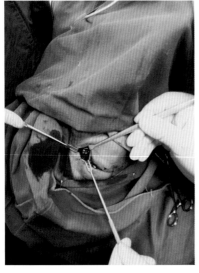

图 15-3 术中泪囊区肿物外观像

泪囊肿大,泪囊壁增厚,泪囊腔被实性肿物填充

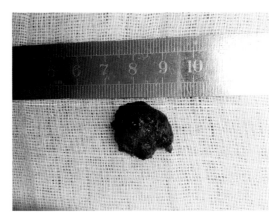

图 15-4 切除的泪囊区肿物外观像

◆ 讨论

　　IOIP 是一种严重危害人类健康的常见眼病，可发生于任何种族和年龄，其发病率居于甲状腺相关眼病和淋巴增生性疾病之后，约占眼眶病的 10%[1]。迄今为止，IOIP 的病因及发病机制尚不明确，这正是导致该病临床诊治较为困难的重要因素[2]。目前，有关 IOIP 的具体病因及发病机制主要有感染和自身免疫两种假说，最近有研究发现，IgG4 可能在 IOIP 的发病过程中起重要作用[3]，但具体机制尚不明确。

　　IOIP 可发生于眼眶的任何部位，根据其侵犯部位和病变进展程度不同其临床表现多样，并且与其他眼眶疾病的临床表现类似，严重者与恶性肿瘤的临床特征相似，因此诊断较为困难，最终确诊需要组织病理学检测[4]。IOIP 典型的临床表现为眼部疼痛、眼睑肿胀、结膜充血水肿、眼球突出、眼球运动障碍及视力下降等，此外上睑下垂、复视、眼底改变也可发生[5-7]。IOIP 按病程可分为急性、亚急性、慢性和复发性 4 型；按累及的解剖部位可分为肌炎型、泪腺炎型、肿块型、弥漫型和视神经炎型等。本例患者病变主要累及泪囊及鼻泪管组织，较为罕见，这也提示 IOIP 可以累及眼部几乎所有的软组织；按组织病理学特征可分为弥漫性淋巴细胞浸润型、硬化型及混合型[8]。IOIP 的主要组织病理学特征为多种慢性炎性细胞浸润，包括各种淋巴细胞、浆细胞、嗜酸性粒细胞及巨噬细胞等，并伴有不同程度的纤维结缔组织增生[9]。

　　目前因其病因及发病机制尚不明确，对 IOIP 仅采取对症治疗，主要包括药物治疗、手术治疗和放射治疗等，其中药物治疗最为常用，主要包括糖皮质激素类药物和免疫抑制剂。应用糖皮质激素是目前公认的治疗 IOIP 的首选方法，糖皮质激素有抗炎作用和免疫抑制作用，临床上已广泛用于治疗各种炎性疾病和免疫性疾病[10, 11]。对于糖皮质激素治疗无效和有糖皮质激素禁忌证以及手术治疗效果差的 IOIP 患者，可以考虑局部放射治疗。有研究表明局部放射治疗可有效改善患者的急性期症状并长期控制病情[12]。然而，放射治疗有其难以避免的并发症，可能会造成干眼、白内障、视网膜病变和视神经病变等，因此放射剂量的选择尤为关键。对于局限性 IOIP 患者可以考虑手术治疗，通过手术不仅可以切除病灶，而且可以明确诊断，病变较为弥散的 IOIP 患者手术也可以达到明确诊断的目的。

　　本例患者经病理组织学确诊为泪囊区炎性假瘤，主要表现为泪囊区实性占位性病变，伴有溢泪及邻近眼睑组织肿胀等症状，泪道冲洗不通畅，此外并无其他特征性改变，因此在诊断泪囊炎性假瘤时应与慢性泪囊炎、泪囊淋巴瘤、泪囊移行细胞癌及泪囊黑色素瘤等疾病相鉴别。CT 及 MRI 是诊断泪囊区病变的重要辅助检查方法，不仅可以显示病变累及的部位和范围，也可以为了解病变性质提供有价值的影像学信息。病理组织学检查是确定诊断的金标准。

　　对于经抗炎治疗无效的泪囊区占位性病变，手术切除联合病理组织学检查不仅可以明确诊断，而且可以切除病变，治疗效果较好。泪囊区炎性假瘤罕见，笔者查阅国内外相关文献，仅发现类似报道 1 篇[13]。因此，希望本例病案报道能够为广大眼科同行认识泪囊区炎性假瘤提供参考资料。

参 考 文 献

[1] Rubin PA，Foster CS. Etiology and management of idiopathic orbital inflammation. Am J Ophthalmol，2004，138（6）：1041-1043.

[2] 李静，马建民. 特发性眼眶炎性假瘤病因及发病机制的研究进展. 中华实验眼科杂志，2012，30（5）：471-475.

[3] 马建民，李金茹，葛心，等. 特发性眼眶炎性假瘤患者血清中 IgG 及其亚型水平的研究. 临床眼科杂志，2015，23（2）：105-107.

[4] Pemberton JD，Fay A. Idiopathic sclerosing orbital inflammation：a review of demographics，clinical presentation，imaging，pathology，treatment，and outcome. Ophthal Plast ReconstrSurg，2012，28（1）：79-83.

[5] Günalp I，Gündüz K，Yazar Z. Idiopathic orbital inflammatory disease. Acta Ophthalmol Scand，1996，74（2）：191-193.

[6] Chirapapaisan N，Chuenkongkaew W，Pornpanich K，et al. Orbital pseudotumor：clinical features and outcomes. Asian Pac J Allergy Immunol，2007，25（4）：215-218.

[7] Swamy BN，Mccluskey P，Nemet A，et al. Idiopathic orbital inflammatory syndrome：clinical features and treatment outcomes. Br J Ophthalmol，2007，91（12）：1667-1670.

[8] Henderson JW. Orbital tumors. New York：Raven，1994：317-411.

[9] Bijlsma WR，Van't Hullenaar FC，Mourits MP，et al. Evaluation of classification systems for nonspecific idiopathic orbital inflammation. Orbit，2012，31（4）：238-245.

[10] Jacobs D，Galetta S. Diagnosis and management of orbital pseudotumor. Curr Opin Ophthalmol，2002，13（6）：347-351.

[11] 李静，马建民. 糖皮质激素在眼眶病中的应用及研究进展. 临床眼科杂志，2014，22（4）：372-378.

[12] Matthiesen C，Bogardus CJ，Spencer TJ，et al. The efficacy of radiotherapy in the treatment of orbital pseudotumor. Int J Radiat Oncol Biol Phys，2011，79（5）：1496-1502.

[13] Karim MM，Inoue M，Yamamoto M，et al. Inflammatory pseudotumor of the lacrimal sac. Kobe J Med Sci，1995，41（1-2）：19-22.

病例 16

泪囊错构瘤

◆ 引言

泪囊肿瘤是一类少见的眼部肿瘤,根据其性质可分为良性肿瘤和恶性肿瘤,就其来源可分为原发性和转移性泪囊肿瘤。溢泪、流脓、疼痛、血性分泌物及局部肿块等是泪囊肿瘤的主要临床表现。错构瘤是具有遗传倾向的良性肿瘤,由一种或多种分化成熟的组织组合排列构成,发生于泪囊的错构瘤罕见。

◆ 病历资料

患者男性,62岁。主诉发现右眼内眦部肿块3年。患者自诉3年前无意中发现右眼内眦部肿块,发病以来右眼无眼睑红肿、流泪、流脓及血性分泌物。患者既往身体健康,无传染病和糖尿病史,无泪囊区手术及外伤史,无药物过敏史,无家族遗传病史。患者1个月前曾到当地医院就诊,CT扫描显示右眼泪囊区占位性病变(见图16-1),故到首都医科大学附属北京同仁医院眼科就诊,以右眼泪囊区肿物入院。眼科检查:双眼视力1.0,眼压右17mmHg,左15mmHg,右眼泪囊区可触及一小硬结,大小约2mm×3mm,皮肤无红肿,轻微压痛,双眼球运动正常,眼球位置正常;双眼角膜透明,前房深,瞳孔圆,对光反射存在,晶状体透明,双眼眼底未见异常。辅助检查:①泪道冲洗:0.9%生理盐水自右眼下泪小点注入后从上泪小点溢出,加压后冲洗液可流入鼻腔,未发现脓性分泌物;左眼泪道冲洗通畅。MRI扫描显示右眼泪囊区椭圆形肿物,呈略长T1混杂略长T2信号影,邻近眼睑肿胀增厚,病变大小约9.0mm×6.7mm×20.0mm,沿泪囊走行至鼻泪管上段,向前与肿胀的眼睑分界欠清;增强扫描可见病变呈不均匀中等强化;眼球、眼外肌及视神经未见异常(见图16-2)。MRI提示:右眼泪囊区占位,延伸至鼻泪管上段,考虑为良性病变,炎症可能性大。入院诊断:右泪囊区占位性病变。患者全身麻醉下行右眼泪囊区肿物摘除术,术中见肿物来源于泪囊壁,肿物与周边组织粘连紧密,边界不清楚,切开泪囊见泪囊壁呈灰白色外观,质地中等,泪囊腔内未见脓性分泌物潴留,完整切除泪囊及肿物,见泪囊窝骨壁完整。术后常规给予抗生素进行消炎治疗。术后病理组织学检查显示病变黏膜组织有大量腺体增生,规则排列,管腔未见阻塞,增生的腺体细胞饱满,细胞质可见明显嗜酸性改变,胞核呈圆形,深染,未见异常核分裂象,腺体周围慢性炎症细胞浸润,诊断为泪囊嗜酸细胞错构瘤(见图16-3)。患者于术后7天拆线出院,随访至今未见复发。

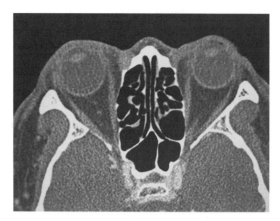

图 16-1　泪囊区肿物 CT 改变

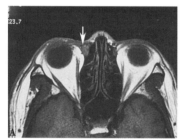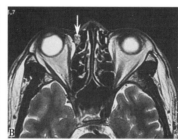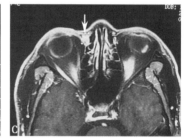

图 16-2　泪囊区肿物 MRI 影像学改变

右眼邻近眼睑略肿胀增厚,泪囊区可见椭圆形病变(箭头)A:泪囊区肿物 T1 像呈略长信号;B:肿物 T2 像呈略长信号;C:增强扫描肿物中等强化

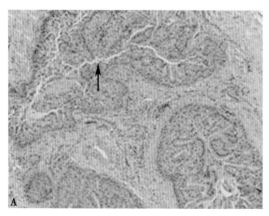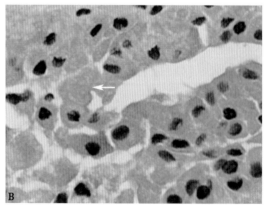

图 16-3　泪囊错构瘤病理组织学改变(HE×400)

A:病理组织学检查显示病变黏膜组织有大量腺体增生,可见腺体管腔(黑箭头),规则排列,管腔未见阻塞;
B:增生的腺体细胞饱满呈四边形,细胞胞质呈嗜伊红染色,见大量嗜酸性颗粒(白箭头),胞核圆形,深染,未见异常核分裂象,腺体周边大量炎性细胞浸润

◆ 讨论

原发于泪囊的肿瘤较少,其中 3/4 为恶性。据病理学研究统计显示,发生率居于前三位的泪囊恶性肿瘤分别是鳞状细胞癌、未分化癌和移行细胞癌,其中转移性和致死性最高的是移行细胞癌;还可见黏液表皮样癌、腺癌、恶性黑色素瘤等。良性肿瘤多见血管瘤、乳头状瘤、多形性腺瘤、嗜酸性肉芽肿、表皮样囊肿、纤维瘤、畸胎瘤、炎性假瘤等[1-3]。

泪囊区肿物临床症状可见溢泪、流脓、局部肿块、疼痛、血性分泌物及向远处蔓延转移等[4],早期应该与慢性泪囊炎进行鉴别。本例患者没有疼痛、溢泪、脓性或血性分泌物,无眼球突出及淋巴结肿大,与上述泪囊区肿物及慢性泪囊炎的描述均不符合,而且主要以右眼内眦部肿块为首诊症状,CT 和 MRI 检查发现泪囊区有占位性改变,术中发现肿物与泪囊窝周围组织粘连紧密,切开泪囊壁呈灰白色外观,泪囊腔内未见脓性分泌物,泪囊窝骨壁完整;术后病理组织学证实为泪囊错构瘤。本例患者之所以未出现类似慢性泪囊炎的临床表现,原因可能在于错构瘤病程较长,虽然肿物来源于泪囊壁,但是由于肿物生长缓慢,泪囊腔还未被肿物完全堵塞,故没有产生泪道阻塞症候群。

错构瘤是具有遗传倾向的良性肿瘤,由一种或多种分化成熟的组织组合排列构成。一般而言,成年人以肺软骨样错构瘤多见,儿童以间叶组织错构瘤多见,通常发生在肝和胸壁。眼眶、鼻腔及口腔的错构瘤均罕见报道,尤其泪囊来源的错构瘤更为罕见[5]。本例患者病理组织学检查可见大量嗜酸性腺体组织增生(泪囊区罕见),排列规则,伴有慢性炎性细胞浸润,诊断为泪囊嗜酸细胞错构瘤。该病在临床上除与常见的慢性泪囊炎鉴别外,还应与眼眶嗜酸性肉芽肿、嗜酸细胞腺瘤、嗜酸细胞腺癌、嗜酸细胞增多症等相鉴别,诊断时除结合相关临床表现外,主要诊断依据是病理组织学检查结果。①眼眶嗜酸性肉芽肿为一种良性、非肿瘤的溶骨性疾病,主要侵犯骨质,若突破眶骨膜可引起软组织炎症,表现为无菌性眶蜂窝组织炎,X 线检查和 CT 可见局部软组织团块影和骨质破坏[6];而本例患者泪囊窝骨质完好可资鉴别。眼眶嗜酸性肉芽肿病理组织学改变可见在大而淡染的组织细胞浸润背景下存在大量嗜酸性粒细胞、中性粒细胞、出血和坏死组织。②嗜酸性腺瘤为良性肿瘤,体积较小,生长缓慢,界限清楚,活动度好,质地较软,与皮肤无粘连[7],本例患者术中见肿物与周围组织粘连明显。嗜酸性腺瘤瘤细胞体积较大,呈圆形或卵圆形,细胞排列成实性小梁或团块,有时呈腺小叶状排列,但不形成腺管腔,可与本病例相鉴别。此外,嗜酸性腺瘤的瘤细胞团之间有纤维结缔组织间质,将上皮团块分隔成分叶状,间质内无淋巴组织,或偶见少量淋巴细胞,但一般不形成淋巴滤泡,并以腮腺等腺体组织多发。③嗜酸细胞增多症表现为肿物无明显包膜,嗜酸性细胞呈弥散性、多灶性分布。④嗜酸细胞腺癌表现为肿瘤细胞有病理性核分裂象,呈浸润性生长,侵犯周围神经和血管组织。

错构瘤的显著特点是生长缓慢,少见转移和恶变,手术切除很少复发,故本例患者仅行手术切除,术后随访至今未见复发。文献报道腮腺等腺体组织发生嗜酸性改变和年龄有明显关系。随着年龄增长,正常腺体的腺泡和导管上皮细胞会缓慢被嗜酸细胞所取代,这种变化很少出现在 50 岁以前的个体,而 70 岁以后几乎所有的人都有这种改变,嗜酸性细胞在某些因素影响下可能不断分裂增殖形成肿瘤,嗜酸性细胞可发生腺瘤样增生,发展为腺瘤甚至形成腺癌[8]。因此对于此类嗜酸性腺体增生的错构瘤患者还应该密切随访,警惕发生恶变的可能。

致谢：感谢中国医学科学院北京协和医院病理科梁志勇教授在阅片及病理诊断过程中给予的无私帮助。

参 考 文 献

[1] 倪逴，马小奎. 1921 例眼眶肿瘤的组织病理分类. 眼科学报，1995，11（2）：101-104.

[2] 孙宏霞，肖利华，朱惠. 997 例眼眶占位性病变的组织病理学分类. 眼科，2005，14（6）：369-372.

[3] 戴京，孙宪丽，李彬，等. 8673 例眼附属器增生性病变及肿瘤组织的病理分析. 中华眼科杂志，1999，35（4）：258-261.

[4] Flanagan JC，Stokes DP. Lacrimal sac tumours. Ophthalmology，1978，85（12）：1282-1287.

[5] Kim B，Park SH，Min HS，et al. Nasal chondromesenchymal hamartoma of infancy clinically mimicking meningoencephalocele. Pediatr Neurosurg，2004，40（3）：136- 140.

[6] 周晓冬，宋国祥，何彦津. 眼眶组织细胞增生症 X 临床分析. 中华眼科杂志，2003，39（11）：673-677.

[7] Hunter KLY，Cheuk W，Andy COC. Malignant oncocytoma of the lacrimal sac as an unusual cause of epiphora. Ophthal Plast ReconstrSurg，2007，23（1）：70-72.

[8] Nathan NA，Narayan E，Smith MM，et al. Cell block cytology，improved preparation and its efficacy in diagnostic cytology. Am JClin Pathol，2000，114（4）：599-606.

病例 17

泪囊原发性嗜酸细胞腺癌

◆ 引言

泪囊作为泪道系统重要的组成部分,发生炎性病变者较为常见,但发生肿瘤者却少见。泪囊肿瘤常表现为溢泪、泪囊区肿胀及新生物,有时可伴有泪囊的反复发作性炎症。泪道肿瘤分为上皮型和非上皮型两类,其中乳头状瘤是最为常见的良性上皮型肿瘤,而嗜酸细胞腺癌则极为罕见[1]。本文报道 1 例原发于泪囊的嗜酸细胞腺癌及其诊疗情况。

◆ 病历资料

患者男性,56 岁,自诉 4、5 年前发现右侧内眦区肿物,无明显诱因,患眼无复视及视力模糊,无局部红肿、疼痛、溃疡等症状,未予治疗。近 1 年来发现肿物逐渐增大,并出现右眼溢泪,故就诊于首都医科大学附属北京同仁医院眼肿瘤专科。患者全身一般情况良好。眼部检查:视力右眼 0.8,左眼 1.0;眼压右眼 19mmHg,左眼 20mmHg。双眼睑无红肿,角膜透明,KP(-),前房中等深度,Tyn 征(-),瞳孔圆,对光反射存在,晶状体密度增高,眼底未见明显异常。右眼泪囊区可见一 1.6cm×2.0cm 的隆起物,质地较韧,活动度差,边界不清,局部无压痛及破溃,右眼结膜轻微充血。泪道冲洗显示右眼泪道不通,无脓性分泌物反流,左眼泪道通畅。双侧眼眶螺旋 CT 扫描结果显示右侧泪囊区不规则形软组织密度影,密度较均匀,边界尚清,邻近骨质受压变薄并移位,骨质不连续,软组织影部分突入筛窦内。患眼眼球形态正常,眼上、下静脉未见明显扩张,眼外肌及视神经未发现异常改变,肌锥内外间隙清晰(见图 17-1)。CT 扫描提示右侧泪囊区占位性病变,左眼眶内各结构未见异常。以泪囊区肿物(性质待查)收入院。

患者入院后在全身麻醉下行泪囊区肿物切除术,术中见肿物来源于泪囊,泪囊腔完全被肿物填充,泪囊壁肥厚,但结构尚完整。术后对切除肿物组织行病理组织学检查,肿瘤组织细胞呈多面体结构,核深染,核仁明显,含有丰富的颗粒状嗜酸性胞质,有丝分裂象罕见。免疫组织化学检测结果显示,肿瘤细胞对 CK5/6、CK18、P63 表达阳性,Ki-67 指数为 4%,p53 和 SMA 表达为阴性,病理学诊断为嗜酸细胞腺癌。

患者手术后切口愈合良好,术后 7 天拆除手术缝线。手术后患者接受一个疗程的放射治疗,密切随访至今,眼部和全身情况良好。

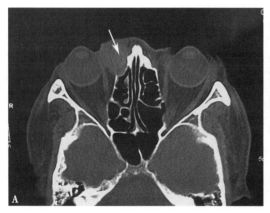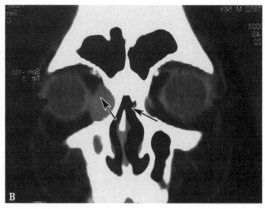

图 17-1 眼眶 CT 扫描影像

CT 水平面（A）和冠状面（B）扫描显示右侧泪囊区肿物（箭头），边界清晰，局部骨质受压变薄，软组织影部分突入筛窦内

◆ 讨论

临床上泪囊的原发肿瘤并不常见，Janin[2] 曾于 1772 年首次报道，其主要表现为泪囊区肿物，位于内眦韧带上方。常见的临床特征包括慢性溢泪、间歇性泪囊炎以及泪点处的无痛性出血等。泪道系统的肿瘤中上皮型者约占 75%，非上皮型则占 25%[3]。许多患者的泪囊肿物发病隐匿，有些是在行泪囊鼻腔吻合术时偶然发现的。

嗜酸细胞瘤常常出现在腺体结构中，例如腮腺、甲状腺等，多发生于老年人[4]。嗜酸细胞腺癌是一种恶性嗜酸细胞瘤，肿瘤细胞大，细胞质丰富，透射电子显微镜观察可发现多数线粒体形态异常。文献中报道的泪囊区嗜酸细胞腺癌不超过 10 例[4-9]，多数由嗜酸细胞瘤复发所致。本例患者经病理组织学检查诊断为嗜酸细胞腺癌[10]。由于患者此前未行特殊治疗，尤其是手术治疗，故其泪囊嗜酸细胞腺癌可能为原发性恶性肿瘤，但鉴于患者泪囊区肿物病史长达 4~5 年，故也不能完全排除由嗜酸细胞瘤恶化而来的可能性，这也提示对于泪囊区肿物建议尽早治疗。

泪囊嗜酸细胞腺癌应与泪囊的嗜酸细胞瘤、乳头状瘤、乳头状癌以及黏液囊肿等疾病进行鉴别，影像学检查结果在鉴别诊断中具有重要的参考价值。泪囊黏液囊肿的 CT、MRI 扫描结果呈囊性结构及液性暗区样特点，而其他泪囊肿瘤则多为实性占位性改变。另外，影像学检查还可以显示泪囊肿瘤的侵袭范围，泪囊的实性占位性病变需要病理组织学检查明确诊断[7]。

本例患者的泪囊肿瘤采用了手术切除疗法，手术中见肿瘤原发于泪囊，但泪囊壁结构尚完整，手术后为了巩固治疗效果，建议患者到放疗科会诊，并给予局部放射治疗，随访至今未见肿瘤复发。

参 考 文 献

[1] Hornblass A，Jakobiec FA，Bosniak S，et al. The diagnosis and management of epithelial tumours of the lacrimal sac. Ophthalmology，1980，87（6）：476-490.

[2] De Combe-Blance J. Cited in: The ocular adnexa，Ⅱ：lacrimal，orbital and para-orbital diseases. Duke-Elder S，ed. System of Ophthalmology，vol 13. St. Louis：CV Mosby，1974：733.

[3] Ni C，D'Amico DJ，Fan CQ，et al. Tumors of the lacrimal sac: a clinicopathological analysis of 82 cases. Int Ophthalmol Clin，1982，22（1）：121-140.

[4] Tomic S，Warner T，Brandenburg J. Malignant oncocytoma of the lacrimal sac: ultrastructure and immuno-histochemistry. Ear NoseThroat J，1995，74（10）：717-720.

[5] Peretz WL，Ettinghausen SE，Gray GF. Oncocytic adenocarcinoma of the lacrimal sac. Arch Ophthalmol，1978，96（2）：303-304.

[6] Perlman J，Specht C，McLean I，et al. Oncocytic adenocarcinoma of the lacrimal sac: report of a case with paranasal sinus and orbital extension. Ophthalmic Surg，1995，26（4）：377-379.

[7] Brannan PA，Kersten RC，Schneider S，et al. A case of primary adenocarcinoma of the lacrimal sac. Orbit，2005，24（4）：291-293.

[8] Yuen HK，Cheuk W，Cheng AC，et al. Malignant oncocytoma of the lacrimal sac as an unusual cause of epiphora. Ophthal Plast ReconstrSurg，2007，23（1）：70-72.

[9] Stefanyszyn MA，Hidayat AA，Peer JJ，et al. Lacrimal sac tumors. Ophthal Plast ReconstrSurg，1994，10（3）：169-184.

[10] Zhang JX，Ma JM，Wang NL，et al. Primary oncocytic adenocarcinoma of lacrimal sac-a case report. BMJ Case Reports，2009，doi：10.1136/bcr.04.2009.1746.

病例 18

眼睑泪囊鼻腔基底细胞癌

◆ 引言

基底细胞癌（basal cell carcinoma，BCC）发生于经常暴露于日光下的皮肤，是常见的皮肤肿瘤，也是眼睑常见的恶性肿瘤，占眼睑恶性上皮病变的 80% 左右，早期的规范化诊治关系到患者的预后及生存质量。

◆ 病历资料

患者男性，67 岁。因发现右眼下睑及泪囊区皮肤肿物 2.5 年入院。患者自诉 2.5 年前右下睑内眦部有肿物生长，无疼痛，曾在当地医院诊断为右下睑皮肤疣，未予治疗，后肿物逐渐长大，并出现皮肤破损。近来肿物明显增大，故来诊。患者既往身体健康，否认其他眼病，否认结核、梅毒、肝炎等其他病史。眼部检查：视力右眼 0.5，左眼 1.0；眼压右眼 16mmHg，左眼 12mmHg。右眼下睑内 1/3 处皮肤隆起，可见新生物生长，累及泪囊区及内眦部皮肤，肿物表面色黑，质地较硬，活动度较差，无触痛（见图 18-1）。右眼角膜透明，KP（-），前房深度中等，Tyn 征（-），虹膜纹理清，瞳孔圆，直径约 3mm，对光反射存在，晶状体透明。眼底可见视盘界清，色淡红，C/D 约 0.3，血管走行正常，黄斑中心凹反光存在。左眼检查未见异常。眼眶 CT 和 MRI 扫描显示右眼睑及泪囊区有肿物生长（见图 18-2，图 18-3）。鼻内窥镜

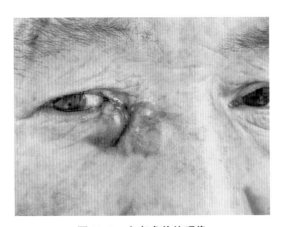

图 18-1　患者术前外观像

检查可见右中鼻道外前方鼻黏膜隆起，色略白，质地硬（见图 18-4）。耳后、颈部、腹膜后淋巴结及肝、胆、脾、胰等脏器未见异常。

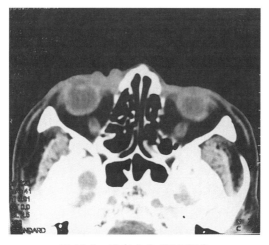

图 18-2　患者术前 CT 扫描像

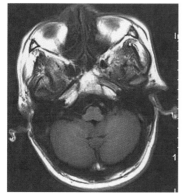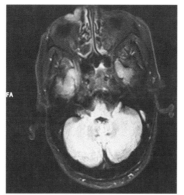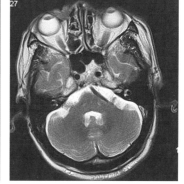

图 18-3　患者术前 MRI 扫描像

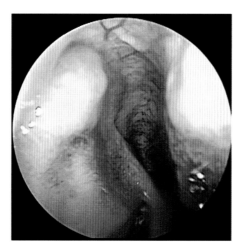

图 18-4　患者术前鼻内窥镜检查像

患者在全身麻醉下行右下睑及泪囊区肿物切除＋泪囊摘除＋鼻黏膜肿物切除＋硬腭黏膜移植＋额部皮瓣转位术。术中距肿物周边5mm切除肿物，术中病理组织学检测显示右下睑为BCC。术中见肿物累及右眼内眦部、泪囊及泪囊窝骨膜，将肿物切除干净，并将右侧泪囊摘除；请耳鼻喉科医生将鼻腔内黏膜肿物切除，取硬腭黏膜行右下睑板修补，并行额部皮瓣转位行下睑及内眦区皮肤缺损修补术。术后术眼用妥布霉素地塞米松滴眼液点眼。患者术后恢复良好。随访至今未见复发。

◆ 讨论

BCC是一种常见的发生于眼睑的恶性肿瘤，一般恶性程度较低，多见于中老年人，偶尔也可以发生于青年人。

临床上根据BCC病变的形态不同分为结节溃疡型、色素型、硬斑或硬化型、表浅型等。BCC的病理组织学表现为向下生长，含有一致性基底样细胞，核呈圆形或卵圆形，染色质深染，核仁不明显；核分裂象不多见，偶见核分裂象或个别瘤细胞坏死。BCC位于真皮浅层或伴有深层浸润，浅层者可与基底层细胞相连接[1]。

BCC应与鳞状细胞癌、睑板腺癌、黑色素瘤、毛母质癌、汗腺腺瘤等眼睑肿瘤进行鉴别。临床上，BCC病变特征较为典型者，仅凭其外观即可诊断，否则，须借助病理组织学检查方可确诊。

BCC的治疗方法较多，包括手术切除、放射治疗、冷冻疗法、光化学治疗等，临床上最常用的治疗方法首选手术切除。体积较小的BCC早期手术可彻底切除，一般效果良好。体积较大，尤其有眼睑外组织，如眶内组织、泪囊、鼻腔等侵犯的BBC，手术后复发率较高，有时为了减少其复发率，可以在肿瘤切除术后适当进行放射治疗[2]。

本例患者由于肿物仅影响外观，本人无不适感，故患者自己未加重视；另外，由于有些医师对此病认识不足，导致此例患者未能在早期得到正确诊治，使得肿物逐渐增大，不仅累及眼睑，同时也累及内眦区、泪囊及中鼻道等组织结构，而且也失去了最佳的手术时期，使手术切除的范围变大，增加了手术难度和风险。

本例患者的诊疗经过提示我们，早期发现及早期诊断在BCC诊治过程中极为重要，不仅可以提高手术成功率，提升患者的生存质量，而且可以减轻患者的痛苦和手术相关损伤，降低手术后复发率，同时也可以减少患者的医疗费用，达到事半功倍的效果。医务人员应该加强对本病的认识，同时也希望通过科普宣传活动，使患者尽可能了解本病的一些相关知识，通过医患共同努力，尽可能使BCC患者得到早期正确诊治，改善患者的预后。

参 考 文 献

[1] 孙为荣，牛膺筠. 眼科肿瘤学. 北京：人民卫生出版社，2004：124-125.

[2] 宋国祥. 眼眶病学. 第2版. 北京：人民卫生出版社，2010：373-375.

泪腺多形性腺瘤

◆ 引言

泪腺多形性腺瘤（pleomorphic adenoma）是一种常见的原发于泪腺组织的良性肿瘤，无痛性泪腺区肿物和渐进性眼球突出是其主要临床表现，影像学检查在诊断泪腺多形性腺瘤中具有重要作用，早期诊断及正确治疗与泪腺多形性腺瘤患者的预后密切相关[1]。

◆ 病历资料

患者男性，46 岁。因右眼球突出 3 年余入院治疗。患者于 3 年前发现右眼无明显诱因突出，不伴有眶部胀痛、眼痛、视力下降等不适，故未诊治。近 4 个月来患者自觉右眼突出逐渐明显，当地医院检查发现右侧泪腺肿瘤，转首都医科大学附属北京同仁医院眼肿瘤专科就诊，以右眼泪腺肿物收入院。患者自诉曾患慢性乙型肝炎 10 余年，现病情平稳，无其他慢性疾病史；否认有外伤及手术病史。患者一般情况良好，眼部检查：右裸眼视力为 0.5，左眼 0.7。右眼压 14.2mmHg，左眼 12.6mmHg。右上睑颞侧轻微肿胀，未能触及肿物，右眼球外上转时活动受限，眼球突出度 19mm ＞-103mm-＜15mm。双眼结膜无充血，角膜透明，KP（-），前房中等深度，Tyn 征（-），虹膜纹理清，瞳孔圆，直径约 3mm，对光反射存在，晶状体透明，双眼视盘色泽正常，边界清，C/D 约 0.3，黄斑中心凹反光正常。眼眶 MRI 扫描显示右侧泪腺窝占位性病变，考虑泪腺多形性腺瘤可能性大；右侧眶内壁陈旧性骨折（见图 19-1）。患者入院并完善相关检查后全身麻醉下行右眼泪腺区肿物切除术。手术中患者取平卧位，全身麻醉后常规右眼消毒铺巾。4-0 缝线做上直肌牵引，沿右眼颞侧眉弓下切开皮肤，逐层

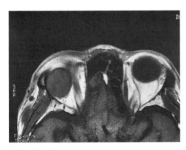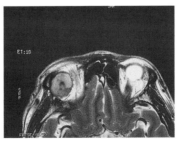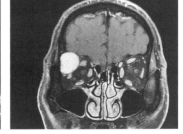

图 19-1　患者眼眶 MRI 扫描影像

切开皮下组织，暴露眶隔，可见一类球形肿物紧贴于眶颞上骨壁，肿物包膜完整，表面凹凸不平。分离后完整摘除肿物，大小约 2.5cm×2.2cm×1.7cm，质地硬，剖面呈灰白色，送病理组织学检查（见图 19-2）。用妥布霉素生理盐水冲洗创腔，充分止血，4-0 线缝合眶隔，6-0 线缝合皮下组织及皮肤切口。术毕瞳孔大小无变化，用妥布霉素地塞米松眼膏涂于结膜囊内，无菌敷料覆盖，加压包扎。术后给予妥布霉素地塞米松滴眼液点眼及局部应用眼膏以控制炎症反应，口服云南白药胶囊以化瘀止血。患者术后 7 天拆线出院，出院时眼睑启闭正常，眼球运动正常。

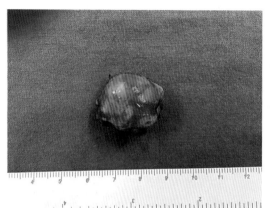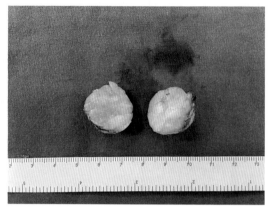

图 19-2　泪腺多形性腺瘤瘤体的大体形态

◆ 讨论

泪腺多形性腺瘤又称泪腺良性混合瘤，是常见的泪腺上皮性肿瘤，约占泪腺肿瘤的 50%，因肿瘤在组织病理学上含有上皮及多种间质成分而得名[1]。肿瘤发生学研究证实，泪腺混合瘤起源于具有多向分化潜能的上皮细胞，其间质成分均为上皮化生的产物，故 WHO 将其正式命名为多形性腺瘤[2]。有研究提示，肿瘤的发生和发展与一些基因异常表达相关，如 *E-cadherin*、表皮生长因子受体、*survivin*、*P53*、*pRb* 等[3-7]。

泪腺多形性腺瘤好发于成年人，常单眼发病，表现为单眼缓慢渐进性突出和向鼻下方移位，大多为无痛性，少数有疼痛感[8]。如果肿瘤位置较浅或体积较大，可于眶外上方触及，肿物质硬、边界清、光滑；肿瘤位置较深或者体积较小者往往不能触及。本例患者因其肿物位置较深，触诊时未及肿物。

影像学检查在诊断泪腺多形性腺瘤中具有重要作用，常用的影像学检查方法包括 MRI 和 CT。MRI 检查可见病变呈类圆形或椭圆形，边界清，光滑，位于泪腺窝，T1 加权像呈中等信号，T2 加权像呈中高信号，增强扫描可明显强化。CT 检查在诊断泪腺多形性腺瘤中的作用较 MRI 小，但 CT 可以发现肿瘤对泪腺窝及其周围骨壁的影响。肿瘤生长时间较长者可以导致泪腺窝附近的骨质吸收或骨质变薄，甚至骨缺失。如果泪腺多形性腺瘤发生恶变，则可发现泪腺窝附近骨质出现虫蚀样外观，骨表面不光滑，形状不规则。

泪腺多形性腺瘤需与泪腺炎性假瘤、泪腺良性淋巴上皮病变、泪腺区皮样囊肿、神经鞘瘤等疾病进行鉴别。泪腺炎性假瘤有眼睑红肿，常呈弥漫性，影像学检查可见泪腺肿大及眼睑肿胀，无骨质受累[9]。泪腺良性淋巴上皮病变多发生于中年女性，一般双眼受累[10]。泪腺区皮样囊肿影像学检查显示为囊性结构，可以伴有眶壁骨质改变。泪腺区神经鞘瘤有时与泪腺多形性腺瘤较难鉴别，此时往往需要借助于手术后病理组织学检查结果。

手术是治疗泪腺多形性腺瘤的主要方法，但若术中肿瘤切除不干净或瘤体破碎可能会增加手术后肿瘤的复发率。因此初次手术时应尽可能一次性将肿瘤完整切除，以降低手术后肿瘤的复发率。术前肿瘤体积巨大者，可以采用外上开眶术，以更好地暴露肿瘤，尽可能在直视下将肿瘤完整摘除。有些泪腺多形性腺瘤患者手术后可能会复发，故术后随访至关重要，一旦发现肿瘤有复发迹象，建议尽早再次手术切除。极个别情况下手术后病情复发、病变范围广泛、病变境界不清的患者，为了防止手术后肿瘤再次复发或发生恶变，可以考虑局部放射治疗。

泪腺多形性腺瘤的早期诊断和及时治疗对于患者的预后至关重要。肿瘤体积较小者手术切除时创伤小，操作简单，手术成功率高。一些病程长的泪腺多形性腺瘤如果不积极治疗，不仅其瘤体会逐渐增大，增加手术切除的难度，更重要的是发生恶性改变的风险增大。因此，确诊为泪腺多形性腺瘤的患者应建议其尽早接受规范化治疗。

参 考 文 献

[1] Sen S，Mahindrakar A，Betharia SM，et al. Pleomorphic adenomas of the lacrimal gland：a clinicopathological analysis. Clin Experiment Ophthalmol，2004，32（5）：523-525.

[2] 王毅，肖利华. 泪器肿瘤及瘤样病 // 宋国祥. 主编. 眼眶病学. 第 2 版. 北京：人民卫生出版社，2010：347-351

[3] Li X，Tsuji T，Wen S，et al. Detection of numeric abnormalities of chromosome 17 and p53 deletions by fluorescence in situ hybridization in pleomorphic adenomas and carcinomas in pleomorphic adenoma. Correlation with p53 expression. Cancer，1997，79（12）：2314-2319.

[4] Sedigheh R，Faezeh A，Seyedeh MK. Fascin expression in pleomorphic adenoma and mucoepidermoid carcinoma. Dent Res J（Isfahan），2014，11（3）：370-374.

[5] 刘辉，李永平，张文忻，等. E-cadherin 和 β-catenin 在泪腺多形性腺瘤和腺样囊性癌中的表达. 眼科研究，2010，28（9）：821-825.

[6] 郑磊，何淑芳，范忠义，等. 泪腺多形性腺瘤表皮生长因子受体表达与 DNA 含量的关系. 中华眼科杂志，1996，32（2）：54-56.

[7] Tarakji B1，Alenzi F，Al-Khuraif AA. Assessment of inverse correlation of p16 and pRb expression in carcinoma ex pleomorphic adenoma. Pol J Pathol，2013，64（2）：144-148.

[8] Casado A，Sánchez-Gutiérrez V，Barrancos C，et al. Atypical presentation of lacrimal gland pleomorphic adenoma with necrotic foci. Arch Soc Esp Oftalmol，2015，90（9）：432-434.

[9] 张敬学，马建民. 特发性眼眶炎性假瘤的诊断. 中华实验眼科杂志，2013，1（3）：310-312.

[10] 李静，葛心，马建民，等. 泪腺良性淋巴上皮病变临床表现及诊断思路的研究. 临床眼科杂志，2012，20（3）：913-915.

病例 20

泪腺良性淋巴上皮病变

◆ 引言

泪腺良性淋巴上皮病变（lacrimal gland benign lymphoepithelial lesion, LGBLEL）是一种以无痛性眼睑肿胀及泪腺肿大为其主要临床表现的眼部疾病，通常采用糖皮质激素药物作为 LGBLEL 的主要治疗手段，但停药后病情多复发，此外临床研究显示 LGBLEL 具有恶性变倾向。因此，寻求一种新的 LGBLEL 的治疗方法至关重要。近年来我们课题组提出以手术切除为主、糖皮质激素治疗为辅的理念，临床效果良好。

◆ 病历资料

患者，女性，58 岁。发现左眼睑肿胀 3 个月。患者 1 年半前自觉右眼眼睑肿胀，无明显诱因，就诊于北京同仁医院眼肿瘤专科。当时的眼眶 MRI 扫描显示右侧眼睑增厚，双侧泪腺肿大，以右眼明显，提示炎性病变可能性大（见图 20-1），行右眼泪腺肿物切除术。手术采用颞侧眉弓弧形切口，肿物切除后术中采用 20mg 醋酸地塞米松注射液浸润纱布填塞手术创腔。术后以甲泼尼龙 100mg 静脉滴注 3 天，每天 1 次，然后改为甲泼尼龙片 24mg 每天 1 次晨服，并根据病情逐渐减量，直至停药。患者 3 个月前发现左眼上睑肿胀，无眼红、眼痛、

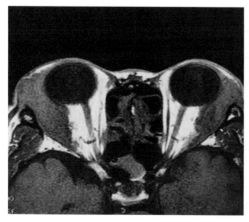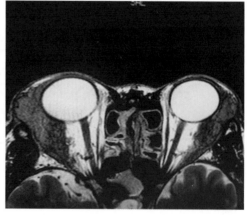

图 20-1　右眼手术前眼眶 MRI 扫描
显示双侧泪腺肿大，右侧明显，并向眶内延伸

76

视力下降等情况。检查发现左眼近眶缘处可触及肿物，边界较清晰，质地中等，眼前后段、眼位及眼球活动未发现异常。眼眶 MRI 扫描显示左眼泪腺明显肿大，且其体积较 1.5 年前略增大（见图 20-2）。患者入院后行左眼泪腺肿物切除术，手术方法及手术后用药同右眼。双眼手术后病理组织学检查显示右眼泪腺中淋巴组织增生，可见淋巴细胞浸润、淋巴滤泡形成、泪腺导管萎缩及局灶性纤维化，IgG4 为 60/HPF，IgG4/IgG 阳性比值为 40%；左眼泪腺组织重度萎缩，其内可见淋巴组织增生、浆细胞浸润伴淋巴滤泡形成及间质大量纤维结缔组织增生，IgG4＞50/HPF，IgG4/IgG 比值为 40%，符合 LGBLEL。双眼随访至今未见复发。

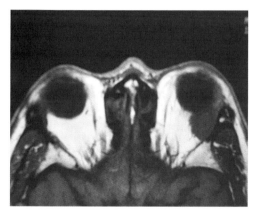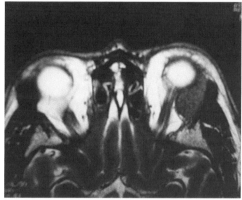

图 20-2　左眼手术前眼眶 MRI 扫描
显示右眼眶内术后状态，右眼泪腺缺如，左眼泪腺较前增大

患者两次入院后手术前均行血清免疫球蛋白检测，具体数值见表 20-1。患者接受手术联合糖皮质激素治疗后，血清 IgG4 含量明显降低。

表 20-1　手术联合糖皮质激素治疗前后患者血清免疫球蛋白浓度变化

免疫球蛋白	右眼术前	左眼术前
IgA（0.7～4.0g/l）	1.93	1.96
IgM（0.4～2.3g/l）	0.50	0.55
IgG（751～1560mg/dl）	1160	1200
IgG1（382～910mg/dl）	479	624
IgG2（242～700mg/dl）	461	505
IgG3（22～176mg/dl）	35.2	15
IgG4（4～87mg/dl）	184.8	24

◆ 讨论

LGBLEL 的发病以中年女性多见[1]，目前其病因及发病机制尚不明确，可能涉及体内雌激素水平紊乱、病毒感染、自身免疫系统功能紊乱及 IgG4 相关性疾病等多个假说[2,3]。已有文献报道 LGBLEL 可发生恶性变[4,5]，故越来越多学者更加重视 LGBLEL 的规范化治疗。LGBLEL 的治疗主要为糖皮质激素药物的应用[6-9]。我们课题组对一组病理组织学证实为 LGBLEL 的患者进行治疗，发现多数 LGBLEL 患者糖皮质激素治疗后短期效果良好，但停药后病情易于复发。另外，研究显示 LGBLEL 发生恶性变的可能性较大，LGBLEL 患者患淋巴瘤的患病率明显高于正常人，且有发展为黏膜相关组织淋巴瘤的可能性[10-12]。为了改善 LGBLEL 患者的预后，我们课题组提出了手术切除联合术后糖皮质激素药物治疗的理念，对 16 例 LGBLEL 患者进行治疗，除 1 例患者术后出现短暂性复视外，其余患者术后恢复良好[13]。所有患者随访至今未见复发，证实该治疗方案疗效确切，安全可行。

为了对手术切除联合糖皮质激素与单纯应用糖皮质激素治疗的疗效进行比较，1.5 年前我们经与患者及家属沟通后对该患者病情较重的右眼先行手术切除联合糖皮质激素疗法进行治疗，而左眼仅接受糖皮质激素治疗。1.5 年后我们发现右眼治疗效果良好，而左眼在治疗期间病情仍有进展，表明仅用糖皮质激素治疗 LGBLEL 停药后其长期疗效不佳，此后患者经左眼泪腺手术切除联合糖皮质激素治疗，随访至今未见病情复发。

研究显示血清 IgG4 水平升高与 LGBLEL 发生和发展间关系较为密切，但二者之间的具体作用机制尚未阐明。本例患者先后接受两次手术治疗，第一次手术前血清 IgG4 水平升高，第二次手术前血清 IgG4 处于正常范围，两者差值变化显著，这种变化可能与应用糖皮质激素治疗有关。但值得注意的是，患者两次手术后双眼病变泪腺组织的免疫组织化学检测结果显示组织中 IgG4 的富集并没有因为糖皮质激素的治疗而出现明显变化，提示病变组织中 IgG4 表达在 IgG4 相关性疾病的发生过程中具有重要作用，也说明糖皮质激素仅对血清 IgG4 水平产生影响，而对组织中 IgG4 表达影响较小或者无明显影响。这可能是糖皮质激素治疗 IgG4 相关性疾病易于复发的原因所在，这一推测仍需大样本量的研究加以验证。

参 考 文 献

[1] 李静，葛心，马建民，等. 泪腺良性淋巴上皮病变临床表现及诊断思路的研究. 临床眼科杂志，2012，20(3): 193-195.

[2] 王霄娜，马建民. 泪腺良性淋巴上皮病变病因及发病机制. 国际眼科纵览，2014，38(3): 178-182.

[3] 崔忆辛，马建民. 泪腺良性淋巴上皮病变的研究进展. 中华实验眼科杂志，2013，31(1): 96-100.

[4] Uherova P, Ross CW, Finn WG, et al. Peripheral T-cell lymphoma mimicking marginal zone B-cell lymphoma. Mod Pathol, 2002, 15(4): 420-425.

[5] Abbondanzo SL. Extranodal marginal-zone B-cell lymphoma of the salivary gland. Ann Diagn Pathol, 2001, 5(4): 246-254.

[6] 李静，马建民. 免疫球蛋白 G4 相关性眼眶病的研究进展. 中华实验眼科杂志，2012，30(10): 949-954.

[7] Yamamoto M, Takahashi H, Ishigami K, et al. Relapse patterns in IgG4-related disease. Ann Rheum Dis, 2012, 71(10): 1775.

[8] 郝友娟，孙金凤，王君婷，等. 眼眶良性淋巴上皮病变的初步探讨. 临床眼科杂志，2010，18(6): 514-517.

[9] 唐东润，史学锋，孙丰源，等. 良性淋巴上皮病变的临床特点与治疗. 中华眼科杂志，2009，45(5): 441-445.

[10] Ussmüller J, Reinecke T, Donath KU, et al. Chronic myoepithelial sialadenitis-symptomatology, clinical signs, differential diagnostics. Laryngorhinootologie, 2002, 81(2): 111-117.

[11] Harris NL. Lymphoid proliferations of the salivary glands. Am J Clin Pathol, 1999, 111(11): 94-103.

[12] Barns L，Everson JW，Reichart P，et al. Pathology and genetics of head and neck tumors. Lyon：IARC Press，2005：251-252.

[13] 崔忆辛，葛心，马建民，等. 泪腺良性淋巴上皮病变治疗方式的探讨. 临床眼科杂志，2013，21（6）：513-515.

病例 21

高龄泪腺良性淋巴上皮病变

◆ 引言

泪腺良性淋巴上皮病变（lacrimal gland benign lymphoepithelial lesion，LGBLEL）主要是由免疫功能异常导致的眼部疾病，无痛性眼睑肿胀和泪腺肿大为其主要临床表现，双眼发病较为多见，多见于中年女性，发生于 80 岁以上的患者临床罕见[1]。

◆ 病历资料

患者女性，82 岁。因左眼上睑肿物 1 年就诊于首都医科大学附属北京同仁医院眼肿瘤专科。患者自诉 1 年前偶然发现左眼上睑肿胀，伴同侧头痛，无眼红、眼痛、畏光、溢泪、恶心、呕吐等症状。曾在当地医院就诊，未能确诊及治疗。患者患冠心病 20 年、糖尿病 15 年及高脂血症 3 年，并于 1 年前行双眼白内障超声乳化术联合人工晶状体植入术。全身体格检查未见其他明显异常。眼科检查：裸眼视力右眼 0.6，左眼 0.1，矫正后均不提高；眼压右眼 15mmHg，左眼 16mmHg；左眼睑明显肿胀，上睑下垂，可触及大小约 3.0cm×2.0cm 肿物，质硬，活动度差，边界不清，无触痛。双眼结膜轻度充血，双眼角膜清，KP（-），前房中深，Tyn 征（-），虹膜纹理清，右眼瞳孔圆，直径 3mm，对光反射存在，人工晶状体在位，左眼瞳孔欠圆，直径 5mm，对光反射迟钝，人工晶状体上方移位。双眼底检查未见异常。右眼球各方向运动正常，左眼球上转受限。眼眶 CT 扫描显示左眼睑增厚，左眼眶外上象限肌锥外间隙有不规则软组织密度影，边缘模糊，CT 值为 51HU，病变泪腺与眼上肌群、外直肌分界不清，邻近骨质受压变薄，眼球形态正常。眼眶 MRI 扫描显示左侧眼眶外上象限泪腺区可见一等 T1 等 T2 肿块影，最大横断面约 4.1cm×2.8cm，最大上下径约 3.6cm，病变与外直肌、眼上肌群、视神经分界不清，包绕眼球生长，眼球受压向前突出，并向内下方移位，增强后病变明显均匀强化，提示左侧眼眶外上象限占位性病变，考虑泪腺来源可能性大，性质待定。患者以左眼眶内肿物、双眼人工晶状体眼、糖尿病、冠心病、高脂血症入院，在全身麻醉下行左眼眶内肿物切除术。术后切除病变组织的病理组织学检查显示左眶内淋巴组织高度增生，可见淋巴滤泡及生发中心形成，部分区域可见较多浆细胞及少许嗜酸性粒细胞浸润，结缔组织增生，泪腺萎缩，部分区域淋巴细胞有非典型性增生。病变组织免疫组织化学检测示 CD20 部分 +，CD45RO 部分 +，CD5 部分 +，PAX5 部分 +，CD43 部分 +，CD21FDC 网 +，CD10⁻，CD3 部分 +，CyclinD1⁻，Bcl-2 生发中心⁻，Bcl-6 生发中心弱 +，CK⁻，MuM-1 部分 +，

CD38 部分 $^+$，IgG 部分 $^+$，IgG4 $^-$。最终诊断为泪腺良性淋巴上皮病变。术后给予注射用甲泼尼龙琥珀酸钠静脉滴注 80mg/ 日，每日 1 次，共 3 天，然后甲泼尼龙琥珀酸钠片 24mg/ 日口服，根据病情逐渐减量至停用，随访至今未见复发。

◆ 讨论

良性淋巴上皮病变又称 Mikulicz 病，由波兰学者 Mikulic 于 1888 年首次报道[1]。良性淋巴上皮病变发病率较低，主要临床表现为双侧泪腺和（或）涎腺的对称性、无痛性肿大，若同时合并全身结缔组织病，则称为 Mikulicz 综合征[2]。

良性淋巴上皮病变的病因及发病机制尚不清楚，目前多认为是一种非感染性特异性炎症。有学者根据其发病人群主要为中年女性这一现象推测雌激素可能与本病有关，但尚无确切证据。少数文献显示人类免疫缺陷病毒（HIV）与本病有一定的相关性[3]，但未得到医学界广泛认可，我们课题组已经检测 70 余例 LGBLEL 患者血中 HIV，结果皆为阴性。本例患者为老年女性，HIV 检查结果为阴性，不支持上述两种观点。

本病多见于 30 岁以上中老年人，女性多见，双眼受累多见，多数患者眼部表现仅为眼睑的无痛性弥漫肿胀，无眼红、眼痛等症状。本例患者为 82 岁老年女性，主诉为发现左侧眼睑肿胀，与文献报道基本一致，但查阅文献尚无此年龄段患者的相关报道[4]。

近年来，随着 IgG4 相关性疾病这一疾病谱系的提出，部分学者发现多数良性淋巴上皮病变患者血清 IgG4 水平明显高于正常，因此提出了良性淋巴上皮病变属于 IgG4 相关性疾病这一新的疾病类型，这一观点正逐步得到医学界的认可[5, 6]。但是，为何良性淋巴上皮病变血清 IgG4 有的正常，有的升高？即同样一种疾病为什么会出现两种相反的血清学表现，至今未得到合理解释，仍有待大样本的临床和基础研究进行探讨。本例患者免疫组织化学检测显示 IgG4 表达阴性，因此属于 IgG4 阴性的良性淋巴上皮病变。

眼眶 MRI 可以判断该病的病变范围，对判断疾病的性质也有一定的借鉴作用，还可动态监测治疗效果。典型的 LGBLEL 的 MRI 表现为双侧眼睑肿胀和泪腺明显肿大，呈等 T1 等 T2 信号，增强扫描可见明显均匀强化，邻近骨质无异常[7, 8]。但值得注意的是，影像学检查对疾病的性质和范围仅能够作出大致判断，诊断缺乏特异性，本病的确诊需有病理组织学检查结果。有文献报道，LGBLEL 除可累及腺体外，还可累及相邻的肌肉和神经组织[8]，本例患者 MRI 显示病变泪腺体积增大、与周围组织分解不清、累及肌肉和神经、包绕眼球进行生长，也支持上述观点。另外，但本例患者眼眶 CT 显示邻近骨质受压变薄，考虑与肿物压迫导致骨质吸收有关。

本例患者手术切除的泪腺组织病理组织学检查及免疫组织化学检测证实为 LGBLEL，但值得关注的是其部分区域淋巴细胞出现异型性，可见该病有恶变的倾向，目前已有类似报道[9, 10]，因此应对 LGBLEL 患者密切随诊。

临床上，可引起泪腺肿大及眼睑肿胀的病变有多种，本病应主要与眼眶炎性假瘤和 Sjögren 综合征相鉴别。眼眶炎性假瘤发病无明显的性别倾向，以单眼发病常见，炎症表现较明显，病理组织学检查以淋巴细胞和浆细胞增生为主，无肌上皮岛结构[11]。Sjögren 综合征分为原发性和继发性两种，原发性 Sjögren 综合征伴有泪液分泌减少的症状，且抗 SS-A 抗体和抗 SS-B 抗体表达阳性，LGBLEL 眼干症状少见，且抗 SS-A 抗体和抗 SS-B 抗体检测结果均为阴性。继发性 Sjögren 综合征可伴有类风湿关节炎、系统性红斑狼疮、胆管性肝硬化或皮肌炎等全身结缔组织病，而良性淋巴上皮病变不伴全身结缔组织病[12]。

目前 LGBLEL 尚无公认的标准化方案，治疗手段主要包括药物和手术。药物治疗首选糖皮质激素，多数患者对糖皮质激素治疗反应敏感，但治疗后病情易于复发。近年来我们课题组对 LGBLEL 进行了相关研究，提出手术辅以糖皮质激素治疗的理念，目前观察的一组患者最长随访时间已近 6 年，治疗效果良好[13]。手术治疗不仅可以切除病变，明确诊断，防止恶变，改善症状，而且可以减少或避免因长期应用糖皮质激素引起的不良反应。本例患者年龄较大，累及单侧眼眶，患者及家属担心恶性病变的可能要求手术切除，治疗后随访至今未见复发。

根据本例患者的临床表现和影像学检查结果，术前我们主要考虑该病变炎性假瘤的可能性大，而认为良性淋巴上皮病变的可能性较小，这主要与我们在临床上常见的良性淋巴上皮病变患者一般情况及临床表现差别较大有关。通过对本例患者诊疗过程的回顾，我们得到以下几点启示：①良性淋巴上皮病变不仅可以发生在中年人，也可以发生于高龄人群中；②良性淋巴上皮病变以累及双侧泪腺为多，但有时也可以累及一侧泪腺，另外，除泪腺受累外，眶内其他组织也可受累；③本例患者病变组织的病理组织学改变提示，良性淋巴上皮病变具有恶变的可能，因此手术切除及密切随诊至关重要。

参 考 文 献

[1] 王宁利. 中华眼科学年鉴. 北京：中华医学电子音像出版社，2015：149-152.

[2] 崔忆辛，马建民. 良性淋巴上皮病变的研究进展. 中华实验眼科杂志，2013，31（1）：96-100.

[3] Vicandi B，Jiménez-Heffernan JA，López-Ferrer P，et al. HIV-1（p24）-positive multinucleated giant cells in HIV-associated lymphoepithelial lesion of the parotid gland. A report of two cases. Acta Cytol，1999，43（2）：247-251.

[4] Lee S，Tsirbas A，McCann JD，et al. Mikulicz disease：a new perspective and literature review. Eur J Ophthalmol，2006，16（2）：199-203.

[5] Himi T，Takano K，Yamamoto M，et al. A novel concept of Mikulicz's disease as IgG4-related disease. Auris Nasus Larynx，2012，39（1）：9-17.

[6] 马建民，李静. 重视 IgG4 相关性眼眶疾病的研究. 中华实验眼科杂志，2015，33（12）：060-1063.

[7] Fujita A，Sakai O，Chapman MN，et al. IgG4-related disease of the head and neck：CT and MR imaging manifestations. Radiographics，2012，32（7）：1945-1958.

[8] 李静，葛心，马建民，等. 泪腺良性淋巴上皮病变临床表现及诊断思路的研究. 临床眼科杂志，2012，20（3）：193-195.

[9] Sato K，Kawana M，Sato Y，et al. Malignant lymphoma in the head and neck associated with benign lymphoepithelial lesion of the parotid gland. Auris Nasus Larynx，2002，29（2）：209-214.

[10] Mihas AA，Lawson PB，Dreiling BJ，et al. Mikulicz syndrome associated with a malignant large cell gastric lymphoma：a case report and review of the literature. Int J Gastrointest Cancer，2003，33（2-3）：123-127.

[11] Espinoza GM. Orbital inflammatory pseudotumors：Etiology，differential diagnosis，and management. Curr Rheumatol Rep，2010，12（6）：443-447.

[12] Nazmul-Hossain AN，Morarasu GM，Schmidt SK，et al. A current perspective on Sjögren's syndrome. J

Calif Dent Assoc，2011，39（9）：631-637.

[13] 崔忆辛，葛心，马建民，等. 泪腺良性淋巴上皮病变治疗方式的探讨. 临床眼科杂志，2013，21（6）：
513-515.

泪腺细胞性血管瘤

◆ 引言

泪腺细胞性血管瘤是一种罕见的眼眶疾病,主要临床表现为眼睑肿胀,有时可以发生眼睑下垂,影像学检查可见泪腺肿大,增强扫描可明显强化。手术是治疗泪腺细胞性血管瘤主要方法。

◆ 病历资料

患儿女性,10个月。因左眼上睑肿胀8个月于2015年11月就诊于首都医科大学附属北京同仁医院眼肿瘤专科。患儿家属于患儿2个月大时发现左眼上睑肿胀,可触及肿物,质韧,按压时患儿无哭闹,上睑皮肤颜色不变,未诊治。随后肿物逐渐增大,患儿左眼逐渐出现上睑下垂,睁眼困难。患儿全身一般情况良好。眼部检查:双眼眼压正常,眼位正常,眼球运动不受限。左眼睑肿胀下垂(见图22-1),可触及肿物,大小约2.5cm×1.5cm,质韧,活动度可,边界清。双眼前节及眼底检查未见异常。眼眶CT扫描可见左眼泪腺区占位性病变,眶壁骨质完整(见图22-2)。MRI扫描显示左侧眼睑、眼眶肌锥外间隙外上象限条形等T1略长T2信号,累及泪腺,眶骨骨质信号未见明显异常,病变内部可见多发流空血管。

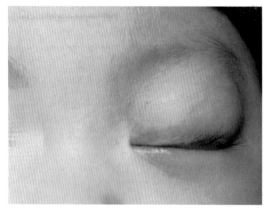

图22-1 术前患儿左眼外观像

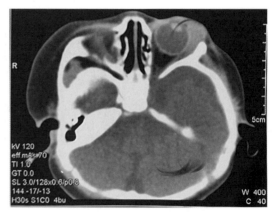

图22-2 眼眶CT扫描影像
可见左眼泪腺区占位性病变

眼球形态、眼外肌及视神经未见明显异常。右侧眼眶未见明显异常。MRI 提示左眶内占位性病变,脉管性病变待排除(见图 22-3)。血常规、尿常规及生化指标等实验室检查未见明显异常。

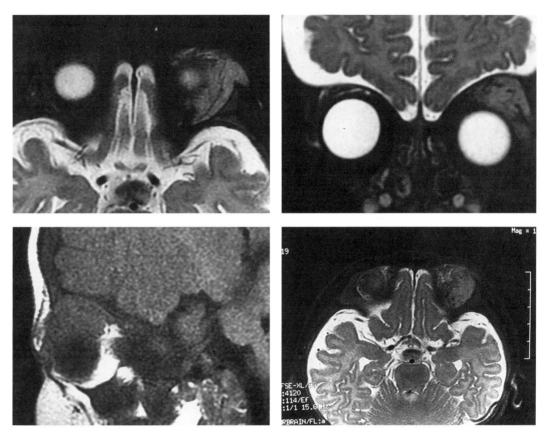

图 22-3　眼眶 MRI 扫描影像
左侧眼睑、眼眶肌锥外间隙外上象限条形影,呈等 T1 略长 T2 信号

　　患儿以左眼眶内病变(性质待查)入院,经患儿家属知情同意后在全身麻醉下行左侧眶内肿物切除术。术中左眼上眼睑做双重睑手术切口(见图 22-4),分离皮下组织直达眶上缘,可见一灰白色肿物自眶隔脱出,肿物来源于泪腺,病变泪腺明显肿大(见图 22-5),切除病变泪腺,逐层缝合眶隔、皮下组织及皮肤切口。术后常规病理组织学检查显示左眼泪腺组织内毛细血管样组织增生呈肿瘤样,与泪腺组织混合生长,部分细胞生长密集、活跃,考虑为幼年型泪腺细胞性血管瘤(见图 22-6)。免疫组织化学检测显示 p63 少量[+]、S-100 少量[+]、SMA[+]、CD34[+]、CD31[+]、D2-40[-]、第Ⅷ因子弱[+]、p53[-]、Ki-67 指数部分区 50%(见图 22-7)。最终诊断为左眼泪腺细胞性(幼年性)血管瘤。术后 1 个月复诊,患侧眼睑肿胀消退,随访至今未见复发。

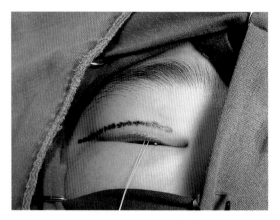

图 22-4　手术切口标记线

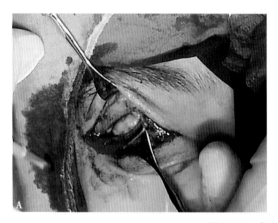
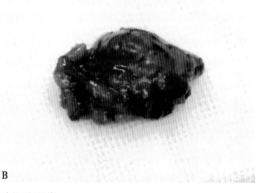

图 22-5　术中肿物外观像

A：术中可见明显肿大的泪腺；B：泪腺摘出后大体形态

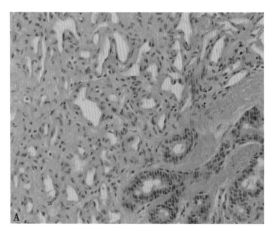
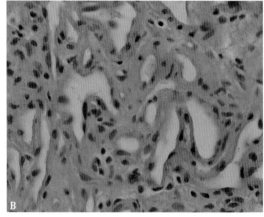

图 22-6　切除泪腺的组织病理学检查

A：可见泪腺组织内许多增生的毛细血管（HE×100）；B：可见部分小血管腔扩张，管壁内衬血管内皮（HE×200）

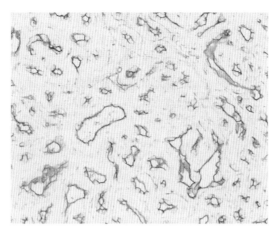

图 22-7　切除泪腺标本的免疫组织化学检测
泪腺组织中血管内皮 CD34 表达强阳性（DAB×100）

◆ 讨论

　　泪腺占位性病变临床上较常见，以中青年发病较多，约占眼眶病变的 5%～13%[1]。泪腺占位性病变的典型临床表现为泪腺肿大，可引起泪腺脱垂和上睑肿胀，泪腺区可以触及质地较韧、杏仁大小、可移动的包块[2]。眶部泪腺位于眼眶颞上方的泪腺窝，处于眼球和泪腺窝之间的狭小腔隙内，故泪腺肿物较大时不仅可压迫眼球，引起眼球突出并向内前下方移位、颞上方转动受限、复视和视力下降等症状，还可引起视网膜压迫的痕迹；如果发生恶性病变，则可侵犯眶骨膜和骨质，X 线或 CT 检查表现为泪腺窝扩大或骨质破坏，并引起疼痛，疼痛多因肿瘤侵蚀眶内神经组织或破坏骨质所致，常见于泪腺恶性上皮性肿瘤，尤其是腺样囊性癌[1]。

　　泪腺肿瘤大体分为两类[3]：①泪腺上皮来源肿瘤：良性肿瘤有多形性腺瘤、肌上皮瘤和嗜酸细胞腺瘤，恶性肿瘤有恶性混合瘤、腺癌、腺样囊性癌等；②泪腺非上皮性病变：包括淋巴样病变、炎性假瘤、白血病浸润、良性及恶性淋巴上皮病变、神经鞘瘤等。血管瘤是先天性良性肿瘤或血管畸形，多见于婴儿出生时或出生后不久，起源于残余的胚胎成血管细胞，活跃的内皮样胚芽向邻近组织侵入，形成内皮样条索，经管化与遗留下的血管相连而形成血管瘤，瘤内血管自成系统，不与周围血管相连[4]。发生于口腔颌面部的血管瘤占全身血管瘤的 60%，其中大多数发生于颜面皮肤、皮下组织及口腔黏膜，如舌、唇、口底等组织，少数发生于颌骨内或深部组织。发生在泪腺的血管瘤实属罕见，国内外相关文献未发现泪腺血管瘤的病例报道。

　　眼眶 CT、MRI 及多普勒超声等影像学检查在泪腺区病变诊断方面具有重要价值[5-7]。泪腺血管瘤应与以下几种常见的泪腺肿瘤进行鉴别[8]。

　　（1）泪腺多形性腺瘤：是泪腺上皮性肿瘤最多见的一种，又称泪腺混合瘤，是由上皮和间质成分构成的良性肿瘤，呈圆形或椭圆形，表面常有结节，一般包膜完整。常见于 20～50 岁青壮年，无自发痛感。应特别注意的是多形性腺瘤虽然为良性肿瘤，但术后可复发和恶变，恶变后的肿瘤复发率及死亡率均较高，因此手术时尽可能完整切除肿瘤。

（2）泪腺腺样囊性癌：病程短，肿瘤无包膜，常呈浸润性生长，可有疼痛、骨侵蚀，肿瘤生长迅速。

（3）泪腺导管囊肿：主要发生于中青年人，表现为外上方处穹隆部结膜的单侧、无痛性、非压痛性波动性肿块，有时与来自结膜的上皮性囊肿不易区别。

（4）泪腺型炎性假瘤：多为淋巴细胞浸润性病变，结缔组织间隔较少，CT 图像显示泪腺呈扁平形或梭形肿大，也可向眶内蔓延或突出于眶隔前，病变边界较清楚，增强 CT 可强化。肿大的泪腺前部常常包绕眼球外侧，严重者可见眼外肌增厚或眼环增厚。

（5）泪腺淋巴瘤：非霍奇金淋巴瘤多发生于 50～60 岁，慢性型者起病隐匿，进展缓慢；急性型者起病急，进展快。霍奇金淋巴瘤多见于青壮年，好发于 20～45 岁，男性多于女性，泪腺区可触及肿块，有时与泪腺原发性上皮性肿瘤难以区分。影像学检查显示肿瘤常包绕眼球外壁，可侵犯整个泪腺组织。泪腺淋巴瘤的治疗以手术切除联合放射疗法或联合放射疗法及化学疗法为主。

以上几种泪腺病变与泪腺血管瘤容易混淆，手术后切除组织的病理组织学检查是明确诊断的可靠方法。泪腺血管瘤的治疗以手术切除为主，术中应尽可能将其完整切除。本例患儿手术后随访至今未见复发。

参 考 文 献

[1] 毕颖文，陈荣家. 泪腺占位性病变的临床病理学分析. 中华眼科杂志，2005，41（10）：877-881.

[2] 倪逴，主编. 眼病理解剖基础与临床. 上海：上海科学普及出版社，2002：419-440.

[3] 孙为荣，主编. 眼科病理学. 北京：人民卫生出版社，1997：642-643.

[4] 李莉. 彩色多普勒超声诊断表浅血管瘤 78 例分析. 中国误诊学杂志，2007，17（7）：3962.

[5] 蔡东顺，龚雪鹏. 眶内泪腺良性肿瘤的 CT 诊断临床研究. 国际眼科杂志，2010，10（5）：977-978.

[6] 吴化民，孙洪勋，董德柱，等. 常见眼眶病变的 MRI 诊断与鉴别诊断. 医学影像学杂志，2006，16（6）：560-562.

[7] 杨文利，魏文斌，王兰，等. 常见泪腺疾病的彩色多普勒血流显像诊断分析. 中华超声影像学杂志，2004，13（12）：927-929.

[8] 李彬，张浩. 泪腺几种常见病变的诊断与鉴别诊断. 眼科，2007，16（6）：431-432.

病例23

泪 腺 结 核

◆ 引言

　　泪腺病变是常见的眼眶疾病,多种原因都可以引起泪腺病变,免疫功能异常、肿瘤和微生物感染是泪腺病变常见的原因。结核是临床上常见的疾病,可以累及全身多个器官和组织,但累及泪腺的结核性病变罕见。

◆ 病历资料

　　患者男性,40岁。发现双眼睑肿胀5个月。患者5个月前偶然发现双眼眼睑肿胀,无眼红、眼痛等不适,近2个月眼睑肿胀加重,伴有眼部干涩不适感,遂就诊于首都医科大学附属北京同仁医院。眼眶CT扫描显示患者眼睑肿胀,泪腺肿大,考虑淋巴增生性病变可能性大,不能排除淋巴瘤(见图23-1),以双眼泪腺区病变收入院。患者全身情况良好。眼科检查:双眼视力0.5,矫正1.0,双眼眼压13mmHg,眼位正常,眼球运动不受限。患者双眼睑肿胀,结膜轻微充血,双眼眼前节及眼后节正常。实验室检查:血常规、尿常规、胸部X摄片、心电图均未发现异常。患者入院后在全身麻醉下行泪腺区肿物切除术,手术后患者切口恢复好,出院后建议患者继续抗结核治疗,随访至今未见病情复发。切除病变的病理组织学检查显示肉芽肿性炎症和干酪样坏死,符合结核样改变。

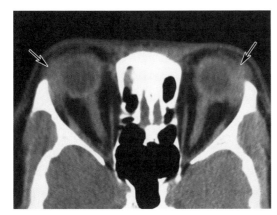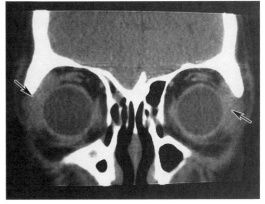

图23-1　眼眶CT扫描影像

可见双眼泪腺肿大(箭头)

89

◆ 讨论

结核病是由结核分枝杆菌感染引起的传染性疾病，主要侵袭肺脏及淋巴系统，同时也可经血液系统或淋巴系统播散到全身，引起肺外结核的发生。根据世界卫生组织的报道，全世界近 1/3 的人口正在或曾经感染过结核[1, 2]。随着抗生素的滥用，这一形势还将更加严峻，保守估计全球将近有 20 亿人感染该病。同时我国又是结核病大国，肺外结核占结核病的 1/5，且肺外结核死亡率与肺部结核死亡率相近，甚至更高，这些数据提示结核病的防治工作任重而道远。

肺外结核的高发人群包括两类，一类是高感染风险人群，如医护人员和近期接触活动性结核患者的人群；另一类则是免疫低下人群，包括老人、儿童、血液病患者、艾滋病患者、肝肾功能不全患者、糖尿病患者以及长期应用糖皮质激素及免疫抑制剂的患者[3]。肺外结核往往由于结核病特征不明显导致漏诊误诊，使得病情迁延、误治及恶化。肺外结核容易累及全身各个部位，如淋巴系统、神经系统、骨骼系统、消化系统、泌尿系统、生殖系统等。常见的肺外结核如结核性脑膜炎、骨关节结核、肠结核、肾结核、输卵管结核等。马春莲等[4]观察 327 例肺外结核患者，其中喉结核 131 例，骨关节结核 58 例，淋巴结核 75 例，结核性腹膜炎 22 例，子宫内膜结核 7 例，肾结核 3 例，颅内结核 3 例。Sharma 等[5]认为在肺外结核中淋巴结核占 35%，骨关节结核占 10%，生殖系统结核占 9%，结核性脑膜炎占 5%，腹型结核占 3%。眼部结核在肺外结核中罕见，其大致可分为眼结核和眼眶结核。

眼结核主要是通过血源播散，最常受累的组织为脉络膜[6]，其次为结膜、虹膜睫状体。眼眶结核感染的病原体主要有 2 个来源，即血源性和鼻源性，后者包括鼻窦及鼻泪管通道等。Madge 等[7]将眼眶结核归为以下 5 种表现形式，即骨膜炎、眼眶软组织结核瘤、冷脓肿伴或不伴眶骨结核、泪腺结核、鼻窦结核侵入眼眶。张文静等[8]对 10 例眼眶结核分析后发现患者均无午后低热、盗汗、消瘦等全身症状，无肺结核病史，眼部表现为视力下降者 3 例，眼球突出者 6 例，眶周肿块者 3 例，上睑下垂者 1 例，眼球运动障碍者 6 例。Agrawal 等[9]报道了 14 例眼眶结核，其主要表现还是眶内结核结节占位导致的眼球突出和结核性骨膜炎。Sen 等[10]报道的 14 例眼部结核中包含 1 例泪腺结核。泪腺结核相对少见，双眼泪腺结核更是罕见。1881 年 Abadie 首次报道 1 例泪腺结核，1958 年中国报道首例泪腺结核，而双眼泪腺结核仅于 1987 年由张月琴等[11]报道过 1 例。

泪腺结核常表现为眼睑弥漫性、无痛性肿大，全身低热、乏力、盗汗等结核病的特征性表现不明显，常规实验室检查不容易发现结核感染的证据，影像学可见泪腺区的占位病变，可伴有局部骨壁的增厚。切除的病变组织病理组织学检查可见淋巴细胞浸润、肉芽肿性改变和典型的干酪样坏死。泪腺结核容易误诊的原因主要是因为其发病率相对较低，全身症状不明显，且基本不伴发典型的肺部表现，此外实验室检查中，除特异性针对结核的检查外，大多数只显示轻微炎症反应或者无反应。CT、MRI、B 型超声检查主要显示受累的泪腺体积肿大，相应处眼睑肿胀，不能够提供特征性的影像学改变。在经验性治疗的过程中发现糖皮质激素和抗生素的治疗均可减轻眼睑肿胀，但病程多反复。泪腺结核的确诊需要病理组织学检测结果的支持。

泪腺结核时应该与以下几种泪腺区病变进行鉴别诊断。

（1）韦格纳肉芽肿：是自身免疫病的一种，表现为系统性坏死性血管炎，多发于青壮年男性。最常侵犯的部位是鼻窦、鼻咽腔、气管黏膜及肺间质，亦可侵及皮肤、眼、心等多系统多器官。眼部病变可有结膜炎、泪腺炎、巩膜炎、虹膜炎、视网膜血管炎，累及泪腺时可表现为眼睑肿胀，上睑下垂等，约90%的患者存在c-ANCA的升高，对于该病的诊断和监测有一定的指导作用。病理组织学检查表现为非坏死性肉芽肿性病变，肉芽肿中心多为纤维素样坏死性小血管炎，周围炎性细胞浸润及类上皮样细胞增生。有时结核导致的坏死性肉芽肿与韦格纳肉芽肿较难鉴别，需要结合临床表现及其他辅助检查。

（2）泪腺炎性假瘤：典型的临床表现为眼睑肿胀、结膜充血水肿、眼球运动障碍及视力下降、上睑下垂、复视等[12]。眼眶CT扫描可见泪腺呈扁平形或梭形肿大，也可向眶内蔓延或突出眶隔前，边界欠清。MRI扫描可见T1WI病变区为等信号或低信号，T2WI呈等信号或高信号，但泪腺炎性假瘤的影像学表现与泪腺结核的影像学改变未见明显区别。病理组织学检查是鉴别两者的有效手段。泪腺炎性假瘤病理组织学表现为非特异性的炎性浸润，伴有不同程度的纤维结缔组织增生。

（3）泪腺良性淋巴上皮病变：中年女性发病较多，病因尚不明确，表现为眼睑无痛性肿胀和泪腺弥漫性肿大，伴或不伴眼红、眼干，也可同时发生涎腺的肿胀。眼眶MRI可见泪腺弥漫性肿大，影像学上特征性改变不明显，其病理组织学特点为腺体细胞萎缩和淋巴细胞浸润。泪腺良性淋巴上皮病变对糖皮质激素治疗敏感，但容易复发，而且有一定恶变的风险[13-15]。

（4）泪腺淋巴瘤：为非霍奇金淋巴瘤淋巴结外病变，约占淋巴瘤患者的0.01%。发病年龄平均60岁，表现为一侧或两侧眼睑肿胀及上睑下垂，可扪及无痛性硬性肿物。病变浸润视神经和眼外肌时，患者可发生视力减退和眼球运动受限。恶性程度较高的肿瘤生长较快，眼睑浸润变硬，可与眶内肿物连为一体。泪腺淋巴瘤可伴有其他部位的淋巴结肿大，需进行全身的详细检查。

由于泪腺结核的临床表现和影像学检查缺乏特异性，病理组织学检查是确诊泪腺结核的金标准。对于一些病程较长、久治不愈、常规治疗效果欠佳的泪腺区病变建议行泪腺的病理组织学检查，以明确诊断。确诊后的泪腺结核须进行药物性抗结核治疗。

参 考 文 献

[1] WorldHealth Organization. Global tuberculosis control：Surveillance，planning，financin. Geneva：WHO Report，2005：349.

[2] Bryan C. Mycobacterial disease // Infectious disease. [2015-02-17]. http://www.microbiologybook.org/Infectious%20Disease/MYCOBACTERIAL%20DISEASES.htm.

[3] 江红，臧国庆. 肺外结核. 中华全科医学，2012，10（1）：103-104.

[4] 马春莲，吴高达. 327例肺外结核临床分析. 中国防痨杂志，2007，29（3）：281-282.

[5] Sharma SK，Mohan A. Extrapulmonary tuberculosis. Indian J Med Res，2004，120（4）：316-353.

[6] Bouza E，Merino P，Muñoz P，et al. Ocular tuberculosis. A prospective study in a general hospital. Medicine（Baltimore），1997，76（1）：53-61.

[7] Madge SN，Prabhakaran VC，Shome D，et al. Orbital tuberculosis：a review of the literature. Orbit，2008，27（4）：267-277.

[8] 张文静,马敏旺,宋国祥. 眼眶结核临床病理分析. 海南医学学报,2012,18(5):122-123.

[9] Agrawal PK,Nath J,Jain BS. Orbital involvement in tuberculosis. Indian J Ophthalmol,1977,25(3):12-16.

[10] Sen DK. Tuberculosis of the orbit and lacrimal gland:a clinical study of 14 cases. J Pediatr Ophthalmol Strabismus,1980,17(4):232-238.

[11] 张月琴,鲍道明. 双眼结核性泪腺炎一例. 眼科研究,1987,8(1):28-29.

[12] 张敬学,马建民. 特发性眼眶炎性假瘤的诊断. 中华实验眼科杂志,2013,31(3):310-312.

[13] 崔忆辛,马建民. 良性淋巴上皮病变的研究进展. 中华实验眼科杂志,2013,31(1):96-100.

[14] Ma J,Li J,Ge X,et al. Clinical research on benign lymphoepithelial lesions of lacrimal gland(s)in 20 cases of Chinese patients. Chin Med J,2015,128(4):493-498.

[15] 崔忆辛,葛心,马建民,等. 泪腺良性淋巴上皮病变治疗方式的探讨. 临床眼科杂志,2013,21(6):513-515.

病例 24

泪腺多形性腺瘤恶变

◆ 引言

泪腺多形性腺瘤（pleomorphic adenomas of lacrimal gland）是一种较为常见的良性肿瘤，主要临床表现为眼球向前下方突出，病情发展缓慢。手术是治疗泪腺多形性腺瘤的常规方法。鉴于该病具有发生恶变的可能性，因此早诊断和及时治疗对泪腺多形性腺瘤的预后至关重要。

◆ 病历资料

患者男性，46 岁。因右眼球突出伴视力下降 5 年，加重 1 个月就诊。患者 5 年前出现右眼眼球突出，无明显诱因，伴视力下降，无眼红、眼痛、恶心、呕吐等症状。曾于外院行眼眶CT 检查，提示右侧球后肌锥外占位性病变（见图 24-1），考虑炎性假瘤可能性大，不能排除海绵状血管瘤。患者曾到首都医科大学附属北京同仁医院眼科就诊，根据眼眶 CT 影像学结果初步诊断为泪腺良性肿瘤，泪腺多形性腺瘤可能性大，患者拒绝手术治疗，此后 5 年间未再行任何检查及治疗。1 个月前患者右眼球突出加重，伴右眼闭合不全、视物不清、眼红、眼痛、溢泪等不适，自行口服阿莫西林胶囊后症状无改善。患者 7 年前因车祸行脾切除及左臂骨折修复联合钢板植入术；患高血压病 4 年余，口服降压药物治疗血压控制正常。发现窦性心动过速 10 余天。

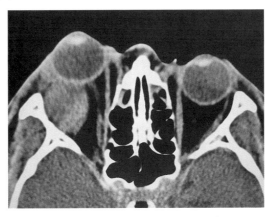

图 24-1　5 年前眼眶 CT 扫描影像

患者眼部检查：视力右眼无光感，左眼1.2；眼压右眼Tn+2，左眼24mmHg。右眼球各方向运动受限，突出约25mm；眼睑水肿，皮肤潮红，眼睑闭合不全约8mm。球结膜高度水肿、充血，表面有黏液脓性分泌物及结痂，结膜下瘀血，角膜上皮脱落，下方1/2可见灰白色角膜溃疡，未见角膜新生血管，余窥不清（见图24-2）。左眼大致正常。复查眼眶CT显示右侧眼眶外壁、上壁及眶尖部骨质破坏，周围骨膜反应明显，伴周围软组织影，泪囊窝软组织块，最大截面径线约2.9cm×2.4cm，其内密度不均匀，可见多发点状高密度影，病变与眼外肌分界不清，视神经受压变形，肌锥内、外间隙模糊，泪腺显示不清，考虑为恶性病变可能性大（见图24-3）。眼眶MRI示右眼眶外上象限类圆形肿块影，边界欠清晰，呈等T1短T2信号，增强后不均匀强化，外直肌受压移位，上直肌群受压向下移位并变形，视神经迂曲，周围蛛网膜下腔扩大，眶上裂及眶尖明显狭窄，右侧蝶骨大翼周围弥漫性软组织影伴骨质异常改变，广泛累及周围结构，右额颞部脑膜明显增厚强化，右颞肌异常强化（见图24-4）。初步诊断：①泪腺来源恶性肿瘤可能性大；②蝶骨大翼扁平肥厚性脑膜瘤待除外；③转移瘤待排除。

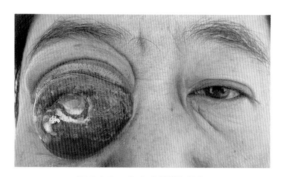

图24-2　患者右眼外观像

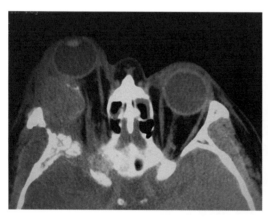
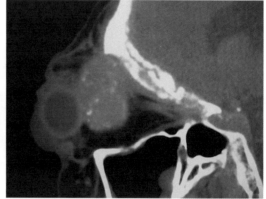

图24-3　初次发病后5年眼眶CT扫描影像

患者血常规、尿常规、肝肾功能、凝血功能和免疫四项等实验室检查均未发现明显异常。心电图示窦性心动过速。胸部X线摄片显示双肺纹理增粗。患者行B型超声检查，肝、胰、双肾未发现异常，胆囊壁增厚，脾切除术后。

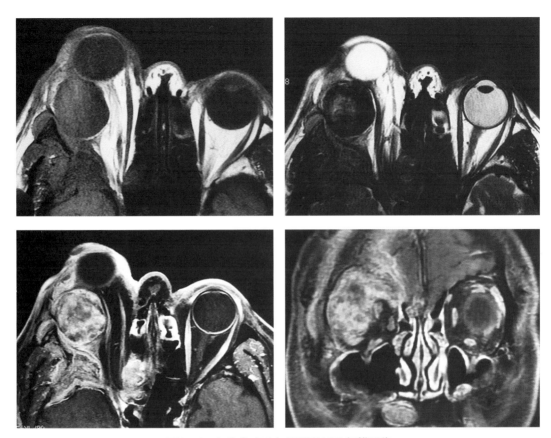

图 24-4　初次发病 5 年后眼眶 MRI 扫描图像

　　患者于全身麻醉下行右眼眶内肿物切除术,肿瘤大小约 5.0×3.0×1.2cm。术后病理组织学检查显示右眼眶内肿物为增生的结缔组织,其内可见癌组织浸润,形态符合涎腺导管癌。结合患者的临床表现、影像学特征、实验室检查和病理组织学检查结果,诊断为右泪腺多形性腺瘤恶变。鉴于患者肿瘤侵犯颅内组织,手术后建议其行全身 PET-CT 检查,并请神经外科、肿瘤科、放疗科联合进行治疗。

◆ 讨论

　　涎腺导管癌(salivary duct carcinoma,SDC)是一类少见的、由涎腺导管上皮发生的高度恶性肿瘤,1968 年由 Kleinsasser 首次报告,在 WHO 涎腺肿瘤组织学新分类中被列为一类独立的肿瘤[1],发病部位以腮腺最常见,其次为颌下腺,小涎腺很少见。泪腺是小涎腺,因此泪腺上皮性肿瘤与涎腺同类肿瘤的组织学特征及临床表现极为相似,肿瘤生长迅速,易侵犯神经组织,常发生转移,其显著特征是向周围组织呈浸润性生长。治疗以局部广泛切除为主,可辅以放射疗法或化学疗法[2]。

　　泪腺多形性腺瘤又称泪腺混合瘤(mixed tumor of lacrimal gland),约占泪腺肿瘤的 25%,多见于中年男性,病程缓慢,常表现为单眼进行性突眼,患侧眶外上缘常可触及肿物,质地软或硬,或呈结节状,眼球向前下方突起,外上转受限,可伴视功能障碍。多数情况下多形性腺瘤来源于泪腺的眶叶，也有来自睑部泪腺和异位泪腺的报道[3,4]。CT 扫描可清楚显示肿瘤的大小以及泪腺窝骨质是否受到侵蚀，MRI 可显示泪腺窝区边缘光滑清楚的圆形或类圆形肿块影，T1WI 呈等信号，T2WI 呈等或高混杂信号，增强后呈轻至中度强化，邻近骨质呈受压变形改变[5]。泪腺多形性腺瘤主要治疗方法为手术切除，术中应完整切除肿物，并进行长期随访[6]。

泪腺多形性腺瘤是一种良性肿瘤，但易复发，也有一定的恶变可能，其 10 年内恶变率为 3.1%[7]，20 年以上的恶变率为 10%～20%。临床上患者如有以下特征时应警惕泪腺多形性腺瘤恶变：①长期存在的泪腺多形性腺瘤短期内突然增大；②出现类似恶性肿瘤的症状和体征，如疼痛、骨侵蚀等；③影像学检查显示骨质有虫蚀样破坏。有研究认为，肿瘤组织中黏液成分多者易复发，细胞成分多者易发生癌变[8]。高洪文等[9] 曾根据病理组织学检查结果将泪腺多形性腺瘤分为腺瘤型、间质型、中间型和肌上皮瘤样型，其中腺瘤型、间质型可能与临床上肿瘤术后复发、转移和恶变有关。泪腺多形性腺瘤恶变以腺癌最为常见，少数为腺样囊性癌，而涎腺导管癌十分罕见，通常需要和前两者及腺泡细胞癌、乳头状囊腺癌、上皮 - 肌上皮癌等相鉴别。

本例患者为中年男性，病程较长，初期仅表现为患眼前突伴视力轻度下降，但由于患者的经济原因，被诊断后 5 年内未接受特殊治疗，导致病情迁延，最终恶变。本例泪腺多形性腺瘤患者的病变过程提示我们：①泪腺多形性腺瘤进展缓慢，一般无疼痛感等不适，容易被忽视；②泪腺多形性腺瘤可以发生恶变。所以，眼科医师应对本病有充分的认识，对于确诊的泪腺多形性腺瘤应该及时手术治疗，不仅可以切除肿瘤，而且可以防止恶变。

参 考 文 献

[1] 汤显斌，赵伦华，张健，等. 涎腺导管癌 1 例并文献复习. 临床与实验病理学杂志，2008，24（2）：247-249.

[2] 王艳芬，丁永玲，周洁，等. 涎腺导管癌 5 例临床病理分析. 临床与实验病理学杂志，2011，27（3）：239-242.

[3] 倪书钦. 眼睑泪腺混合瘤 1 例. 承德医学院学报，1996，13（4）：338.

[4] Patyal S，Banarji A，Bhadauria M，et al. Pleomorphic adenoma of a subconjunctival ectopic lacrimal gland. Indian J Ophthalmol，2010，58（3）：245-247.

[5] 何立岩，鲜军舫，王振常，等. 泪腺多形性腺瘤的常规 MRI 及动态增强扫描表现. 放射学实践，2008，23（1）：20-22.

[6] Zanna I，Geoffrey E. Long-term risk of recurrence after intact excision of pleomorphic adenomas of the lacrimal gland. Arch Ophthalmol，2007，125（12）：1643-1646.

[7] Sen S，Mahindrakar A，Betharia SM. Pleomorphic adenomas of the lacrimal gland：a clinicopathological analysis. Clin Experiment Ophthalmol，2004，32（5）：523-525.

[8] 王秀军，陈维忠，卢立国，等. 泪腺多形性腺瘤 19 例临床病理分析. 医学信息，2011，24（2）：461-462.

[9] 高洪文，宋跃. 泪腺多形性腺瘤病理亚型分类探讨. 白求恩医科大学学报，1994，20（5）：472-473.

病例 25

泪腺良性淋巴上皮病变恶变

◆ 引言

泪腺良性淋巴上皮病变（lacrimal gland benign lymphoepithelial lesion，LGBLEL）是一种良性眼眶疾病，主要的临床表现为双眼或单眼无痛性眼睑肿胀及泪腺肿大，研究表明部分病例有潜在恶变的可能，因此 LGBLEL 的早期确诊及防止其发生恶变是一个值得关注的问题。

◆ 病历资料

患者女性，73 岁。因发现双眼上睑、双侧腮腺区肿物 5 年，加重 1 年半就诊。患者自诉 5 年前发现双眼上睑肿胀，并可在双上睑颞侧触及肿物，患者无眼红、眼痛等不适，曾就诊于首都医学科大学附属同仁医院眼科门诊，初步诊断为 LGBLEL，建议手术或行活检以明确诊断，患者拒绝；故曾口服糖皮质激素治疗，并辅以双眼泪腺区曲安奈德 40mg 局部注射，每个月注射 1 次，共注射 3 次，治疗后症状好转，但停药后上述症状反复发作。近 1 年半患者发现双眼上睑肿胀明显加重，以右眼为主，为明确诊断，建议其手术治疗。患者自发病以来精神状态尚可，饮食睡眠正常，大小便正常，体重无改变。患者近视 50 余年，患慢性支气管炎 50 余年，并有高血压病 10 余年，用药物治疗血压控制良好。眼科检查：裸眼视力右眼 0.12，左眼 0.1，双眼矫正视力均 0.5，眼压右眼 15mmHg，左眼 12mmHg，双眼眼位大致正位，眼球运动正常。双眼上睑颞侧均可触及肿物，右侧肿物约 0.9cm×1.2cm，左侧肿物约 0.5cm×0.7cm，肿物质地较硬，表面光滑，活动度差，边界欠清，无触痛。双眼结膜无明显充血，角膜透明，KP（−），前房稍浅，周边前房约 1/3 CT，Tyn 征（−），虹膜纹理清，瞳孔圆，直径约 3mm，对光反射灵敏，晶状体皮质混浊，眼底检查视盘边界清，C/D = 0.4，A/V = 1∶2，视网膜形态未发现异常。眼眶 MRI 扫描显示双侧泪腺体积增大（见图 25-1），考虑淋巴增生性病变，建议进一步检查排除淋巴瘤。

实验室辅助检查结果显示：血尿常规及肝肾功能正常，抗 dsDNA 抗体阴性，IgA 含量：2.2g/L（0.7～4.0g/L），IgM 含量：2.6g/L（0.4～2.3g/L），补体 C3 含量：900mg/L（900～1800mg/L），补体 C4 含量：135mg/L（100～400mg/L），ASO 含量：35U（0～200U/ml），血沉 19mm/h（0～20mm/h），EB 病毒抗体阴性，IgG 1500mg/dl（751～1560mg/dl）和 IgG4 67mg/dl（4～87mg/dl）。入院后患者在全身麻醉下行双侧泪腺区肿物切除术，手术顺利，术后 7 天拆线出院。术中

切除的泪腺区肿物行病理组织学检查结果诊断为非霍奇金淋巴瘤，套细胞淋巴瘤。免疫组织化学检测显示 CD20 弥漫$^+$，CD79a 弥漫$^+$，PAX-5 弥漫$^+$，CD45RO$^-$，CD3$^-$，CD43 弥漫$^+$，CD10$^-$，CD21 大部分$^+$，CD23 残存 FDC 网$^+$，Bcl-2 弥漫$^+$，Bcl-6$^-$，Ki-67 指数 25%，IgG$^+$，IgG4$^-$，CyclinD1$^+$，CD38$^+$，CD138$^-$，CK$^-$，EBER$^-$，A1：MUM^{-1} 部分$^+$，κ$^+$，λ 部分$^+$，EMA$^+$，CD30$^-$，CD15，EBER$^-$（见图 25-2～图 25-5），支持上述病理组织学检测结果。

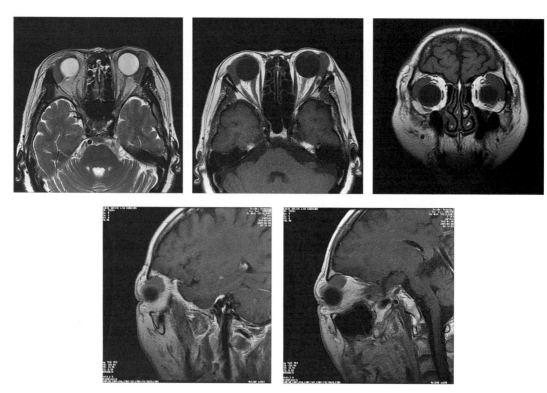

图 25-1　双眼眼眶 MRI 扫描影像
显示双侧泪腺体积较大

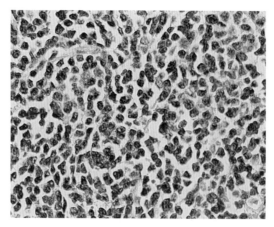

图 25-2　术中切除的泪腺肿物组织病理学表现（HE×200）

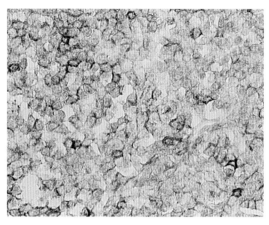

图 25-3　术中切除的泪腺肿物免疫组织化学检测
显示 CD5 呈阳性表达（DAB×200）

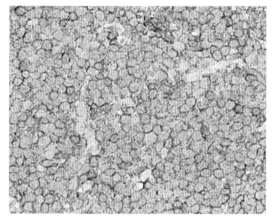

图 25-4　术中切除的泪腺肿物免疫组织化学检测
显示 CD20 呈阳性表达（DAB×200）

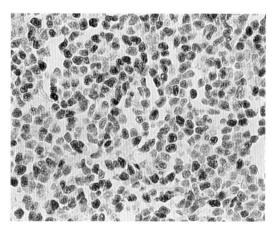

图 25-5　术中切除的泪腺肿物免疫组织化学检测
显示 Cyclin D1 呈阳性表达（DAB×200）

◆ 讨论

良性淋巴上皮病变（benign lymphoepithelial lesion，BLEL）又称 Mikulicz 病，最早是由波兰学者 Mikulicz 在 1888 年报道。1991 年世界卫生组织涎腺肿瘤新分类标准建议采用良性淋巴上皮病变这一名称[1]，其主要临床表现为双侧或单侧泪腺和（或）涎腺的弥漫性、无痛性肿大。患者多为中年女性，大多数 BLEL 患者血液中 IgG 及 IgG4 水平升高，同时可伴有血沉、补体 C3、补体 C4 等检测指标的异常变化。按照血液中 IgG4 含量多少，可以分为 IgG4 相关性 BLEL 和非 IgG4 相关性 BLEL 两个亚型，本例患者血液中仅存在 IgM 含量的轻度升高，血液中 IgG 及 IgG4 含量正常，故属于非 IgG4 相关性 BLEL。

有研究显示 GLBLEL 具有发生恶变的可能。传统观点认为 BLEL 病变组织中含有腺上皮成分和淋巴组织成分，其中腺上皮成分发生恶变后可形成淋巴上皮癌，而淋巴组织的恶变可形成淋巴瘤。Ussmüller 等[2]报道显示，约 26% BLEL 病例可发展为黏膜相关淋巴组织淋巴瘤。Harris 等[3]认为，BLEL 患者淋巴瘤的患病率比正常人高 44 倍，而 85% 的病例为黏膜相关淋巴组织淋巴瘤[4]。有研究提示在 BLEL 病变发生灶性恶变后，EB 病毒相关检测结果均可呈现阳性反应[5-7]。本例患者病程 5 年，用糖皮质激素治疗后短期效果良好，但停药后出现病变反复发作，近 1.5 年病情加重，病理组织学检查证实为非霍奇金淋巴瘤，套细胞淋巴瘤。结合患者典型病史、MRI 及病理组织学检测结果，可以认为本例患者泪腺淋巴瘤系由 BLEL 恶性变而来。本例患者的诊疗过程提示我们，对于 BLEL 如何早期确诊及合理治疗，以防止和避免病变的恶变是临床上需要解决的问题。

目前，糖皮质激素是 BLEL 的主要治疗方法，其短期效果良好，但停药后复发率高值得注意。Nanke 等[8]对 1 名 56 岁女性 BLEL 患者进行治疗，首先给予糖皮质激素药物 30mg/ 日（具体药物不详），然后再给予醋酸泼尼松龙 5mg/ 日以维持治疗，持续一段时间的治疗后，患者又出现了初始症状。Yamamoto 等[9]应用糖皮质激素药物对 24 例 BLEL 患者进行治疗，给予泼尼松龙 0.8mg/（kg·日），持续用药 1 个月后减量，每 2 周减量 10%，直到完全停药为止。结果显示部分患者在药量降低后病情复发。唐东润等[10]应用糖皮质激素药物对 9 例 BLEL 患者进行治疗，其中 3 例患者疗效欠佳。郝友娟等[11]应用醋酸泼尼松对 21 例 LGBLEL 患者进行治疗，剂量为每日 30mg 顿服，治疗后发现 17 例患者症状及体征明显好转，4 例无明显变化，故认为患者需要长期足量服用糖皮质激素，否则容易复发。这些研究结果提示，有关 LGBLEL 的治疗方法仍需进一步改善。

鉴于上述结果，近年来我们课题组提出对 LGBLEL 以手术切除为主、糖皮质激素应用为辅的治疗理念。手术切除病变泪腺不仅可以明确诊断，而且也极大降低了泪腺发生恶变的风险。本课题组已经对一组采取上述方案治疗的 LGBLEL 患者进行了长期随访，其中随访时间最长者近 6 年，未见复发病例，初步证实该治疗方案效果较好[12]。

本文对 1 例 LGBLEL 恶性变患者的病情进行报道，并结合相关文献进行分析，认为 LGBLEL 是一种具有潜在恶变可能的病变。采用手术切除辅以糖皮质激素治疗 LGBLEL 不仅可以达到切除病变及明确诊断之目的，同时也可以起到防止病变泪腺发生恶变的作用，因此是一种理想的治疗方案。

参 考 文 献

[1] Seifert G，Brocheriou C，Cardesa A，et al. WHO international histological classification of tumors. Tentative histological classification of salivary gland tumors. Pathol Res Pract，1990，186（5）：555-581.

[2] Ussmüller J，Reinecke T，Donath KU，et al. Chronic myoepithelial sialadenitis-symptomatology，clinical signs，differential diagnostics. Laryngorhinootologie，2002，81（2）：111-117.

[3] Harris NL. Lymphoid proliferations of the salivary glands. Am J Clin Pathol，1999，111（1l）：94-103.

[4] Barns L，Everson JW，Reichart P，et al. Pathology and genetics of head and neck tumors. Lyon：IARC Press，2005：251-252.

[5] Nagao T，Ishida Y，Sugano I，et al. Epstein-Barr virus-associated undifferentiated carcinoma with lymphoid stroma of the salivary gland in Japanese patients comparison with benign lymphoepithelial lesion. Cancer，1996，78（4）：695-703.

[6] 吴兰雁，程珺，卢勇，等. EB 病毒感染与涎腺良性淋巴上皮病损恶变的关系. 中华口腔医学杂志，2004，39（4）：291-293.

[7] 李江. 良性淋巴上皮病、淋巴上皮癌、MALT 淋巴瘤的关系. 中华口腔颌面外科杂志, 2007, 5 (5): 379-380.

[8] Nanke Y, Kobashigawa T, Yago T, et al. A case of Mikulicz's disease, IgG4-related plasmacytic syndrome, successfully treated by corticosteroid and mizoribine, followed by mizoribine alone. Intern Med, 2010, 49 (14): 1449-1453.

[9] Yamamoto M, Takahashi H, Ishigami K, et al. Relapse patterns in IgG4-related disease. Ann Rheum Dis, 2012, 71 (10): 1775.

[10] 唐东润, 史学锋, 孙丰源, 等. 良性淋巴上皮病变的临床特点与治疗. 中华眼科杂志, 2009, 45 (5): 441-445.

[11] 郝友娟, 孙金凤, 王君婷, 等. 眼眶良性淋巴上皮病变的初步探讨. 临床眼科杂志, 2010, 18 (6): 514-517.

[12] 崔忆辛, 葛心, 马建民, 等. 泪腺良性淋巴上皮病变治疗方式的探讨. 临床眼科杂志, 2013, 21 (6): 513-515.

[13] 崔忆辛, 马建民. 良性淋巴上皮病变的研究进展. 中华实验眼科杂志, 2013, 31 (1): 96-100.

病例 26

原发性泪腺导管腺癌

◆ 引言

原发性泪腺导管腺癌在临床上不常见到,约占泪腺原发性上皮癌的 10%[1]。由于其临床表现无特异性,诊断较为困难。原发性泪腺导管腺癌侵袭性强,转移和复发率高,导致其预后不良。本文报道 1 例老年女性原发性泪腺导管腺癌患者的诊治经过。

◆ 病历资料

患者女性,76 岁。因发现左眼眶内肿物 2 个月到首都医科大学附属北京同仁医院眼肿瘤专科就诊。2 个月前,患者在外院行头颅 CT 时偶然发现左眼眶内肿物,无眼红、眼痛等不适,未曾给予特殊治疗。患者无眼部外伤史及全身肿瘤病史。此次来诊体格检查患者全身一般情况良好。眼部检查:视力右眼 0.5,矫正 0.9;左眼 0.5,矫正 0.6;眼压右眼 13mmHg,左眼 14mmHg;双眼眼位正常,眼球运动不受限,双眼眼前节和眼底检查未见明显异常。左眼外上眶缘处可触及大小约 1.0cm×1.0cm 的肿物,质地中等,活动度差,轻触有疼痛感。眼眶 CT 扫描显示左侧眼眶外上象限偏颞侧肌锥内外间隙有一不规则形等高密度影,界限清晰,CT 值约 33~82HU,大小约 10mm×16mm×23mm,周围骨质连续性好,未发现异常征象。患眼眼球形态正常,眼环完整,晶状体透明,玻璃体密度均匀,眼上、下静脉及眼动脉未见明显扩张,眼外肌及视神经未见明确异常改变,眼睑未见明显异常改变。右侧眼眶形态、密度未见异常。CT扫描结果提示左侧泪腺区占位性病变,建议 MRI 进一步检查。眼眶 MRI 扫描显示左侧眼球向前方突出,眼球形态正常。左侧泪腺明显增大,体积约 11mm×17mm×14mm,以眶部增大为主,略呈分叶状,病灶信号不均,呈等 T1 等 T2 信号,内部点状短 T1 短 T2 信号影。病灶与外直肌起始部分界不清,与眼球分界不清,增强后病灶轻度不均匀强化。泪腺窝骨质表面光滑,未见明显加深。左眼球内、球后肌锥内外软组织及视神经信号均未显示异常,考虑良性病变可能性大,提示为泪腺混合瘤伴局部出血?患者血常规、尿常规及生化指标等实验室检查结果均正常。患者以左眼眶内占位性质待查收入院。患者在全身麻醉下行左眼眶内肿物切除术。术后切除肿物的病理组织学检查显示为左眼眶涎腺型肿瘤,其形态符合导管癌(中度恶性)表现,部分肿瘤侵及神经,脉管内可见癌栓(见图 26-1)。肿瘤组织免疫组织化学检测显示 GCDFP++、ER−、PR−、HER-2++、CK5/6±、CK8/18++(见图 26-2A)、CK+、Vimentin−、CEA 弱 +、CK20−、CK7++(见图 26-2B)、CA125 弱 +、TTF-1−、VEGF+。患者术后恢复良好,于术后 7d 后拆线出院。建议转放疗科继续治疗。

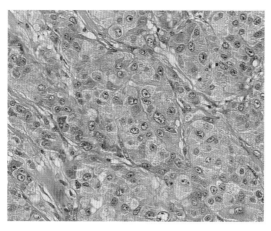

图 26-1　切除肿瘤组织的病理组织学表现(HE×400)

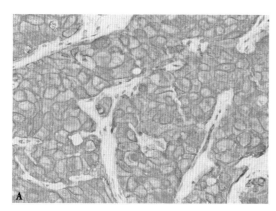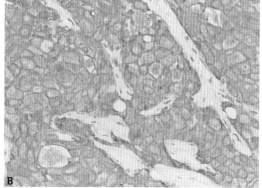

图 26-2　肿瘤组织的免疫组织化学检测(DAB×400)
A:肿瘤组织中 CK8/18 呈强阳性表达;B:肿瘤组织中 CK7 呈强阳性表达

◆ 讨论

泪腺导管腺癌临床罕见,由 Katz 等[2] 于 1996 年首次报道。迄今为止国外仅有 9 例原发性泪腺导管腺癌的报道,国内仅报道 1 例[2-11]。

涎腺导管癌临床上较少见,但发病者多于泪腺导管癌,而泪腺导管癌和涎腺导管癌在组织病理学上表现基本一致,所以目前泪腺导管腺癌的诊断和治疗等均参照涎腺导管腺癌的方法[9]。涎腺导管癌由 Kleinsasser 等[3,6] 在 1968 年首次描述,多发生于中老年男性的腮腺,患者的中位年龄为 60~65 岁。涎腺导管癌侵袭性强,发病早期即有局部和远处转移倾向,而且局部复发率高[6],以淋巴结转移较常见,可发生脑、肝、肾上腺和肺等部位的远处转移,大多数患者确诊后 3 年内死亡[12]。本例患者为 76 岁女性,病程为 2 个月,无既往肿瘤病史,患者入院后全身体格检查排除了乳腺癌和涎腺癌,未触及淋巴结肿大。

原发性泪腺腺癌的影像学检查主要包括 CT、MRI 以及 PET/CT 等,其中 CT 和 MRI 的表现缺乏特异性,易误诊为良性肿瘤。PET/CT 有助于全身受累情况的判断,但由于价格昂贵,目前尚未普及 [9, 10]。本例患者由于经济条件的限制,仅行眼眶 CT 和 MRI 的检查,均考虑良性病变可能性大,导致误诊。

病理组织学检查显示原发性泪腺腺癌的导管内癌样成分与乳腺的导管癌有相似之处,这也正是它有别于其他涎腺恶性肿瘤之处 [13]。原发性泪腺腺癌导管内癌成分可有 3 种表现:乳头状、粉刺状和筛孔状结构,肿瘤可以向其周围组织浸润性生长。原发性泪腺导管腺癌的肿瘤细胞体积大,核深染并呈多形性,少数可见明显的核仁。细胞质的量中等,嗜酸性,核分裂象常见 [5]。原发性泪腺腺癌的免疫组织化学检测表现出低分子量角蛋白、细胞角蛋白 -7、癌胚抗原、上皮膜抗原、巨囊病囊液蛋白、雄激素受体等呈阳性表达,而平滑肌肌动蛋白染色阴性 [5],高侵袭力的肿瘤常表现为 HER-2/neu 阳性染色 [14]。如果全身检查未发现其他原发性恶性肿瘤,结合病理组织学检查和免疫组织化学染色结果可确诊 [6]。原发性泪腺腺癌须与非特异性腺癌、黏液表皮样癌、泪腺囊样癌以及多形性腺瘤等疾病相鉴别 [8, 15]。本病例肿瘤的病理组织学检测结果符合泪腺导管腺癌改变,且与文献报道一致。全身检查也排除了乳腺癌和涎腺癌,最终诊断为泪腺导管腺癌。

由于原发性泪腺导管腺癌侵袭性强,转移复发率高,因此其治疗主要包括手术完整切除肿瘤、淋巴结清扫和适当的放射治疗 [6],化学治疗对全身转移是否有效尚存在争议 [13, 16]。

参 考 文 献

[1] Shields JA,Shields CL,Epstein JA,et al. Primary epithelial malignancies of the lacrimal gland：the 2003 Ramon L. Font lecture. Ophthal Plast ReconstrSurg,2004,20(1)：10-21.

[2] Katz SE,Rootman J,Dolman PJ,et al. Primary ductal adenocarcinoma of the lacrimal gland. Ophthalmology, 1996,103(1)：157-162.

[3] Nasu M,Haisa T,Kondo T,et al. Primary ductal adenocarcinoma of the lacrimal gland. Pathol Int,1998, 48(12)：981-984.

[4] Krishnakumar S,Subramanian N,Mahesh L,et al. Primary ductal adenocarcinoma of the lacrimal gland in a patient with neurofibromatosis. Eye(Lond),2003,17(7)：843-845.

[5] Kurisu Y,Shibayama Y,Tsuji M,et al. A case of primary ductal adenocarcinoma of the lacrimal gland：histopathological and immunohistochemical study. Pathol Res Pract,2005,201(1)：49-53.

[6] Milman T,Shields JA,Husson M,et al. Primary ductal adenocarcinoma of the lacrimal gland. Ophthalmology, 2005,112(11)：2048-2051.

[7] Kim MJ,Hanmantgad S,Holodny AI. Novel management and unique metastatic pattern of primary ductal adenocarcinoma of the lacrimal gland. Clin Experiment Ophthalmol,2008,36(2)：194-196.

[8] Lee YJ,Oh YH. Primary ductal adenocarcinoma of the lacrimal gland. Jpn J Ophthalmol,2009,53(3)：268-270.

[9] Damasceno RW,Holbach LM. Primary ductal adenocarcinoma of the lacrimal gland：case report. Arq Bras Oftalmol,2012,75(1)：64-66.

[10] Baek SO,Lee YJ,Moon SH,et al. Primary adenocarcinoma of the lacrimal gland. Arch Plast Surg,2012, 39(5)：578-580.

[11] 王世峰,张凤珍,尤元波. 右眼眶泪腺导管浸润癌 1 例报告. 临沂医学专科学校学报,2002,24(6)：418.

[12] Jaehne M，Roeser K，Jaekel T，et al. Clinical and immunohistologic typing of salivary duct carcinoma：a report of 50 cases. Cancer，2005，103（12）：2526-2533.

[13] Lewis JE，McKinney BC，Weiland LH，et al. Salivary duct carcinoma. Clinicopathologic and immunohisto-chemical review of 26 cases. Cancer，1996，77（2）：223-230.

[14] Nagao T，Gaffey TA，Visscher DW，et al. Invasive micropapillary salivary duct carcinoma：a distinct histologic variant with biologic significance. Am J Surg Pathol，2004，28（3）：319-326.

[15] Ishida M，Hotta M，Kushima R，et al. Case of ductal adenocarcinoma ex pleomorphic adenoma of the lacrimal gland. RinshoByori，2009，57（8）：746-751.

[16] Meldrum ML，Tse DT，Benedetto P. Neoadjuvant intracarotid chemotherapy for treatment of advanced adenocystic carcinoma of the lacrimal gland. Arch Ophthalmol，1998，116（3）：315-321.

双眼原发性泪腺淋巴瘤

病例 27

◆ 引言

泪腺淋巴瘤约占眼部淋巴瘤的 10%，多发生于老年女性，并以单眼发病者多见[1,2]；而双眼泪腺发生淋巴瘤的年轻女性临床上非常罕见，极易发生误诊及误治。本文报道 1 例 18 岁年轻女性患者双眼泪腺淋巴瘤的诊治过程。

◆ 病历资料

患者女性，18 岁，未婚。患者主诉双眼上睑肿胀 3 个月，自诉 3 个月前无明显诱因地出现双眼上睑肿胀，不伴有眼红和眼痛，曾到当地医院就诊，诊断为双眼泪腺脱垂，未治疗。近 1 个月来双眼眼睑肿胀加重，故来首都医科大学附属北京同仁医院就诊，以双眼泪腺病变，炎性假瘤可能性大收入院。患者精神状态好，饮食和睡眠均可，大小便正常，体重无改变，月经正常。既往无其他疾病史，全身体格检查未见明显异常。眼科检查：视力右眼 0.6，左眼 0.4，双眼矫正视力 1.0。右眼眼压 14mmHg，左眼 15mmHg。双眼眼位正常，眼球运动正常。双上睑颞侧中度肿胀，泪腺区可触及肿物，表面光滑，质地中等，边界较清，无触痛，可被还纳。双眼结膜无充血，角膜透明，KP（-），前房中等深度，房水清，虹膜纹理清，瞳孔圆，直径约 3mm，对光反射灵敏，晶状体无混浊，眼底检查未见异常。双眼 MRI 扫描显示双侧泪腺肿大，以睑部显著，边缘欠清晰，信号欠均匀，增强后中度强化，眶内其他组织未见异常；MRI 提示双侧泪腺炎性病变可能性大，不能排除淋巴增生性病变（图 27-1）。实验室辅助检测结果：抗核抗体 1:320，抗 RO52 抗体阳性，抗 SSA 抗体、抗 SSB 抗体皆阴性，红细胞血液沉降率为 27mm/h，类风湿因子 92U/ml。患者入院后于全身麻醉下分别行双眼病变泪腺活检术，病理组织学检查证实双眼泪腺组织中有淋巴细胞弥漫性浸润及淋巴滤泡形成，泪腺组织萎缩或消失，淋巴组织增生，部分滤泡周围淋巴细胞的胞质丰富且淡染，呈单核样细胞，亦可见淋巴上皮病变，考虑早期黏膜相关淋巴组织 B 细胞淋巴瘤。免疫组织化学检测显示组织标本中 CK 上皮+，CD3 部分散在+，CD43 部分+，CD79a 弥漫+，PAX-5-，CD34 内皮+，Bcl-2 部分+，P53 部分弱+，ki-67 指数 5%~12%，CD68 散在+，CD21FDC 网+，κ 部分+，λ 少许+，IgG 部分+，IgG4-，SMA 血管+，CyclinD-，CD5 部分散+，CD10-，CD23FDC 网+，bcl-6-，MUM-1 部分散在+，CD38 部分+，CD138 部分+，CD15 个别+，CD30-，EBV-。

手术后切口愈合好，术后 7 天拆除缝合线，出院后到外院行全身 PET-CT 扫描未见明显异常,建议患者到血液科进一步会诊。

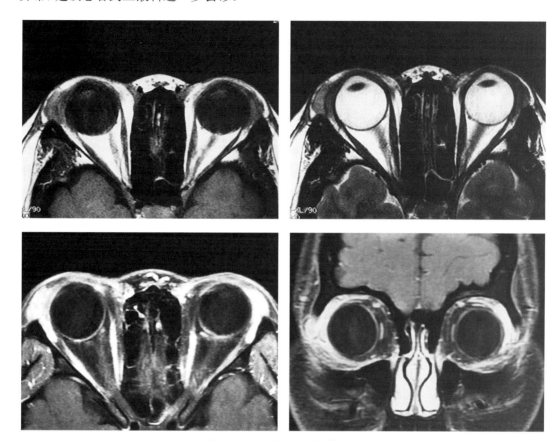

图 27-1　双眼眶 MRI 扫描结果

◆ 讨论

　　淋巴瘤是原发于淋巴结和 / 或淋巴结外组织或器官的一种恶性肿瘤,根据其病理组织学不同分为霍奇金淋巴瘤(Hodgkin's lymphoma,HL)和非霍奇金淋巴瘤(non-Hodgkins lymphoma,NHL)两大类。在西方国家,淋巴瘤的发病率占恶性肿瘤的第 6 位,在我国居恶性肿瘤的第 9 位(男性)和第 11 位(女性)。淋巴瘤在我国发病率不高,常发生于青壮年,其中 NHL 的发病率在过去几十年内以每年 3%～4% 的速度增长[1]。淋巴瘤的主要临床表现为无痛性淋巴结肿大及肝脾肿大,全身各组织器官均可受累,伴发热、盗汗、消瘦、瘙痒等全身症状。NHL 的发病率远高于 HL,是具有很强异质性的一组独立疾病的总和,病理组织学检查主要表现为分化程度不同的淋巴细胞、组织细胞或网状细胞增生,根据 NHL 的自然病程归为 3 大临床类型,即高度侵袭性、侵袭性和惰性淋巴瘤;根据淋巴细胞的起源不同分为 B 细胞、T 细胞和自然杀伤细胞(natural kill cells,NK)淋巴瘤。

　　眼附属器淋巴瘤大多属于黏膜相关淋巴组织 B 细胞淋巴瘤(mucosa-associated lymphoid tissue lymphoma,MALT)[3]。Rasmussen 等[2] 报道了 1975 年至 2009 年间丹麦的 27 例泪腺淋巴瘤患者,其平均年龄为 69 岁(43 岁～87 岁),研究者认为泪腺淋巴瘤临床上少见,主要发生于老年女性。毕颖文等[4]收集了 2003 年 1 月至 2005 年 12 月间收治的原发性眼部附属器淋巴瘤 83 例，平均年龄 53.68 岁，其中 77 例为 MALT 淋巴瘤，占 93%，双眼发病仅 3 例；最小发病年龄为 25 岁，为原发于结膜的淋巴瘤；年龄最大者 84 岁，淋巴瘤原发于眼眶。

眼眶淋巴瘤占眼眶部肿瘤的 10.33%[1]，其中眼眶原发性淋巴瘤比较少见，多发生于 45～65 岁，且多见于泪腺区[5]。检索国际数据库的资料发现，20 岁以下的原发性泪腺淋巴瘤未见报道。本例患者为 18 岁年轻女性，以双眼眼睑肿胀为主诉，双眼 MRI 扫描结果提示泪腺炎性病变可能性大，淋巴增生性病变不除外，但泪腺病理组织学检查确诊为早期黏膜相关淋巴组织 B 细胞淋巴瘤。这说明泪腺淋巴瘤无论在临床体征方面还是 MRI 扫描图像中均缺少特异性表现，病理组织学检查才是诊断的金标准。

对于眼睑肿胀及泪腺肿大的患者除泪腺淋巴瘤的诊断以外，还应该与以下几种疾病进行鉴别诊断。①泪腺型炎性假瘤：可单侧或双侧发病，急性者可出现眼眶颞上方疼痛及上睑充血水肿，可伴上睑下垂，并可触及肿大的泪腺组织，而慢性者仅表现单眼或双眼眼睑肿胀，充血不明显，有时可扪及肿大的泪腺。②泪腺良性淋巴上皮病变：多发生于 30 岁以上的中年人，以女性多见，常累及双眼，主要表现为泪腺无痛性肿大、眼睑肿胀，以颞侧明显[6]。③泪腺结核：临床表现无特异性，合并肺结核者少见，相关影像学检查也不具备特异性[7]。④泪腺脱垂：主要临床表现为双上睑颞侧肿胀，可触及软性肿块，可被还纳，MRI 检查可见泪腺体积基本正常，泪腺信号正常，可与其他泪腺肿瘤相鉴别[8]。然而，绝大多数情况下，鉴别上述疾病时还需要进行病理组织学检查以便确诊[6]。

近年来随着诊疗技术的提高，采用手术疗法、放射治疗、化学治疗等综合治疗手段可明显改善眼眶淋巴瘤的疗效，曾有文献报道超过 50% 的淋巴瘤可以治愈或长期缓解[9]。该病的治疗方法仍需进一步研究和探讨，以进一步提高疗效。

本例的诊疗过程提示我们，在临床工作中遇到双眼眼睑肿胀的患者时应高度重视，查明原因，不仅要考虑到全身疾病导致眼睑肿胀的可能，同时也要考虑到眼睑周围组织，尤其是泪腺组织病变导致眼睑肿胀的可能性，此外，临床医师不仅要考虑良性病变导致眼睑肿胀的可能，而且也要警惕恶性病变导致眼睑肿胀的可能。由于眼睑肿胀仅仅是非特异性的临床表现，因此必要时行活体组织的病理学检查在确定眼睑肿胀的原因时至关重要。

参 考 文 献

[1] 沈志祥，朱雄增. 恶性淋巴瘤. 第 2 版. 北京：人民卫生出版社，2011：1-347.

[2] Rasmussen P, Ralfkiaer E, Prause JU, et al. Malignant lymphoma of the lacrimal gland: a nation-based study. Arch Ophthalmol, 2011, 129(10): 1275-1280.

[3] Fung CY, Tarbell NJ, Lucarelli MJ, et al. Ocular adnexal lymphoma: clinical behavior of distinct World Health Organization classification subtypes. Int J Radiat Oncol Biol Phys, 2003, 57(5): 1382-1391.

[4] 毕颖文，陈荣家，侯英勇，等. 眼部原发性黏膜相关淋巴组织结外边缘区 B 细胞淋巴瘤的临床病理分析. 中华病理学杂志，2007，36(6)：414-415.

[5] Balkwill F. Chemokine biology in cancer. Semin Immunol, 2003, 15(1): 49-55.

[6] 李静，葛心，马建民，等. 泪腺良性淋巴上皮病变临床表现及诊断思路的研究. 临床眼科杂志，2012，20(3)：913-915.

[7] 张文静, 马敏旺, 宋国祥. 眼眶结核临床病理分析. 海南医学院学报, 2012, 18(5): 692-693, 696.

[8] 于文玲, 王振常, 燕飞, 等. 泪腺脱垂的 CT 及 MRI 表现. 放射学实践, 2010, 25(1): 33-36.

[9] 刘家琦, 李凤鸣. 实用眼科学. 第 2 版. 北京: 人民卫生出版社, 1999: 574-575.

病例 28

眶隔脂肪疝

◆ 引言

眶隔脂肪疝是一种较为少见的眼部良性病变，眶隔发育异常或外伤、手术导致眶隔变薄或破裂等原因均可引起眶隔脂肪疝的发生，手术是治疗眶隔脂肪疝的主要方法。

◆ 病历资料

患者女性，18岁。因左眼下睑肿物3年于2015年8月就诊于首都医科大学附属北京同仁医院眼肿瘤专科。患者自诉3年前发现左下睑偶可触及肿物，质地坚韧，无压痛，活动度好。肿物时有时无，无明显诱因，平静睁眼时肿物通常不可触及（见图28-1），用力闭眼时肿物明显增大（见图28-2）。近半年来患者发现左下睑肿物逐渐增大，曾到外院诊治，疗效不佳，遂来首都医科大学附属北京同仁医院眼科就诊。患者既往身体健康，否认有眼部外伤史和手术史，个人史及家族史无特殊。患者全身情况未发现异常。眼部检查：双眼视力1.0。双眼眼压正常，眼睑无肿胀，抬举功能正常，眼位正常，眼球运动正常。双眼眼前节及眼底检查均未发现异常。眼眶MRI检查双眼睑、眼球及眼附属器未见明显异常。初步诊断：左下睑眶隔脂肪疝。于全身麻醉下行左下睑眶隔脂肪疝切除联合眶隔加固术。术中距

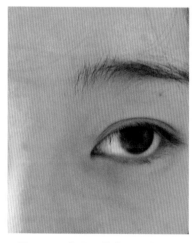

图 28-1　患眼平静睁眼时外观像

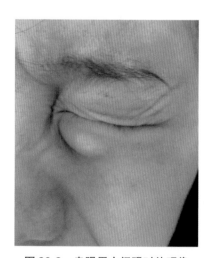

图 28-2　患眼用力闭眼时外观像

离下睑缘 1.5mm 左右做平行于睑缘的皮肤切口，分离皮下组织直达眶下缘，拉开下睑皮瓣，可见近下眶缘处眶隔薄弱松弛，局部黄色的眶脂肪突出（见图 28-3、图 28-4）。切除脱出的眶脂肪，然后对眶隔薄弱处进行加固，缝合皮肤切口（见图 28-5）。术后随诊半年，患眼肿块消失，无复发。

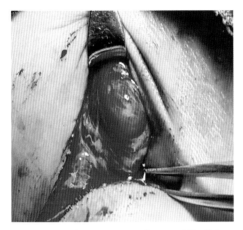
图 28-3　术中可见眶隔薄弱及肿物脱出

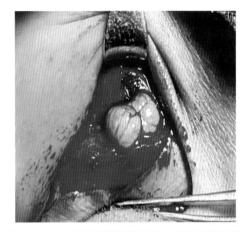
图 28-4　术中可见眶隔薄弱处黄色的脂肪团块

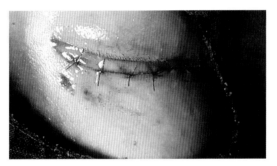
图 28-5　术眼伤口缝合后外观像

◆ 讨论

眶隔脂肪疝是一种较为少见的眼部疾病，一般由外伤或手术致眶隔变薄或破裂所引起，自发性眶隔脂肪疝更为少见。本例患者为青年健康女性，否认有患眼外伤或手术史，故我们认为其眶隔脂肪疝为自发性。自发性眶隔脂肪疝又名 Sichel 睑下垂多脂型病[1]，目前病因不明确，可能与屡次发作的血管神经性水肿致使眼睑皮肤弹力减弱，引起眶隔松弛变薄有关，也有人认为与遗传或内分泌异常有关[2]，部分患者可有口腔上唇黏膜变厚及臀部皮肤松弛等改变。通过询问病史及体格检查，本例患者均无上述改变。

近年来，我们研究团队也遇见过几例眶隔脂肪疝的患者，初步分析发现该病以青年女性多见，患眼一般无眼睑水肿及充血表现，仅在用力闭眼时才可在下睑处出现可视性肿块，平静睁眼时眼睑肿块不明显，但可以在下眼睑相应处扪及边界不清的肿物。手术时可见眶脂肪脱出处的眶隔松弛薄弱，张力降低，在患者用力闭眼时，眶内脂肪可以通过眶隔松弛薄弱处脱出至眼睑皮肤下,故我们认为眶隔松弛薄弱是眶隔脂肪疝发生的主要原因。

根据患者典型的临床表现即可对眶隔脂肪疝进行诊断,临床上建议行眼眶部 MRI 或 CT 检查,以便与眼部囊肿、海绵状血管瘤、眶前部炎症等疾病进行鉴别。

眶隔脂肪疝一般对患者视功能影响不大,但对患者的外观造成一定影响。由于该病多见于青年女性,药物治疗无效,且随着病程的延长病情会逐渐加重,因此建议在条件许可的情况下考虑手术治疗。

参 考 文 献

[1] 晏艳霜,杜源耀. 眶隔疝致眼睑红肿一例. 眼科研究, 1997, 15 (1): 29.

[2] Lee JM, Lee H, Park M, et al. The volumetric change of orbital fat with age in Asians. Ann Plast Surg, 2011, 66 (2): 192-195.

病例 29

IgG4 阳性的眼眶 MALT 淋巴瘤

◆ 引言

眼附属器黏膜相关性淋巴样组织（mucosa-associated lymphoid tissue，MALT）淋巴瘤，是一种较为常见的眼部恶性肿瘤，目前其病因及发病机制尚未明确。本文拟从 IgG4 的角度探讨其与 MALT 淋巴瘤发病之间的关系。

◆ 病历资料

患者女性，50 岁。因右眼球突出 1 年余于 2012 年 11 月在首都医科大学附属北京同仁医院眼肿瘤专科就诊。患者于 1 年余前偶然发现右眼眼球突出，近 1 个月明显加重。眼部检查：视力右眼 0.9，左眼 1.0，双眼眼压正常，眼位正常，眼球运动正常，眼球突出度为 20mm>—101mm—<14mm。双眼前节及眼底检查均未见异常。眼眶 MRI 显示右侧眼眶肌锥内占位性病变，病变范围包绕眼球后极部，考虑炎性假瘤的可能性大，但不能排除淋巴瘤（见图 29-1）。血常规、尿常规及生化指标等实验室检查均未见异常，胸部 CT 及上腹部 CT 均未发现异常。

拟定全身麻醉下行右眼眶内肿物切除术，经患者知情同意后切除右眼眶内肿物，病理组织学检查证实右眼眶内为高度增生的淋巴组织，部分区域符合 MALT 淋巴瘤样改变（见图 29-2）。免疫组织化学检测显示 $CD20^+$，$CD79^+$，$Bcl-2^+$，λ^+，κ^-，$PAX5^+$，$Mum-1^-$，$CD5^+$，$CD10^-$，$CyclinD1^-$，$bcl-6^-$，$CD45RO^-$，$CD3^-$，$CD23^+$，$CD21FDC$ 网 $^+$，$CD35^-$，Ki-67 指数约 10%，$EBER^-$，IgG^{++}（见图 29-3），$IgG4^+$（见图 29-4）。血清 IgG4 质量浓度为 318mg/dl（正常值 4～87mg/dl）。患者于术后 7 天拆线并出院。患者半年后复查血清 IgG4 质量浓度已降至正常水平，随访至今未见复发，全身情况良好。

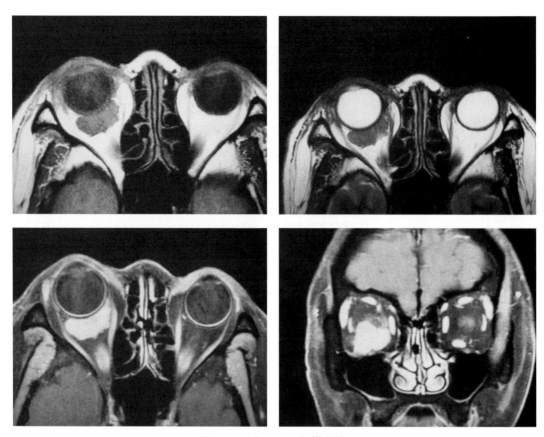

图 29-1　眼眶 MRI 扫描影像

右眼肌锥内占位性病变，病变包绕眼球后极部

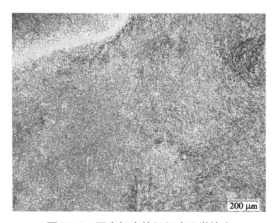

图 29-2　眶内标本的组织病理学检查

右眼眶内可见高度增生的淋巴组织，部分区符合 MALT 淋巴瘤特点（HE×100）

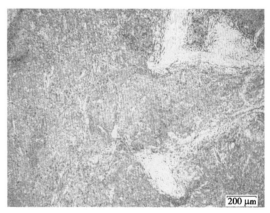

图 29-3　眶内标本的 IgG 免疫组织化学检测结果

显示病变组织中 IgG 呈阳性表达，为棕色染色（DAB×100）

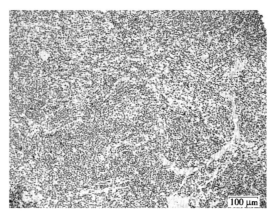

图 29-4　眶内标本的 IgG4 免疫组织化学染色结果

IgG4 呈阳性表达，为棕色染色（DAB×200）

◆ 讨论

MALT 淋巴瘤是常见的眼附属器淋巴瘤，可发生在眼眶、结膜、泪腺和眼睑等组织，多见于中老年人[1, 2]。近年来发现 MALT 淋巴瘤的发病率逐渐上升，在我国其约占眼眶淋巴瘤的 80% 以上[3]。迄今为止，MALT 淋巴瘤的具体病因及发病机制尚不明确，但是已有较多的证据表明其与微生物感染或自身抗原的长期慢性刺激有关[4-7]，如胃 MALT 淋巴瘤与幽门螺旋杆菌感染有关，脾 MALT 淋巴瘤与丙型肝炎有关，皮肤 MALT 淋巴瘤与伯氏疏螺旋体感染有关，而有报道显示眼附属器 MALT 淋巴瘤的病因与鹦鹉热衣原体感染有关，但世界各地的研究结果可能有明显的种族或地域差异[8, 9]。

近年来的研究表明，自身免疫性胰腺炎是一种 IgG4 相关硬化性疾病，随着这一概念的提出，医学界普遍认为 IgG4 相关性疾病是一类新的临床疾病[10]。该病可累及全身任何器官，最常见的受累器官是胰腺，其次为腮腺、胆管、肝脏、肺、淋巴结等[10-12]。目前，有关 IgG4 相关硬化性疾病的诊断标准尚未统一，但血清学检查证实血清 IgG4 水平增高或免疫组织化学检测显示的病变组织中大量 IgG4 阳性浆细胞的出现是非常重要的诊断依据[13]。

根据发现的先后顺序和血清学水平的高低可将 IgG 分为 4 个亚型：IgG1、IgG2、IgG3 和 IgG4，其中 IgG1 含量最高，IgG4 含量最低，健康人血清中 IgG4 仅占总 IgG 的 3%～6%[14]。目前已公认 IgG4 在大疱性皮肤病、湿疹和支气管哮喘的发病中发挥非常重要的作用[15-18]，但是，IgG4 在 IgG4 相关性疾病中的具体作用机制目前尚不清楚。

近年来的少量病例报道提示，眼眶 MALT 淋巴瘤可能为 IgG4 相关性疾病的一种[19]，有学者认为 IgG4 相关性眼眶炎性病变容易转变为淋巴瘤，Cheuk 等[20] 估计约 10% 的 IgG4 相关性慢性硬化性泪腺炎可以发展为眼眶淋巴瘤。但是，也有学者认为淋巴瘤细胞本身可以产生 IgG4 分子[21, 22]。

本例患者右眼眶内病变组织经病理组织学检查证实是 MALT 淋巴瘤，相关检查发现该患者不仅血清中 IgG4 浓度升高，而且眶内病变组织中 IgG4 也呈阳性表达，值得注意的是该患者手术后半年血清中 IgG4 浓度恢复至正常水平，这些证据均提示 IgG4 与 MALT 淋巴瘤之间存在一定的关系。此外，患者随访至今未见复发也提示 IgG4 可能是监测 MALT 淋巴瘤病情变化的指标。鉴于本例患者仅为个例，故有关 IgG4 与 MALT 淋巴瘤二者之间的确切关系仍需扩大样本量进行研究。

参 考 文 献

[1] Lauer SA. Ocular adnexal lymphoid tumors. Curr Opin Ophthalmol，2000，11（5）：361-366.

[2] Lal N，Bisen S，Sucheta V. Primary large B-cell lymphoma of the orbit：a case report and review of literature. Indian J Pathol Microbiol，2007，50（3）：575-576.

[3] 毕颖文，陈荣家，侯英勇，等. 眼部原发性黏膜相关淋巴组织结外边缘区 B 细胞淋巴瘤的临床病理分析. 中华病理学杂志，2007，36（6）：414-415.

[4] Wang HP，Zhu YL，Shao W. Role of Helicobacter pylori virulence factor cytotoxin-associated gene A in gastric mucosa-associated lymphoid tissue lymphoma. World J Gastroenterol，2013，19（45）：8219-8226.

[5] Peveling-Oberhag J，Arcaini L，Hansmann ML，et al. Hepatitis C-associated B-cell non-Hodgkin lymphomas. Epidemiology，molecular signature and clinical management. J Hepatol，2013，9（1）：169-177.

[6] Ponzoni M，Ferreri AJ，Mappa S，et al. Prevalence of Borrelia burgdorferi infection in a series of 98 primary cutaneous lymphomas. Oncologist，2011，6（11）：1582-1588.

[7] Ferreri AJ，Govi S，Ponzoni M. Marginal zone lymphomas and infectious agents. Semin Cancer Biol，2013，3（6）：431-440.

[8] Lee MJ，Min BJ，Choung HK，et al. Genome-wide DNA methylation profiles according to Chlamydophila psittaci infection and the response to doxycycline treatment in ocular adnexal lymphoma. Mol Vis，2014，20：1037-1047.

[9] Carugi A，Onnis A，Antonicelli G，et al. Geographic variation and environmental conditions as cofactors in Chlamydia psittaci association with ocular adnexal lymphomas：a comparison between Italian and African samples. Hematol Oncol，2010，28（1）：20-26.

[10] Kamisawa T，Okamoto A. IgG4-related sclerosing disease. World J Gastroenterol，2008，14（25）：3948-3955.

[11] Umehara H，Okazaki K，Masaki Y，et al. A novel clinical entity，IgG4- relateddisease（IgG4RD）：general concept and details. Mod Rheumatol，2012，22（1）：1-14.

[12] Carruthers MN，Stone JH，Khosroshahi A. The latest on IgG4-RD：a rapidly emerging disease. Curr Opin Rheumatol，2012，24（1）：60-69.

[13] 马建民，李静. 重视 IgG4 相关性眼眶疾病的研究. 中华实验眼科杂志，2015，3（2）：1060-1063.

[14] Divatia M，Kim SA，Ro JY. IgG4-related sclerosing disease，an emerging entity：a review of a multi-system disease. Yonsei Med J，2012，53（1）：15-34.

[15] Funakoshi T，Lunardon L，Ellebrecht CT，et al. Enrichment of total serum IgG4 in patients with pemphigus. Br J Dermatol，2012，167（6）：1245-1253.

[16] Futei Y，Amagai M，Ishii K，et al. Predominant IgG4 subclass in autoantibodies of pemphigus vulgaris and foliaceus. J Dermatol Sci，2001，26（1）：55-61.

[17] Johansson C，Tengvall Linder M，Aalberse RC，et al. Elevated levels of IgG and IgG4 to Malassezia allergens in atopic eczema patients with IgE reactivity to Malassezia. Int Arch Allergy Immunol，2004，135（2）：93-100.

[18] Ito S，Ko SB，Morioka M，et al. Three cases of bronchial asthma preceding IgG4-related autoimmune

pancreatitis. Allergol Int，2012，61（1）：171-174.

[19] Nakayama R，Matsumoto Y，Horiike S，et al. Close pathogenetic relationship between ocular immunoglobulin G4-related disease（IgG4-RD）and ocular adnexal mucosa-associated lymphoid tissue（MALT）lymphoma. Leuk Lymphoma，2014，55（5）：1198-1202.

[20] Cheuk W，Yuen HK，Chan AC，et al. Ocular adnexal lymphoma associated with IgG4 + chronic sclerosing dacryoadenitis：a previously undescribed complication of IgG4-related sclerosing disease. Am J Surg Pathol，2008，32（8）：1159-1167.

[21] Sato Y，Takata K，Ichimura K，et al. IgG4-producing marginal zone B-cell lymphoma. Int J Hematol，2008，88（4）：428-433.

[22] Sato Y，Ohshima K，Takata K，etal. Ocular adnexal IgG4-producing mucosa-associated lymphoid tissue lymphoma mimicking IgG4-related disease. J Clin Exp Hematop，2012，52（1）：51-55.

病例 30

侵及眶壁的表皮样囊肿

◆ 引言

眼眶表皮样囊肿是一种较为常见的眼部良性病变。根据表皮样囊肿典型临床表现及 CT、MRI 等影像学检查结果，一般确定初步诊断较为容易。如果发生表皮样囊肿侵蚀眼眶骨壁，这就给表皮样囊肿的诊断带来困难。

◆ 病历资料

患者男性，43 岁。因右眼球突出 2 年于 2015 年 12 月就诊于首都医科大学附属北京同仁医院眼肿瘤专科。患者于 2 年前发现右眼球外突，伴右眼球向下移位和上转受限，无明显诱因，自诉无眼红、眼痛、视力下降、复视等其他不适。患者曾于 1 年前就诊于当地医院，诊为右眼泪腺脱垂，药物治疗后未见明显好转，近 1 年来患者自觉症状加重。患者既往身体健康，否认其他疾病史，无家族疾病史。眼部检查：视力右眼 0.6，左眼 1.0；双眼眼压正常。大体观察右眼眼位低于左眼，左眼球运动不受限，右眼上转受阻。眼球突出度：23mm>—115mm—<19mm。右眼上睑颞侧可触及肿物，质地软，边界清，无触痛。双眼眼前节及眼底检查未见异常。患者血常规、尿常规及生化指标等实验室检查均未见异常。眼眶 MRI 扫描显示右眼眶上方及眶内肌锥外间隙有占位性病变，考虑黏液囊肿的可能性大（见图 30-1）；眼眶 CT 扫描可见右侧眼球突出，泪腺脱垂，右眼眶上方可见占位性病变，眶上壁骨质破坏，肿物边界尚清，提示良性病变可能性大，不排除皮样囊肿（见图 30-2）。初步诊断：右眼眶内病变（性质待查）。患者在全身麻醉下行右眼眶内肿物切除术。术中见肿物侵蚀眶上壁骨质，眶上壁骨质局限性缺失，肿物与硬脑膜有粘连。术后病理组织学检查显示，右眶内破碎的囊壁样组织呈慢性炎症表现，其内可见胆固醇性肉芽肿形成，考虑为表皮样囊肿继发感染（见图 30-3）。免疫组织化学检测显示 CD68⁺，ki-67⁺，CK⁻，CD34 血管⁺。最终诊断：右眼眶内表皮样囊肿。患者术后恢复较好，密切随诊至今，未见复发。

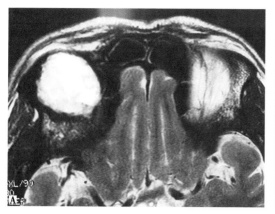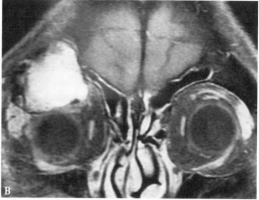

图 30-1 双眼眼眶 MRI 扫描影像

A：显示右侧眼眶上方及眶内肌锥外间隙占位性病变，考虑黏液囊肿可能性大；B：显示右侧眼球突出，泪腺脱垂

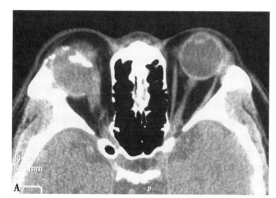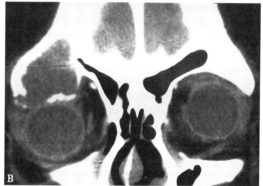

图 30-2 双眼 CT 扫描影像

A：显示右眼眶上方占位性病变；B：显示右眼眶上壁骨质破坏，肿物边界清

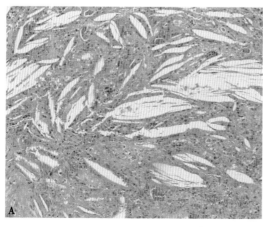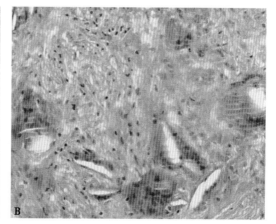

图 30-3 手术切除肿物的病理组织学检查（HE×100）

A：结缔组织性囊壁样组织内可见角化物及胆固醇结晶；B：组织内可见胆固醇结晶及多核巨细胞反应

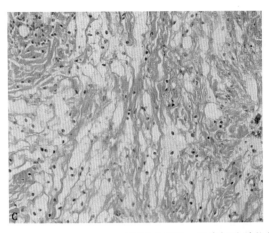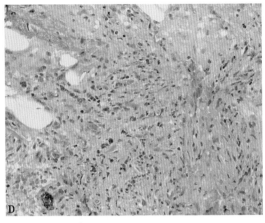

图 30-3（续） 手术切除肿物的病理组织学检查（HE×100）
C：切除组织部分区可见泡沫样组织细胞聚集；D：切除组织中可见结缔组织增生，伴少量炎性细胞浸润

◆ 讨论

表皮样囊肿（epidermoid cyst）和皮样囊肿（dermoid cyst）都是较常见的皮下组织内的囊肿，属体表良性肿瘤，多为先天性，由胚胎期间埋入深部的外胚叶组织未发生退变而继续发育所致[1]。

表皮样囊肿又称角质囊肿（keratin），囊壁为正常表皮，内含角质物，有时有胆固醇结晶，可单发或多发。病变开始为小结节样，以后逐渐缓慢增大，一般与表皮粘连，但与皮下组织不粘连，活动性好，患者无疼痛，结节也不破溃。表皮样囊肿表现为坚硬的圆形小肿物，大小如豌豆。囊肿可继发感染，感染后囊肿可与周围组织粘连，极少数可发生恶性变。皮样囊肿可发生在身体许多部位，如皮下、软组织内、骶尾部、卵巢、纵隔以及椎管内等，面部尤以眼周及眉弓外鼻根处多见，此外枕部亦多见。皮样囊肿的壁由结缔组织构成，内面衬有与皮肤相同的鳞状上皮，壁内可有毛发、皮脂腺、汗腺等组织，此外囊腔内含有淡黄色油状液体，包括皮脂、脱落的上皮及毛发。肿物多单发，发生在皮下软组织深层，呈圆形，与基底部筋膜粘连而不能活动，若长期压迫骨面时可使骨凹陷。表皮样囊肿出生时即有，也有生后不久发生者，均随患儿年龄的增长而缓慢增大，直径一般为 1~4cm。发生在鼻根部的表皮样囊肿应与脑膜膨出相鉴别，后者位于解剖正中线，压迫时可缩小，X 线摄片可见颅骨缺损。

表皮样囊肿与皮样囊肿均为发生于皮肤外胚层的先天性肿瘤，它们的区别在于表皮样囊肿仅含皮肤组织，即鳞状上皮细胞及类脂质，而皮样囊肿还包含皮肤附件，如皮脂腺、毛囊、毛发等结构。表皮样囊肿位置多较浅，一般与表皮粘连，与皮下组织不粘连，可活动，而皮样囊肿位置较深，呈圆或椭圆形，表面光滑，质柔韧，有张力，大小不定，直径可由数毫米至数十厘米。皮样囊肿不与表层的皮肤粘连，位置较深者其底部常与深部组织粘连而固定，如贴附于局部骨膜则不活动，局部骨面可出现压迹，甚至穿透骨壁，可能与机械压力作用使局部组织释放破骨细胞激活素或坏死物等刺激酶类的产生等有关[2-4]。本例患者虽为表皮样囊肿，但囊肿位置较深，且发生眶上壁骨质破坏，此现象较为少见。

表皮样囊肿可由皮肤外伤或摩擦破裂导致一些表皮组织碎屑随外力植入皮下组织内，或异物穿刺而植入皮下组织内继续增殖生长后形成，这种囊肿又称为创伤性表皮样囊肿、包涵囊肿、植入性囊肿。因此，表皮样囊肿根据发病原因的不同可分为两种：①先天性囊肿：常见于胚胎发育时期颜面各突起、鳃裂或躯体正中线的胚性融合线上，如眉弓外缘、鼻梁、口底、颈、锁骨、阴囊、会阴、骶尾等部位。②后天性囊肿：多见于手指指腹、手掌、足跖，或手术创口等部位。

表皮样囊肿是最常见的皮肤囊性病变之一，可在全身各处皮肤及器官发生，但眶内表皮样囊肿较为少见[5]，其临床表现一般为眼球外突及转动受阻，诊断时易与其他眶内占位性病变相混淆，应与以下病变相鉴别。①眶内皮样囊肿：主要发生于中青年，肿物多位于眶外上方或外侧，CT 扫描显示病变内有负值和骨质吸收或破坏[6]，但有部分囊肿内容物为均质高密度，无负值区者诊断较为困难，因此术前疑似的病例需待术后病理组织学检查以明确诊断。②海绵状血管瘤：是成年时期常见的眼眶原发性良性肿瘤，瘤体多呈圆形、椭圆形或肾形，呈紫红色，包膜完整，但瘤体表面可有较小的突起。海绵状血管瘤多位于肌锥内外间隙，位于眶尖区少见。③脂肪瘤：是由成熟的脂肪细胞组成的良性肿瘤，可发生于身体各处，主要见于皮下，肿瘤呈圆形或类圆形，包膜不完整，与正常脂肪组织界限不清。眼眶内脂肪瘤临床表现与其他眼眶肿瘤相似，包括眼球突出、移位等眼眶占位症状，如肿瘤侵及结膜下则可见淡黄色软性肿物。

本例患者右眶有骨质破坏等特征，在怀疑眶内皮样囊肿或表皮样囊肿的同时，不能排除眶内肿物为恶性肿瘤的可能性，因此应及时进行手术治疗，肿瘤组织术后病理组织学检查结果有助于确诊。

表皮样囊肿手术完整切除后可以治愈，手术切除不完整时，残余的肿瘤组织可以复发。在手术切除时，对于不同位置的表皮样囊肿可以采用与其相适应的手术入路，以提高手术效果。

参 考 文 献

[1] Macdonald R，Byers JL. Dermoid tumor of the orbit stimulating a neoplasm. Am J Ophthalmol，1959，47（6）：863.

[2] Burger EH，Klein-Nulen J. Responses of bone cells to biomechanical forces in vitro. Adv Dent Res，1999，13（1）：93-98.

[3] Takahashi N. Bone and bone related biochemical examinations. Bone and collagen related metabolites. Regulatory mechanisms of osteoclast differentiation and function. Clin Calcium，2006，16（6）：940-947.

[4] Wada T，Nakashima T，Hiroshi N，et al. RANKL-RANK signaling in osteoclastogenesis and bone disease. TrendsMolMed，2006，12（1）：17-25.

[5] 宋国祥，田文芳，张虹. CT 扫描在眶内皮样囊肿诊断和治疗中的价值. 中华眼科杂志，1990，26（6）：343-345.

[6] 宋国祥. 眼眶肿瘤的早期诊断. 实用眼科杂志，1986，4（1）：2.

病例 31

反复发作性眼眶皮样囊肿

◆ 引言

眼眶皮样囊肿是临床较为常见的一种眼部良性肿瘤，手术是其治疗的主要方法和手段，而如何防止手术后皮样囊肿的复发至关重要。

◆ 病历资料

患者男性，40岁，因左眼外眦部肿物反复发作30余年，眼部分泌物多20余年，于2014年10月就诊于首都医科大学附属北京同仁医院眼肿瘤专科。患者主诉30余年前偶然发现左眼外眦部新生物，大小如蛋黄，无压痛，无视力下降、眼红及眼痛等症状，曾在当地医院诊断为外眦区肿物，先后3次在当地医院行手术治疗，自诉病理结果为良性肿物，肿瘤性质及名称不详。患眼手术后不久肿物复发，伴切口处间歇性脓性分泌物流出20余年。眼眶CT扫描结果显示左侧外眦部占位性病变，外眦部瘘管（见图31-1）；眼眶MRI扫描结果显示左侧外眦部占位术后改变，左侧泪腺区异常信号影，囊肿伴瘘管（见图31-2）。建议患者手术治疗，以左眼外眦部肿物术后复发，左眼外眦畸形收入院。眼科检查：视力右眼0.5，左眼0.3，双眼矫正视力1.0。双眼眼压正常，眼位正常，眼球运动正常，眶压正常。左眼外眦区皮肤瘢痕组织形成，外眦角畸形，上睑颞侧缘凹陷，其内有毛发生长及黄白色分泌物（见图31-3）。左眼外眦区结膜轻充血，双眼角膜透明，KP（-），前房中等深度，Tyn征（-），虹膜纹理清，瞳孔圆，直径3mm，对光反射存在，晶状体透明，视盘色泽正常，边界清，C/D约0.3，黄斑中心凹反光可见。全身麻醉下行左眼外眦及眶内肿物切除术，术中沿左眼外眦角做Y形切口，分离组织直达眶外侧缘骨壁，暴露肿物，可见肿物边界不清，累及眶外侧壁，内容物为豆渣样物及毛发。将肿物彻底切除，并对相应眶外侧骨壁进行烧灼，用妥布霉素生理盐水冲洗，置引流条1根，整复外眦畸形，以6-0缝线对位缝合皮肤切口。术后甲泼尼龙琥珀酸钠片24mg晨起顿服3天，乳酸左氧氟沙星氯化钠注射液0.3g静脉滴注，每日2次，共3天。局部给予妥布霉素地塞米松滴眼液点眼及妥布霉素地塞米松眼膏涂眼。术后复查切口愈合良好，术后7天拆线。病理检查结果：皮样囊肿。随访患者至今未见复发（见图31-4）。

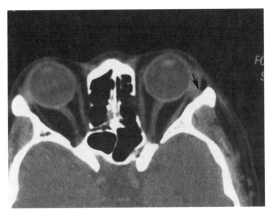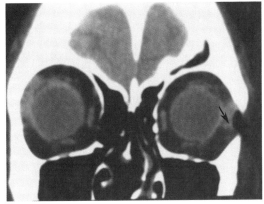

图 31-1　患者眼眶 CT 扫描结果
显示左侧外眦部占位性病变

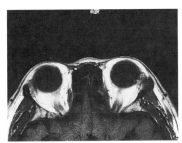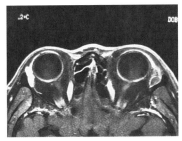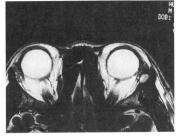

图 31-2　患者眼眶 MRI 扫描结果
显示左侧泪腺区异常信号影

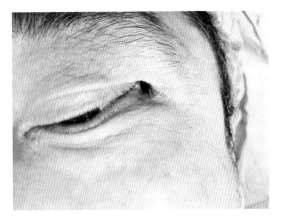

图 31-3　患者手术前外观像
左眼外眦角畸形,有毛发生长

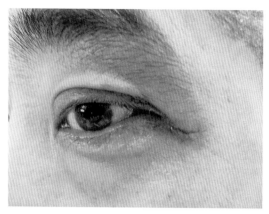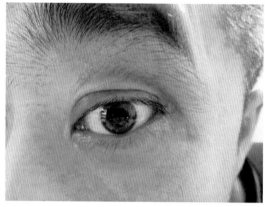

图 31-4　患者手术后外观像

可见左眼外眦角外形基本正常。左图为手术后 1 周，右图为手术后 1.5 年

◆ 讨论

皮样囊肿是常见的眼眶良性肿瘤，占所有眼眶肿瘤的 5%～6%[1, 2]，其组织构成只有上皮结构，在囊壁有角化物质和毛发[3]。皮样囊肿是胚胎时期表面外胚层植入而形成，胚胎时期表面上皮与硬脑膜接触，随着胎儿的发育，二者之间形成颅骨，将上皮与脑膜分隔，如二者之间发生粘连，则在颅骨形成过程中，小块上皮黏附于硬脑膜或骨膜，深埋于眶内或眶缘，出生后异位上皮继续增长，形成囊肿[4]。

皮样囊肿可压迫眶骨壁，造成骨质改变，如骨质凹陷及畸形。本例患者在外院曾多次手术治疗，眼眶 CT 及 MRI 显示为术后改变，但仍可见眶外侧壁骨质凹陷及骨嵴形成，且显示术后囊壁切除不完全，可见囊壁残留影像。该患者因存在瘘管，故术后经常有豆腐渣样物自瘘管排出。何彦津等报道 6 例皮样囊肿均伴有瘘管形成，其中 3 例的瘘管形成是由于手术切除组织不完全所致[5]。

影像学检查技术，如 B 型超声、CT、MRI 在皮样囊肿的诊断中具有重要价值。B 型超声扫描可以根据皮样囊肿反射波的特点大致确定其病变性质，但不能显示皮样囊肿周围骨质的改变；CT 扫描能够准确定位，且在揭示其继发性改变，如皮样囊肿周围骨壁骨质的增生、缺损等方面优于超声，故 CT 扫描是诊断皮样囊肿的有效方法；MRI 扫描不仅可以清楚地显示皮样囊肿的位置形态，而且可以显示其与周围软组织之间的毗邻关系，同时也可以显示皮样囊肿的侵袭范围，但其不足之处在于 MRI 对骨质改变显示不佳[6]。对于一些较为疑难的眼部皮样囊肿，为了更好地显示病变以便为手术提供更多的信息，可以行 CT 和 MRI 联合检查。

手术是治疗皮样囊肿的主要方法，无论采取何种术式，重点是术中将囊肿彻底切除，以防止术后复发。如果皮样囊肿与眼外肌、提上睑肌等关系密切，术中要做好保护工作，以免损伤眼外肌，导致术后眼球运动障碍及出现复视或损伤提上睑肌而出现上睑下垂。皮样囊肿与眶骨壁常有粘连，有时皮样囊肿可以深入骨壁内，甚至可以穿透眶骨壁，从而形成哑铃形外观。与眶骨壁关系密切的皮样囊肿有时在切除大部分囊肿后，可能会发生部分囊肿壁的残留，故术中可用刮匙仔细刮除可能残存的上皮，也可以采用电烧灼的方法对可能的残留部位进行烧灼,或用碘酒对创面进行烧灼,然后用生理盐水充分冲洗。本例患者病史长,且有 3 次术后肿瘤复发病史,与囊肿暴露不充分及切除不完全有关。本次手术中我们仔细分离组织并充分暴露囊肿,故囊肿及囊壁切除彻底,并对可疑区域进行了烧灼,同时也对外眦角畸形进行了整复。该患者随访至今未见皮样囊肿复发。

参 考 文 献

[1] 范先群. 临床眼科肿瘤学. 上海:上海科学技术出版社,2008:239.

[2] 孙丰源. 眼眶疾病. 天津:天津科技翻译出版公司,2006:355.

[3] 宋国祥. 眼眶病学. 北京:人民卫生出版社,1999:118.

[4] 李凤鸣. 中华眼科学. 第 2 版. 北京:人民卫生出版社,2004:975.

[5] 何彦津,宋国祥. 皮样囊肿引起眼眶瘘管 6 例. 中华眼科杂志,1990,26(3):188-189.

[6] 张虹,宋国祥. 眼眶皮样囊肿 125 例影像学诊断分析. 眼科,2000,9(1):37-39.

儿童特发性眼眶炎性假瘤

◆ 引言

特发性眼眶炎性假瘤（idiopathic orbital inflammatory pseudotumor，IOIP）是一种较为常见的眼部病变，以表现多样、病情迁延、易于复发为其主要临床特点。IOIP 多为单眼发病，也可以双眼发病，多发生于成人年，也可以发生于儿童，但发生率低，较为罕见。

◆ 病历资料

患儿女性，2 岁 11 个月。患儿因左眼睑红肿 2 个月余就诊。2 个月前患儿父母发现患儿左眼肿胀，伴有眼红、眼痛等不适，曾到当地医院诊治，给予左氧氟沙星滴眼液点眼及头孢类抗生素药物口服治疗，症状改善不明显，故到首都医科大学附属北京同仁医院眼科就诊，以左眼眶内肿物，炎性假瘤可能性大入院。眼科检查：双眼视力可追光，双眼眼压 Tn，左眼上睑颞上方可触及一 1.5cm×1.0cm 肿物，活动度欠佳，无压痛，边界清，质地中等，左眼结膜轻微充血。双眼角膜透明，KP（-），前房深，瞳孔等圆等大，对光反射存在，晶状体透明，眼底检查呈橘红色反光。眼眶 MRI 扫描显示左侧泪腺增大，伴邻近眼睑增厚和强化，考虑炎性病变可能性大（见图 32-1）。

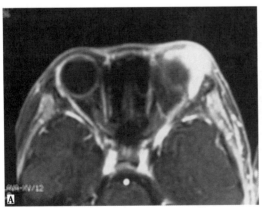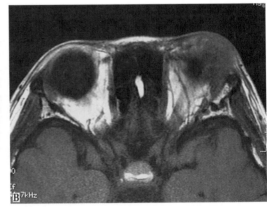

图 32-1　双眼眶 MRI 扫描影像
A：T1 像；B：水平 T1 像

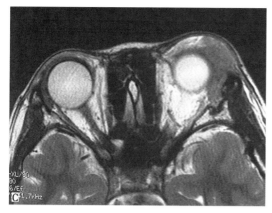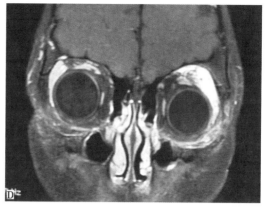

图 32-1（续） 双眼眶 MRI 扫描影像

C：水平 T2 像；D：冠位像

患儿在全身麻醉下行左眼眶内肿物切除术。术后病理组织学检查结果显示切除的泪腺组织中可见炎症细胞浸润，泪腺组织萎缩；可见增生的纤维结缔组织及小血管伴大小不等的淋巴细胞、浆细胞、嗜中性粒细胞及少量嗜酸性粒细胞浸润，局灶结缔组织变性、坏死，可见小血管周围炎。免疫组织化学检测显示 CD79a 少量散在 +，CD20 少量 +，CD3 少量 +，CD4 少量 +，CK 上皮 +，CD21−，SMA 部分 +，CD68 散在 +，IgG+，PAX-5−，IgG4−，CD34 内皮 +，bcL-2 散在 +，p53−，Ki-67 指数 5%，κ 个别 +，λ 散在 +，EBV−；PAS 染色未见真菌。病理学诊断为混合型炎性假瘤。

◆ 讨论

IOIP 是一种特发性良性病变，因其病变外观及生物学特性类似肿瘤故而得该名。IOIP 按照病理组织学改变可分为淋巴细胞浸润型、纤维组织增殖型和混合型[1]，通常单眼发病，也可双眼发病，临床病程可表现为急性、亚急性、慢性或复发性过程。IOIP 可以累及眼眶内所有组织结构，也可与眶周鼻旁窦炎性假瘤伴发[2]，好发于成年人，高发年龄为 40～50 岁，儿童发病者罕见。

IOIP 的发病机制目前尚不清楚，其临床表现多种多样，诊断比较棘手。IOIP 的诊断首先是通过详细的询问病史，大多数患者的首诊主诉虽然是眼部症状，但需排查是否有其他全身性的症状，包括疲劳、不明原因的体重减轻、头痛、关节疼痛、肌肉疼痛、心悸、失眠、血便或血尿等，从而与相关的系统性疾病进行鉴别[3]。IOIP 可呈急性炎症样病程，也可呈亚急性或慢性病程或复发性病程，可以呈局限性肿瘤样病变，也可以呈弥散性炎症病变，并可侵犯眼眶的任何组织结构[4]，由于炎症侵犯的部位及炎症的进展程度不同，临床表现也不尽相同。IOIP 的临床表现可有眼睑肿胀、上睑下垂、眼球突出、结膜充血水肿、眼球运动障碍、眼部疼痛及视力下降等，此外复视及眼底改变也有报道。国内外的报道中，IOIP 临床表现均以眼球突出最为常见，Chirapapaisan 等[5]和 Gunalp 等[6]报道的眼球突出发生率分别为 80% 和 82%，颜建华等[7]报道 IOIP 最常见的临床表现为眼球突出和眼部肿物，分别占 66% 和 65%。中山大学眼科中心总结出儿童 IOIP 有 5 大临床表现，包括眼部肿物（58%）、眼球运动受限（46%）、眼睑肿胀（42%）、眼球突出（42%）和高眼压（42%），其中儿童 IOIP 患者的眼球突出发生率为 42%，低于 IOIP 成年患者的 69%[8]。

　　眼眶部 CT 及 MRI 也是诊断 IOIP 的重要手段。IOIP 的影像学检查显示 IOIP 主要为炎症样表现，无诊断特异性，但可提示早期病变的部位和所侵犯组织的受累程度等信息。眼眶部 CT 可显示病灶的发生部位，巩膜组织及葡萄膜的厚度如何，是否侵犯眼外肌、筋膜、视神经以及眶骨等[9]。眼眶部 MRI 影像显示病变区 T1WI 常表现为等信号或低信号；T2WI 呈等信号或高信号，与其他肿瘤病变图像相比呈相对低信号[10-12]。本例患儿眼眶部 MRI 扫描显示左侧眼睑及泪腺区组织受累，炎性病变可能性大。

　　由于许多眼眶疾病的影像学表现存在相似之处，故仅通过影像学检测难以明确诊断，病理组织学检查是 IOIP 诊断的金标准。目前按照病理组织学表现可将 IOIP 分为淋巴细胞浸润型、纤维组织增殖型和混合型 3 种类型，本例患儿术后病变标本组织的病理组织学检查证实为眶内混合型炎性假瘤。[13, 14]

　　IOIP 虽然是良性疾病，但严重者其临床表现与恶性肿瘤相似，如硬化性眼眶炎性假瘤终末期可导致眼眶内纤维结缔组织的大量增生，眼眶组织破坏，最终导致患者视力的进行性丧失[15]。IOIP 发病率位于眼眶肿物性疾病的第 3 位，约 9%～11%[16-19]，但针对儿童 IOIP 发病率则低。中山大学眼科中心对 209 例 IOIP 患者进行回顾性研究，发现 20 岁以下的 IOIP 患者共 24 例，占 11.5%[20]。魏秋彩等[21] 对河南省眼科研究所 2001 年 1 月至 2007 年 12 月病理室存档的 213 例 214 眼儿童眼部肿瘤的病理诊断按性质进行分类，结果显示炎性假瘤仅占 3 例。经文献查阅发现，本例患儿是至今国内年龄最小的 IOIP 患者。

　　儿童 IOIP 发病率极低，缺乏典型临床表现，故在诊断时应与眶蜂窝织炎、良性淋巴上皮病变、淋巴组织增生性疾病等相互鉴别。眶蜂窝织炎为眶内软组织的一种急性化脓性炎症，临床症状严重，甚至可引起脑膜炎或海绵窦血栓形成而危及生命。多为单侧性，偶有累及双侧者，眼部表现为眼睑水肿、眼球突出、眼球运动受限、球结膜高度水肿，甚至突出于眼睑之外，眶内疼痛明显，转动或压迫眼球时疼痛加剧，炎症若侵犯视神经时引起视乳头水肿、充血、视力减退甚至失明。本例患儿无明显眼部感染及全身感染病灶，眼球运动不受限，球结膜水肿不明显，不支持此诊断。当炎性假瘤侵犯部位为泪腺组织时需要与良性淋巴上皮病变相鉴别。淋巴组织增生性疾病与 IOIP 极为相似，即使是常规病理组织学检查也易混淆，需要在诊断中仔细鉴别[22-27]。

　　IOIP 病因及发病机制不明，目前治疗方法为对症治疗，主要手段包括临床观察、药物治疗、放射治疗和手术等，其中手术治疗的目的主要为切除局部病变组织，同时进行病理组织学检查以确诊[28]。

　　本例患儿的诊治过程提示，如何早期发现、正确诊断和治疗低发生率眼科疾病，仍然是眼科医师值得探讨的问题。

参 考 文 献

[1] 李静，马建民. 特发性眼眶炎性假瘤病因及发病机制的研究进展. 中华实验眼科杂志，2012，30（5）：471-475.

[2] Espinoza GM. Orbital inflammatory pseudotumors: Etiology, differential diagnosis, and management. Curr Rheumatol Rep，2010，12（6）：443-447.

[3] Weber AL，Romo LV，Sabates NR. Pseudotumor of the orbit：clinical，pathologic，and radiologic evaluation. Radiol Clin North Am，1999，37（1）：151-168.

[4] Weinstein GS，Dresner SC，Slamovits TL，et al. Acute and subacute orbital myositis. Am J Ophthalmol，1983，96（2）：209-217.

[5] Henderson JW. Orbital tumors.3rd ed. New York：Raven Press，1994：317-322.

[6] Swamy BN，McCluskey P，Nemet A，et al. Idiopathic orbital inflammatory syndrome：Clinical features and treatment outcomes. Br J Ophthalmol，2007，91（12）：1667-1670.

[7] 颜建华，吴中耀，李永平，等. 209 例眼眶特发性炎性假瘤的临床分析. 中国实用眼科杂志，2002，20（1）：43-46.

[8] Mahr MA，Salomao DR，Garrity JA. Inflammatory orbital pseudotumor with extension beyond the orbit. Am J Ophthalmol，2004，138（3）：396-400.

[9] Jacobs D，Galetta S. Diagnosis and management of orbital pseudotumor. Curr Opin Ophthalmol，2002，13（6）：347-351.

[10] 张敬学，马建民. 特发性眼眶炎性假瘤的诊断. 中华实验眼科杂志，2013，31（3）：310-312.

[11] Garrity JA，Coleman AW，Matteson EL，et al. Treatment of recalcitrant idiopathic orbital inflammation （chronic orbital myositis）with infliximab. Am J Ophthalmol，2004，138（6）：925-930.

[12] Rubin PA，Foster CS. Etiology and management of idiopathic orbital inflammation. Am J Ophthalmol，2004，138（6）：1041-1043.

[13] Kau HC，Kao SC，Peng CH，et al. Methylprednisolone pulse therapy in patient with isolated superior oblique myositis. Eye，2006，20（9）：1106-1109.

[14] Neumann D，Isenberg SJ，Rosenbaum AL，et al. Ultrasonographically guided injection of corticosteroids for the treatment of retroseptal capillary hemangiomas in infants. J AAPOS，1997，1（1）：34-40.

[15] Ebner R，Devoto MH，Weil D，et al. Treatment of thyroid associated ophthalmopathy with periocular injections of triamcinolone. Br J Ophthalmol，2004，88（11）：1380-1386.

[16] Elner VM，Mintz R，Demirci H，et al. Local corticosteroid treatment of eyelid and orbital xanthogranuloma. Ophthal Plast ReconstrSurg，2006，22（1）：36-40.

[17] Bersani TA，Nichols CW. Intralesional triamcinolone for cutaneous palpebral sarcoidosis. Am J Ophthalmol，1985，99（5）：561-562.

[18] Leibovitch I，Prabhakaran VC，Davis G，et al. Intraorbital injection of triamcinolone acetonide in patients with idiopathic orbital inflammation. Arch Ophthalmol，2007，125（12）：1647-1651.

[19] Skaat A，Rosen N，Rosner M，et al. Triamcinolone acetonide injection for persistent atypical idiopathic orbital inflammation. Orbit，2009，28（6）：401-403.

[20] Paris GL，Waltuch GF，Egbert PR. Treatment of refractory orbital pseudotumors with pulsed chemotherapy. Ophthal Plast ReconstrSurg，1990，6（2）：96-101.

[21] 魏秋彩，李晓华，郝远端. 儿童眼部肿瘤 213 例的病理学分类. 中华眼科杂志，2013，49（1）：37-40.

[22] Smith JR，Rosenbaum JT. A role for methotrexate in the management of non-infectious orbital inflammatory disease. Br J Ophthalmol，2001，85（10）：1220-1224.

[23] Marino A，Wason WM. Successful treatment of idiopathic orbital inflammatory disease with leflunomide：A case report. South Med J，2009，102（10）：1085-1087.

[24] Gumus K, Mirza GE, Cavanagh HD, et al. Topical cyclosporine A as a steroid-sparing agent in steroid-dependent idiopathic ocular myositis with scleritis: A case report and review of the literature. Eye Contact Lens, 2009, 35(5): 275-278.

[25] Sánchez-Román J, Varela-Aguilar JM, Bravo-Ferrer J, et al. Idiopathic orbital myositis: Treatment with cyclosporin. Ann Rheum Dis, 1993, 52(1): 84-85.

[26] Zacharopoulos IP, Papadaki T, Manor RS, et al. Treatment of idiopathic orbital inflammatory disease with cyclosporine-a: A case presentation. Semin Ophthalmol, 2009, 24(6): 260-261.

[27] Diaz-Llopis M, Menezo JL. Idiopathic inflammatory orbital pseudotumor and low-dose cyclosporine. Am J Ophthalmol, 1989, 107(5): 547-548.

[28] 李静, 马建民. 特发性眼眶炎性假瘤的治疗进展. 中华实验眼科杂志, 2012, 30(6): 571-576.

病例 33
非典型特发性眼眶炎性假瘤

◆ 引言

特发性眼眶炎性假瘤(idiopathic orbital inflammatory pseudotumor, IOIP)的临床表现多样,缺乏特异性,需要与多种眼部疾病相鉴别,仅从临床表现有时难以确诊。辅助检查在诊断本病时具有重要参考价值,尤其是眼眶 MRI 检查,但其影像表现也缺乏特异性改变,因此病变组织的病理组织学检查是诊断本病的金标准。本文报道一例非典型性 IOIP 患者的诊疗过程。

◆ 病历资料

患者女性,66 岁。主诉右眼视物不清 4 个月。患者于 4 个月前自觉右眼视物不清,无明显诱因,曾在当地医院就诊,行眼部彩色多普勒血流成像(color Doppler flowing imaging, CDFI)检查,提示右眼球内异常回声,脉络膜黑色素瘤可能性大,继发性视网膜脱离。当地医院未予特殊处理,建议到首都医科大学附属北京同仁医院眼肿瘤专科就诊。患者既往史、个人史及家族史均无特殊发现。眼部检查:视力右眼 0.1,矫正不提高,左眼 0.1,可矫正至0.8。眼压右眼 12.7mmHg,左眼 18.7mmHg。右眼结膜轻度充血,双眼晶状体周边部皮质轻微混浊,右眼视盘轻度充血,边界欠清,后极部视网膜轻度隆起。左眼底未见异常。眼眶MRI 检查显示右眼眼球壁后极部有一病变,边界模糊,球壁变形,病变呈略长 T1 短 T2 信号,增强后病变明显强化。考虑炎性病变累及球壁可能性大,不能排除转移瘤(见图 33-1)。CDI检查显示右眼视盘颞侧球壁局限隆起,病变与球壁之间可见无回声区,CDFI 可见血流信号,CnTI 检查可见病变被造影剂填充,与周边组织充盈时间相同,提示为炎性病变。OCT 显示右眼视网膜前膜形成伴水肿,脉络膜病变。FFA 及 ICGA 检查显示视网膜和脉络膜充盈基本正常,病变部位可见荧光素渗漏,提示为炎性病变。根据眼科检查及各项辅助检查结果,初步诊断为 IOIP,给予糖皮质激素口服。患者连续治疗 4 周后复查眼眶 MRI,显示病变形态和范围无明显变化(见图 33-2)。患者行全身 PET-CT 检查未发现全身肿瘤性病灶,右眼环病变处氟代脱氧葡萄糖摄取增高,不能排除右眼肿瘤。患者口服糖皮质激素逐渐减量至8mg 时行曲安奈德 40mg 眶内注射 1 次,注射后 3 周患者眼睑轻度红肿,结膜充血明显,可见结膜下组织弥漫性增殖呈鱼肉样,右眼眼压 43.6mmHg。再次眼眶 MRI 检查显示右眼球结膜下、泪腺区及球后方组织呈异常改变,病变范围显著扩大(见图 33-3),疑诊淋巴瘤。建议患者行眶内肿物切除联合病理组织学检查，以明确诊断。入院诊断：①右眶内淋巴瘤待排除；②右眼继发性青光眼；③双眼皮质性白内障；④双眼屈光不正。患者入院后行右眼眶内肿物切除术，术中见病变主要累及结膜下、眼球后壁及眼眶颞侧软组织，病变组织质地较硬，术中用含有 20mg 地塞米松注射液的敷料湿敷创腔。病变组织病理组织学检查显示淋巴细胞浸润，部分区域可见小血管及纤维组织增生；免疫组织化学检测显示 MSA⁺，SMA⁺，CD31⁺，Desmin⁺，CD34/PAS⁺，Ki-67 指数 10%，ALK⁻。病理学诊断为 IOIP。术后给予患者甲泼尼龙琥珀酸钠 120mg 静脉滴注，1 次 / 日，共 3 天，改为口服甲泼尼龙琥珀酸钠片，根据病情逐渐减量，治疗后眼压 13mmHg 左右。患者于术后 7 天拆线出院，随访至今无复发。

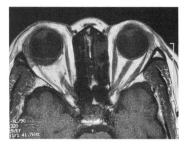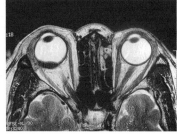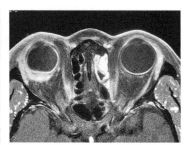

图 33-1　双眼眶第 1 次 MRI 扫描影像

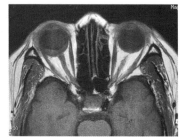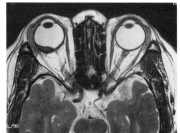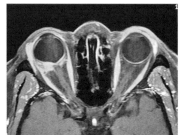

图 33-2　双眼眶第 2 次 MRI 扫描影像

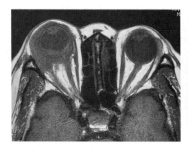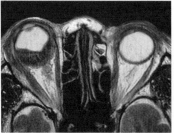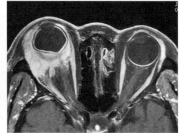

图 33-3　双眼眶第 3 次 MRI 扫描影像

◆ 讨论

IOIP 是一种严重危害人类健康的眼眶疾病，发病率约占眼眶病的 7.1%。特发性眼眶炎性假瘤的病因和发病机制尚不清楚，多发于中年人，以单眼发病多见，无性别和种族差异。

本例患者为老年女性，就年龄因素而言，较为少见[1-4]。

IOIP 可发生于眼眶的任何部位，常累及眼睑、眼外肌、泪腺及眶脂肪等组织结构。根据其侵犯部位的不同而出现不同的临床表现，如疼痛、眼睑红肿、结膜充血、眼球突出、眼外肌运动受限、复视、眼睑下垂和视力下降等[1]。本例患者初始发病部位位于后极部眼球壁，病变部位较为局限，故眼部充血不明显，也无典型的炎症症状；但因病变累及眼球后极部，因而引起局限性视网膜脉络膜水肿、增厚及脱离，故较早出现视力减退。

按照发病过程的不同可将 IOIP 分为急性、亚急性、慢性和复发性 4 种类型。本例患者为亚急性起病，而治疗过程中症状突然加重，发展迅速，病变范围明显扩大，由眼后段球壁周围蔓延至球结膜下、泪腺区及球后方组织，属于亚急性病程中的急性发作，临床上较为少见，这在很大程度上干扰了疾病的诊断。

本病临床表现与多种眼部炎性病变和肿瘤表现相似，如淋巴瘤、良性淋巴上皮病变、眶蜂窝织炎、甲状腺相关眼病等。因此，详细询问病史、影像学检查、相关实验室检查、病理组织学检查以及糖皮质激素治疗试验等可为本病的诊断提供有用信息。尽管影像学检查在诊断眼眶病中具有重要价值，但因很多疾病影像学表现相似，给确诊造成困难。本例患者以视物模糊首诊于眼科，且病变已累及眼球后极部球壁，故当地医院曾怀疑脉络膜黑色素瘤。我们通过对各项检查结果综合分析，排除了脉络膜黑色素瘤的可能性，初步诊断为 IOIP。这提示我们对一些疑难病进行诊断时，将多种检查结果进行综合分析至关重要[5]。

对于 IOIP 糖皮质激素应用既可作为一种治疗措施，也可作为一种诊断试验。对于本例患者，我们在初步诊断的基础上给予糖皮质激素治疗，并多次对比治疗前后 MRI 影像学改变，发现病变并未好转，且在治疗过程中病情突然加重，尤其是结膜下组织鱼肉样弥散性增殖，眶内病变范围扩大，导致我们疑诊为淋巴瘤，最终通过对切除组织的病理组织学检查，确诊为 IOIP。

目前，IOIP 的临床治疗方法主要包括药物、手术和放射治疗[6]，其中药物治疗一般首选糖皮质激素。当药物治疗无效时，可以行手术和放射治疗。本例患者在糖皮质激素治疗过程中病情突然加重，故建议患者行手术及病理组织学检查，最终经病理组织学检查确诊后全身应用大剂量糖皮质激素治疗，并在手术中给予高浓度糖皮质激素湿敷创腔，经过系统治疗，患者病情痊愈，随访 5 年未见复发。

参 考 文 献

[1] Jacobs D，Galetta S. Diagnosis and management of orbital pseudotumor. Curr Opin Ophthalmol，2002，13（6）：347-351.

[2] Mendenhall WM，Lessner AM. Orbital pseudotumor. Am J Clin Oncol，2010，33（3）：304-306.

[3] Yuen SJ，Rubin PA. Idiopathic orbital inflammation：distribution，clinical features，and treatment outcome. Arch Ophthalmol，2003，121（4）：491-499.

[4] 李静，马建民. 特发性眼眶炎性假瘤病因及发病机制的研究进展. 中华实验眼科杂志，2012，30（5）：471-475.

[5] 张敬学，马建民. 特发性眼眶炎性假瘤的诊断. 中华实验眼科杂志，2013，31（3）：310-312.

[6] 李静，马建民. 特发性眼眶炎性假瘤的治疗进展. 中华实验眼科杂志，2012，30（6）：571-576.

病例 34

双眼眶原发性淀粉样变性

◆ 引言

双眼眶原发性淀粉样变性是一种罕见的眼部慢性病变，累及范围较为广泛，不仅可以累及眼睑，而且可以累及眼外肌和眶内脂肪等组织，临床表现为受累眼睑肿胀并下垂、眼球突出及运动障碍等，病理组织学活检是确诊该病的金标准。本文报道 1 例双眼眶原发性淀粉样变性的诊治过程。

◆ 病历资料

患者女性，42 岁。因双眼睑渐进性肿胀 19 年，加重 2 年到首都医科大学附属北京同仁医院眼肿瘤专科就诊。患者于 19 年前出现双眼上睑肿胀，伴眼球轻度突出，无明显诱因，无眼痛和复视。曾在当地医院诊断为双眼眶炎性假瘤，给予糖皮质激素治疗（具体药物名称不详），症状稍缓解。17 年前因患者病情加重就诊于天津医科大学某医院，以双眼眶炎性假瘤行右眼眶内肿物切除术，病变组织经病理组织学检查诊断为淀粉样变性。近 2 年来，患者双眼睑肿胀明显加重，出现双眼上睑下垂，并伴视力下降，以右眼为著。患者否认外伤史、甲状腺功能亢进病史、感染史及家族遗传史。

患者全身一般情况良好。眼科检查：双眼视力 0.3，矫正视力不提高；眼压右眼 20mmHg，左眼 19mmHg；双眼睑肿胀，右侧为著，双上睑下垂，双眼眼前节及眼底检查未见明显异常，双眼球各方向运动均明显受限（见图 34-1）。眼眶 MRI 扫描显示双侧眼球突出，眼球形态尚可，右眼眼上肌群、下直肌及上斜肌、左侧下直肌、眼上肌群明显增粗，呈长 T1 短 T2 信号，信号不均匀，同时累及肌腱和肌腹，增强扫描后受累眼外肌强化程度较低；眼眶内下象限肌锥外间隙可见片状、条状短 T2 信号影，信号不均匀，边界模糊；眼球后脂肪内见索条影，泪腺略增大并向前移位，考虑炎性假瘤可能性大，双侧泪腺增大并脱垂（见图 34-2）。

患者于全身麻醉下行左眼眶内肿物切除术。病变标本的病理组织学检查显示左眼眶标本内纤维结缔组织及脂肪组织中有淀粉样物质沉积，横纹肌组织内可见淀粉样物质沉积及灶状钙化，符合淀粉样变性的病理学特征。病变标本免疫组织化学检测显示刚果红染色阳性。

患者于术后 7 天转入血液科继续治疗。予以骨髓穿刺活检显示左髂骨待检组织中有少许骨及骨髓组织，造血组织与脂肪组织比例及粒性白细胞与红细胞比大致正常，可见巨核细胞，未见淀粉样物质沉积。病理组织学检查显示刚果红呈橘红染色，PAS 染色呈紫色；免疫组织化学检测显示 Fe^+，Ag^+，$CD235a^+$，MPO^+，CD20 散在 $^+$，CD45Ro 散在 $^+$。骨髓细胞形态学检查未见异常；骨髓 IgH 基因重排（−），骨髓细胞免疫分型及染色体检查均未见异常；血清蛋白电泳及免疫固定电泳中均未见 M 成分，尿轻链定量在正常参考范围内。腹部 CT 环绕彩色超声检查显示多囊肝合并多囊肾。超声心动图结果显示三尖瓣关闭不全（轻度）。血常规、尿常规、肝肾功能及凝血 4 项等实验室检查均未见明显异常。采用左旋苯丙氨酸氮芥和泼尼松（MP 方案）进行化学治疗，治疗过程顺利，随访至今，双眼病情稳定。

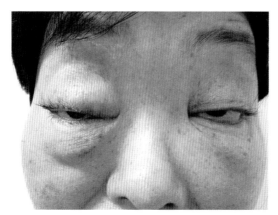

图 34-1　患者术前双眼外观像

双眼睑肿胀，上睑下垂，以右侧为著，双眼球各方向运动均受限

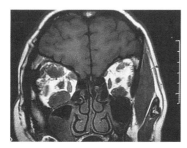
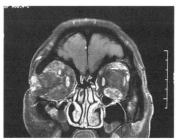
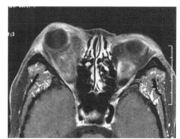
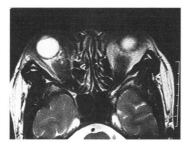
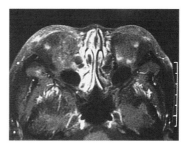

图 34-2　眼眶淀粉样变性 MRI 扫描影像

右侧眼上肌群、下直肌及上斜肌、左侧下直肌、眼上肌群明显增粗，呈长 T1 短 T2 信号，信号不均匀；增强扫描受累眼外肌强化程度较低。眼眶内下象限肌锥外间隙还可见片状、条状短 T2 信号影，信号不均匀，边界模糊，球后脂肪内见索条影

◆ 讨论

淀粉样变性是由不溶性淀粉样蛋白沉积在组织器官中引起的一类疾病，根据发病部位不同可分为系统性和局限性两类，根据病因不同可分为原发性和继发性两类，其中原发系统性为最常见的类型，约占淀粉样变性的 70%[1]。原发系统性淀粉样变性常累及心、肝、肾、皮肤等多种组织器官，眼部也可受累，多表现为玻璃体混浊和视网膜病变。局限性淀粉样变性临床上少见，多发生于头颈部，仅 4% 患者发生于眼眶，主要累及眼睑和结膜[2,3]，泪腺和眼外肌受累者罕见[4-6]。本例患者病史长，否认眼部感染和炎症史，双眼眶内多条眼外肌均受累，多项检查并未显示其他组织器官系统性受累，故目前诊断为双眼眶原发性淀粉样变性。经查阅和复习国内外相关文献，仅有 1 例双眼眶同时受累的病例报道[5]。

眼眶淀粉样变性的影像学检查包括 MRI 和放射性核素检查。放射性核素标记的血清淀粉样 P 物质（serum amyloid P component，SAP）是淀粉样物质的特异性示踪剂，可以评估淀粉样物质沉积的范围，还可监测病变的治疗效果。MRI 在不同的组织中有不同的表现，但均缺少特异性，是一种辅助性检查方法[1]。

病理组织学检查是诊断眼眶淀粉样变性的金标准，刚果红染色对淀粉样变性的诊断具有特异性，光学显微镜下可见受累组织内淀粉样物质沉积。眼外肌淀粉样变性的病理组织学诊断标准为横纹肌结构的破坏，横纹呈部分的或完全消失，可见大量不均一的、云朵样嗜伊红物质，过碘酸希夫染色呈紫色，刚果红染色呈橘红色，偏振光显微镜下呈绿色荧光[7]。

根据免疫组织化学染色结果可将淀粉样物质分为免疫球蛋白轻链（AL）、血清淀粉样蛋白 A（AA）、甲状腺素运载蛋白及半胱氨酸蛋白酶抑制剂 C 等类型，以前两者常见，AL 型多见于原发性淀粉样变性和继发于多发性骨髓瘤患者，AA 型多见于继发性淀粉样变性患者。AL 型多见于中老年人，20% 合并多发性骨髓瘤[8]。本例患者属于 AL 型，全身检查未见异常，确诊为原发性淀粉样变性。

眼眶淀粉样变性的临床表现与多种眼眶病相似，如特发性眼眶炎性假瘤、甲状腺相关眼病和淋巴瘤等，因此在诊断时要注意鉴别[7]。本例患者发病过程中多次拟诊为双眼眶炎性假瘤，可见仅凭临床表现和影像学检查难以明确诊断，手术切除组织的病理组织学检查是确诊的可靠方法。

淀粉样变性的治疗较为困难，特别是原发性系统性病变者。治疗主要考虑 3 个方面：①降低淀粉样物质产生；②抑制淀粉样物质的聚集和沉积；③促进已沉积的淀粉样物质的溶解。自 1975 年 Cohen 等[1]首先应用左旋苯丙氨酸氮芥和泼尼松（MP 方案）进行治疗以来，MP 方案一直作为标准治疗方案应用至今，但仅有 30% 的患者对 MP 方案治疗反应良好[1]。其他的治疗措施包括 VBMCP[长春新碱、卡氮芥、左旋苯丙氨酸氮芥、环磷酰胺、泼尼松]方案、造血干细胞移植和器官移植等。目前临床上对于原发性局限于眼眶的病变尚无标准治疗方案，多采用局部病变切除联合斜视矫正术[7,9]。有文献曾报道了 2 例局限于眼眶的原发淀粉样变性患者在手术切除后应用外放射治疗，分别随访 2 年和 6 年未见复发[10]。但是，关于放射疗法的远期疗效尚有待大样本的病例观察结果进行验证。本例患者双眼多条眼外肌受累，手术切除仅能明确诊断。因患者视力较差，故未建议患者进行局部放射治疗。患者最终同意转入血液科采用 MP 方案进行化学治疗。随访至今，患者双眼症状稳定。

参 考 文 献

[1] 林洁,段云,武永吉.原发性淀粉样变性的诊断和治疗.中华血液病杂志,2003,4(6):335-336.

[2] Taban M,Piva A,See RF,et al. Review:orbital amyloidosis. Ophthal Plast ReconstrSurg,2004,20(2):162-165.

[3] Leibovitch I,Selva D,Goldberg RA,et al. Periocular and orbital amyloidosis:clinical characteristics,management,and outcome. Ophthalmology,2006,113(9):1657-1664.

[4] Prabhakaran VC,Babu K,Mahadevan A,et al. Amyloidosis of lacrimal gland. Indian J Ophthalmol,2009,57(6):461-463.

[5] Gonçalves AC,Moritz RB,Monteiro ML. Primary localized amyloidosis presenting as diffuse amorphous calcified mass in both orbits:case report. Arq Bras Oftalmol,2011,74(5):374-376.

[6] Paula JS,Paula SA,Cruz AA,et al. Superior oblique muscle amyloidosis mimicking myositis. Ophthal Plast ReconstrSurg,2008,24(1):77-79.

[7] Al-Nuaimi D,Bhatt PR,Steeples L,et al. Amyloidosis of the orbit and adnexae. Orbit,2012,31(5):287-298.

[8] 张波,李永平,钟秀风,等.局限于眼肌的淀粉样变性一例.中华眼科杂志,2005,41(10):945-947.

[9] Patrinely JR,Koch DD. Surgical management of advanced ocular adnexal amyloidosis. Arch Ophthalmol,1992,110(6):882-885.

[10] Khaira M,Mutamba A,Meligonis G,et al. The use of radiotherapy for the treatment of localized orbital amyloidosis. Orbit,2008,27(6):432-437.

病例 35
眼眶血管外周细胞瘤

◆ 引言

血管外周细胞瘤（hemangiopericytoma，HPCT）是一种较为少见的间叶组织血管源性肿瘤，常发生于颅内、椎管内、下肢和胸腹腔内。眼部 HPCT 较为少见，累及眼眶的 HPCT 发生率更低。眼眶 HPCT 发病机制尚不明确，主要临床表现为肿瘤占位效应所致的眼球突出。手术切除是治疗眼眶 HPCT 的主要方法，术后应注意对患者进行密切随访，以警惕肿物的复发及转移。

◆ 病历资料

患者男性，26 岁。因左眼球突出 7 个月，加重 2 个月就诊于首都医科大学附属北京同仁医院眼肿瘤专科。患者双眼视力 20/50，双眼眼压 16mmHg，双眼前节及后节未见异常。患者左眼球突出，眼球运动不受限。眼眶 CT 扫描显示左眼眶肌锥内间隙球后类圆形软组织密度影，密度均匀，大小约 2.2cm×1.8cm×1.0cm，与下直肌分界欠清；视神经受压上移，眼球向前方突出，右侧眼眶及眼内容物未见明显异常（见图 35-1）。患者以左眼眶内肿物入院，在全身麻醉下行左侧眶内肿物摘除术，术中做下直肌牵引缝线，从外眦部切开皮肤，自内眦区结膜做切口，分离结膜下组织，向眶内深处分离，暴露并切除肿物。术中可见肿物呈鱼肉状外观，质地中等，无明显包膜，边界尚清，肿物与周围组织轻度粘连。用妥布霉素生理盐水冲洗创腔，置入引流条一根，对位缝合结膜切口及外眦皮肤切口，术毕用抗生素眼

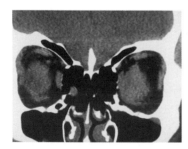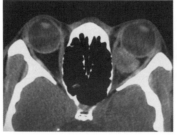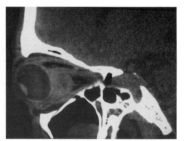

图 35-1 眼眶 CT 扫描影像

左眼眶球后肌锥间隙可见类圆形软组织密度影，密度均匀，与下直肌分界欠清，视神经受压上移，眼球向前突出

膏涂术眼,无菌敷料遮盖,适当加压包扎。切除肿物的病理组织学检查可见梭形肿瘤细胞,部分区域细胞较密集,增生较活跃(见图 35-2)。切除肿瘤的免疫组织化学检测显示 CD34 血管[+]、CD31 血管[+]、bcl-2[-]、S-100 少许散在[+]、SMA 血管[+]、CD56[-]、Desmin[-]、CK[-]、EMA[-]、ALK[-]、p53[-]、Ki-67 指数 5%、CD117[-]、FN[+]、FLI-1 散在[+]、Vimentin[+],符合血管外周细胞瘤改变(见图 35-3)。患者于术后 7 天拆线出院,随访至今未见复发。

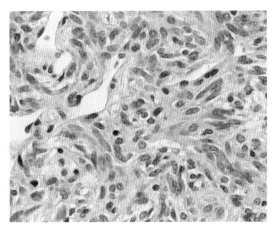

图 35-2　眶内病变组织的病理组织学检查(HE×200)
可见梭形瘤细胞,部分区细胞较密集增生较活跃

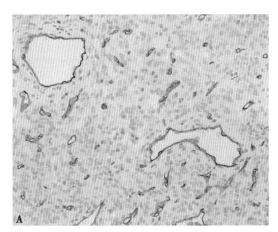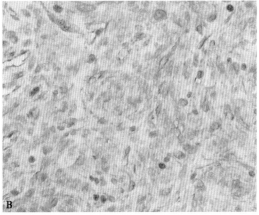

图 35-3　眶内病变组织的免疫组织化学检测
A:可见病变组织中 CD34 表达阳性(DAB×100);B:可见病变组织中 Vimentin 表达阳性(DAB×200)

◆ 讨论

　　HPCT,也称血管外皮细胞瘤或 Ziminerman 细胞瘤,1923 年由 Ziminerman 首次发现并描述,1942 年正式被命名血管外周细胞瘤。HPCT 的男女发病比例约为 1.5:1,发病平均年龄 45 岁[1]。除全身发病部位外,HPCT 也可发生于眼眶腔内[2]、泪腺、结膜[3, 4]、脉络膜[5]、视神经[6]、泪囊[7]等眼部组织中,眼眶 HPCT 发生率较低,为 0.3%~3%[8, 9]。

HPCT 的发病机制尚不明确,可能与高血压、糖皮质激素的长期应用、外伤等因素有关。眼眶 HPCT 的临床表现主要与肿瘤占位效应有关,表现为眼球突出、眼球运动障碍、眶周疼痛以及视力下降等,与其他眼眶血管源性肿瘤相比较,HPCT 病程较短。本例患者系青年男性,无明显发病诱因,眼球突出症状发展较快,与 HPCT 的特征基本相符。本例患者仅 26 岁,提示我们尽管在青年患者中较为少见,但 HPCT 的确也可发生于青年人。

HPCT 影像学特征不明显,CT 扫描常表现为单发的、局限的圆形或椭圆形肿物,大小不等,边界清晰,肿物内部可出现坏死或囊性改变,少数病变也可出现钙化;有时瘤体可侵蚀邻近的骨质,呈溶骨性破坏。MRI 扫描显示肿物 T1 序列呈等信号或稍低信号影,T2 序列为稍高信号影。肿物血供丰富,血管流空信号影较多见,瘤体强化明显。肿瘤体积较大时 MRI 也可显示其对周围骨质的压迫征,但周围组织水肿不明显[10]。

HPCT 的确诊主要依赖于病理组织学检查,肉眼观瘤体多呈圆形或椭圆形,大小不等,无包膜或有假包膜,瘤体组织呈鱼肉状外观。低倍光学显微镜下可见肿瘤内含大量毛细血管,网状纤维染色对诊断往往有重要价值。高倍光学显微镜下可见不规则增生的血管周细胞,管腔周围有成团的梭形细胞,可见核分裂象[11]。根据病理组织学特点及核分裂情况,HPCT 可分为良性、界限性和恶性 3 种类型[2]。肿瘤组织的免疫组织化学检测对 HPCT 诊断有帮助,但在瘤组织分期及判断患者预后方面的作用有限[12]。

眼眶 HPCT 主要以手术治疗为主,手术时尽可能将肿物完整摘除。因肿物血供丰富,术中应警惕有大出血的可能,可以考虑在术前 48 小时内进行血管内栓塞,以减少术中出血量[13]。HPCT 的复发率较高,为 20%～80%[8],且可发生转移,常见的转移部位包括肺部、肝脏、纵隔、骨骼及颅内[14]。HPCT 发生转移或复发的时间多在术后 1 个月到 7 年[15],手术中完整摘除肿物是减少复发的主要手段,同时还可辅以术后放射治疗,剂量一般为 50Gy 左右,也可辅以化学治疗。另外,手术后应注意对患者进行密切随访,警惕肿物复发及转移。

参 考 文 献

[1] Billings KR, Fu YS, Calcaterra TC, et al. Hemangiopericytoma of the head and neck. Am J Otolaryngol, 2000, 21(4): 238-243.

[2] Croxatto JO, Font RL. Hemangiopericytoma of the orbit: a clinicopathologic study of 30 cases. Hum Pathol, 1982, 13(3): 210-218.

[3] Sujatha S, Sampath R, Bonshek RE, et al. Conjunctival haemangiopericytoma. Br J Ophthalmol, 1994, 78(6): 497-499.

[4] Grossniklaus HE, Green WR, Wolff SM, et al. Hemangiopericytoma of the conjunctiva. Two cases. Ophthalmology, 1986, 93(2): 265-267.

[5] Papale JJ, Frederick AR, Albert DM. Intraocular hemangiopericytoma. Arch Ophthalmol, 1983, 101(9): 1409-1411.

[6] Boniuk M, Messmer EP, Font RL. Hemangiopericytoma of the meninges of the optic nerve. A clinicopathologic report including electron microscopic observations. Ophthalmology, 1986, 92(12): 1780-1787.

[7] Witschel H. Haemangiopericytoma of the lacrimal sac. Orbit, 2009, 13: 91-96.

[8] Mena H, Ribas JL, Pezeshkpour GH, et al. Hemangiopericytoma of the central nervous system: a review of 94 cases. Hum Pathol, 1991, 22(1): 84-91.

[9] Lee YC，Wang JS，Shyu JS. Orbital hemangiopericytoma–a case report. Kaohsiung J Med Sci，2003，19（1）：33-37.

[10] 祝玉芬，赵亚芳，张彦旭，等. 眼眶内血管外皮细胞瘤影像诊断及鉴别诊断. CT 理论与应用研究，2013，22（4）：715-720.

[11] 张海燕. 4 例血管周细胞瘤临床病理及免疫组化分析. 中国实用医药，2010，5（23）：102-103.

[12] Hsu CH，Wei YH，Peng Y，et al. Orbital hemangiopericytoma in an Asian population. J Formos Med Assoc，2014，113（6）：356-363.

[13] Jeeva I，Chang BY，Bagdonaite L，et al. Treatment of orbital haemangiopericytoma with surgery and preoperative embolization. Eye（Lond），2013，27（2）：283-284.

[14] Pacheco L，Fernandes BF，Miyamoto C，et al. Rapid growth of an orbital hemangiopericytoma with atypical histopathological findings. Clin Ophthalmol，2013，2014（8）：31-33.

[15] Diniz WV，Shields CL，Shields JA，et al. Orbital haemangiopericytoma simulating an intraocular mass. Br J Ophthalmol，1999，83（6）：756-757.

病例 36

眼眶内脑神经组织迷芽瘤伴先天性眼球发育异常

◆ 引言

迷芽瘤是一种正常组织发生异位生长的先天性疾病。眼睑、结膜和角膜缘是眼部迷芽瘤好发部位,表皮样囊肿和皮样瘤是其常见的组织学类型。发生于眼眶的脑神经组织迷芽瘤罕见,尤其是伴有先天性眼球发育异常者更为罕见。

◆ 病历资料

患儿女性,7月龄。家长发现患儿右眼球突出伴下转6个月余。患儿出生后家长即发现患儿右眼球突出,向外下方偏转,不伴有眼红及黑眼珠变大史。患儿父母身体健康,足月顺产,无产伤及吸氧史,父母均无家族遗传病史,母亲否认孕期感染史,患儿哥哥身体健康。患儿于2009年11月到首都医科大学附属北京同仁医院眼科就诊,以右眼眶内肿物,右眼先天性发育异常,先天性小角膜入院。眼科检查:患儿视力检查不配合,眼压指测 Tn,右眼球轻度向前方突出并外下方转位,各方向运动受限,角膜混浊,直径约9mm,前房稍浅,瞳孔圆;晶状体混浊,眼底窥不清。左眼各组织结构及运动均未发现异常。眼眶 MRI 显示右眼眶内上象限肌锥内类椭圆形长 T1、长 T2 信号影,信号均匀,STIR 像内部高信号未被抑制,病变边界清,大小约 2.5cm×1.4cm×1.6cm;病变压迫眼球导致眼球变形并向正前方突出,眼上肌群受压上抬,内直肌向鼻侧移位,视神经受压向内下移位,晶状体信号略低,玻璃体内于赤道后部可见异常信号影,累及视盘。MRI 提示:右眼眶内上象限肌锥内间隙囊性占位病变,考虑为良性,囊肿可能性大;右眼球发育异常(见图36-1)。入院诊断:右眼眶内肿物,右眼先天性发育异常,右眼先天性小眼球,右眼先天性小角膜,右眼先天性白内障。患儿入院后给予眼部抗炎支持治疗,在全身麻醉下行右眼眶内肿物切除术,经外眦切开结膜入路,向眶内分离摘除肿物,术中见肿物位于眼球后壁,质软呈囊样,穿刺有清亮液体流出,小心分离肿物至眼球壁,见肿物与眼球鼻侧壁粘连紧密,部分相融合,切除囊样肿物后严密缝合缺损区眼球后壁,并对缝合处球壁进行透热处理。术后给予抗炎和止血药物治疗,术后7天拆除外眦皮肤缝线并出院。手术切除组织的病理诊断:眼眶脑神经组织迷芽瘤(见图36-2)。患儿出院诊断:右眼眶内脑神经组织迷芽瘤,右眼先天性发育异常,先天性小眼球,先天性小角膜,先天性白内障。

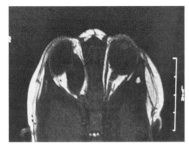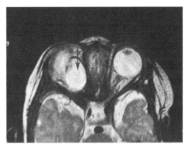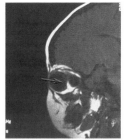

图 36-1　眼眶 MRI 扫描影像

右眼眶鼻上象限肌锥内类椭圆形长 T1、长 T2 信号影，病变边界清，呈囊状（红箭头）。眼球变成长椭圆形，向前方突出，眼环形态异常。右眼较左眼眼球体积小，肿物颞侧与眼环鼻侧接触区边界不清

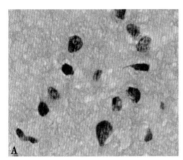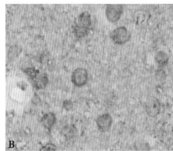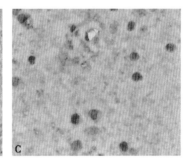

图 36-2　眼眶脑神经组织迷芽瘤病理组织学改变

A：眼眶内发现大量的脑神经组织被致密纤维结缔组织包裹（HE×400）；B：神经胶质细胞特异蛋白 GFAP 阳性细胞胞质呈棕黄或褐色，细胞突起呈弥漫性着色，细胞核不着色（×400）；C：S-100 为双染色，即胞质和胞核均为棕黄或黄褐色，有突起，呈放射状（×400）

◆ 讨论

　　眶内脑神经组织迷芽瘤临床上罕见，从临床症状、影像学检查及术中所见与先天性小眼球合并眼眶囊肿非常相似。先天性小眼球合并眼眶囊肿属于先天发育异常，是胚眼发育过程中胚裂未能按时闭合，眼杯成分经过中胚叶相应裂口向眼外生长而形成了眼眶囊肿；该囊肿是不成熟的视网膜经眼球壁缺失向外疝出的球形肿物。该病 1858 年由 Arlt 首先报告 [1]，可能与孕期病毒感染或药物接触有关，无遗传倾向，无明显的性别或眼别倾向，单眼多发，1/3 双侧发病，多合并先天性眼球发育异常如小角膜、白内障、永存原始玻璃体增生症等，很少伴有其他系统异常。Natanson 等 [2] 总结 74 例先天性小眼球合并眼眶囊肿患者，其中仅有 8 例伴有其他系统异常，如心血管、生殖系统、面部及骨骼发育异常或脑膜膨出、脑积水 [2] 等。先天性小眼球合并眼眶囊肿可分 3 种表现型：①眼球与囊肿并存；②眼球如红豆大，贴附于囊肿壁上，CT 可见大囊肿，小眼球；③仅有附着囊肿后壁的眼球痕迹，CT 只显示眶内囊肿。眶内脑神经组织迷芽瘤的特点与先天性小眼球合并眼眶囊肿第一种表现型相似，患儿生后即发现眼球发育异常，如眼球突出、下转、小眼球、小角膜伴有先天性白内障等，MRI 可显示眶内囊样肿物，术中亦见囊状肿物与球壁粘连紧密，部分融合。但

在术后的病理组织学检查过程中发现囊肿的成分为大量脑神经组织被致密纤维结缔组织包裹，可见脑神经胶质细胞，免疫组织化学证实神经胶质细胞中胶质纤维酸性蛋白（glial fibrillary acidic protein，GFAP）和酸性钙结合蛋白（S100β）这两种重要的特异性标志物表达阳性，证实术中切除的囊样肿物为脑神经胶质组织构成，病理组织学诊断为眼眶脑神经组织迷芽瘤。

眶内脑神经组织迷芽瘤是指正常组织生长部位异常的一种先天性疾病，是儿童和青年人中常见的眼部良性肿瘤。何为民等[3]总结 203 例眼部眶内脑神经组织迷芽瘤的病理组织学类型，发现眼睑、球结膜下和角膜缘是其常发生的部位，此外也可发生于眼眶、角膜和泪阜，以表皮样囊肿类型最多，其次是皮样瘤；迷芽瘤根据其组成分为含有单一成分的单纯性迷芽瘤和含多种成分的复合性迷芽瘤。眼眶脑神经组织迷芽瘤即在眼眶内发现异位的脑神经组织，婴儿多见，CT 和 MRI 检查表现为眶内囊样肿块，可与颅内沟通，也可完全与颅内隔离，手术发现肿物位于球后肌锥间隙内，与视神经无关联。关于眼眶内组织异位的原因，多数学者认为与眶内脑膜脑组织膨出有关，是脑膜脑膨出的一种特殊类型[4]。

眶内脑神经组织迷芽瘤还应与先天性囊肿眼或视神经鞘囊肿等疾病进行鉴别。先天性囊肿眼是由于视泡未发生凹陷而导致眼球发育成一个或多个囊肿的先天异常，无眼内结构，个别患者可有晶状体[5]。视神经鞘囊肿影像检查可见眼眶肌锥内囊状肿物，术中可发现与视神经相连，是来源于视神经鞘的肿物，分离时会引起瞳孔散大[6]。

关于先天性眼球发育异常伴眼眶囊肿的治疗方面观点不一。如果囊肿较小，生长缓慢，或有一定视力可观察随诊而不予处理；如囊肿较大而影响外观，或家属要求强烈可实施手术。可有几种术式：①抽吸囊内液：最为简单，但易复发，有些患者经过反复多次抽吸可使囊肿闭合；②囊肿单纯切除：适用于囊肿较大，眼球突出明显，但与眼球粘连范围较小的囊肿，可修补破损眼球壁，有利于改善外观；③眼球摘除：如果患眼已丧失功能，患儿正处于眶骨发育阶段，则有必要切除无功能的小眼球和囊肿，Ⅰ期安装义眼，刺激眶骨正常发育。本文患儿囊肿较大，术中完整切除囊肿，缝合眼球壁，改善了眼球突出及外下转的外观问题，如果患儿今后出现严重眼球萎缩，可以考虑行眼球摘除联合义眼台植入术。

因此，在临床工作中遇到婴儿先天性眼球发育异常伴有眼眶囊肿者应综合分析囊肿是来源于发育异常的眼球壁、膨出的脑组织、视神经鞘还是眼球本身发育障碍所形成的囊肿，从而减少漏诊和误诊，但最终确诊需要病理组织学证据的支持。

参 考 文 献

[1] Huang TY，Tsai YJ，Tan HY，et al. Managing epibulbar choristoma with microphthalmos. Pediatr Ophthalmol Strabismus，2008，45（3）：172-173.

[2] Grover AK，Chaudhuri Z，Popli J. Clinical anophthalmia with orbital heterotopic brain tissue. Ophthalmic Surg Lasers Imaging，2007，38（2）：148-150.

[3] 何为民，夏瑞南，罗清礼. 203 例眼部迷芽瘤的组织病理学分类. 中国实用眼科杂志，1998，16（1）：37-38.

[4] 李永纯，卢德宏. 眼眶内脑组织异位一例. 中华病理学杂志，2005，34（3）：190-191.

[5] Harmon HI，Gossman MD，Buchino JJ，et al. Orbital ganglioglioma arising from ectopic neural tissue. Am J Ophthalmol，2000，129（1）：109-111.

[6] Niwald A，Orawiec B，Graek M. Choristoma of visual organ in children. KlinOczna，2007，109（7-9）：297-300.

病例 37

眼眶横纹肌肉瘤

◆ 引言

眼眶横纹肌肉瘤（orbital rhabdomyosarcoma，ORMS）是一种常见的眼部恶性肿瘤，多发生于儿童，平均发病年龄为7～8岁，婴幼儿少见。ORMS来源于中胚叶未分化的多能间充质细胞。病情发展迅速、恶性程度高是其主要临床特点，目前多采用综合方案进行治疗。

◆ 病历资料

患儿男性，5月龄。因左下睑肿胀20天，加重5天就诊。患儿家长诉20天前发现患儿左眼下眼皮出现肿胀，无明显诱因，曾去当地医院就诊，给予红霉素眼膏局部涂抹，效果不佳。近5天患儿左眼下眼睑肿胀明显加重，可扪及下眼睑肿块，故就诊于首都医科大学附属北京同仁医院眼肿瘤专科。患儿发病以来无眼痛、畏光、溢泪等症状，近期无感冒发热史，无外伤及手术史。个人史和家族史无异常情况。患儿全身一般情况良好，生命体征平稳，神志清，心、肺、腹部检查未见异常。眼科检查：双眼视力检查不配合。左眼下睑肿胀，皮肤轻微充血，下睑可触及肿物，大小约1.2cm×1.7cm×1.5cm，质地较硬，活动度差，眼球向上移位及突出（见图37-1）；结膜轻微充血，角膜透明，瞳孔圆，直径约3mm，直接对光反射存在，眼底检查不合作。右眼未见异常。CT扫描显示左眼眶内有一实性占位病变，密度

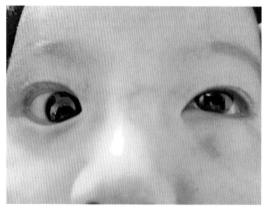

图37-1　患儿术前外观像

均匀,边缘不规则,界限不清楚,眼外肌受压移位,与肿块分界不清,眼球内未见异常密度影,眼眶骨质破坏(见图 37-2)。MRI 扫描显示左眼眶内下象限有团块状软组织信号影,呈 T1、T2 等信号,内可见斑片状长 T2 信号,下直肌前部及下斜肌显示不清,眼球受压向外上移位,病变向下突入下颌窦。眼球及眼环未见异常信号影。右眼眶未见异常(见图 37-3)。初步诊断:左眶内占位病变,横纹肌肉瘤可能性大。患儿入院后在全身麻醉下行左眼眶内肿物切除术,术中见肿物呈鱼肉样外观,手术后病理组织学诊断:横纹肌肉瘤。患儿手术后恢复良好,术后 1 周转儿科接受化学治疗,随访至今病情稳定,未见复发。

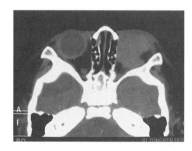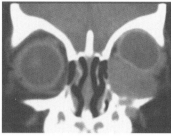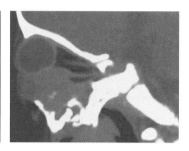

图 37-2　双侧眼眶手术前 CT 扫描影像

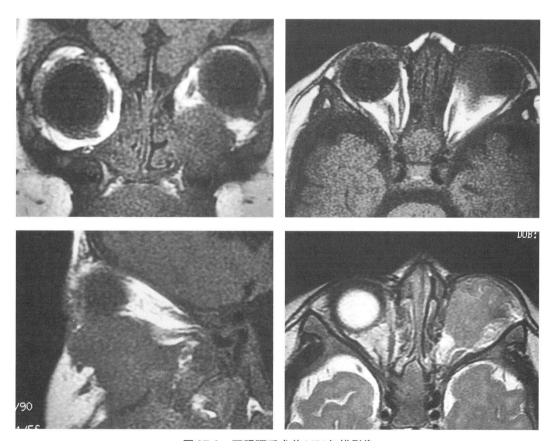

图 37-3　双眼眶手术前 MRI 扫描影像

◆ 讨论

横纹肌肉瘤（rhabdomyosarcoma，RMS）是儿童时期多见的原发性眶内恶性肿瘤[1]，占儿童所有恶性肿瘤的5%[2]，占所有儿童期软组织肉瘤的50%[3]，其中35%发生在头颈部[4]。ORMS占所有头颈部横纹肌肉瘤的25%~35%[5,6]，发生于眼睑[7]、结膜[8,9]、眼内[10]者较少。ORMS来源的中胚叶未分化的多能间充质细胞具有分化为横纹肌细胞的能力。ORMS主要发生于10岁以下儿童，男性多于女性，成年人甚至老年人亦可发病，但少见[11,12]。

ORMS起病急，进展迅速，主要临床表现为眼睑肿胀、眼球突出及移位，早期即可出现眼球运动受限；部分病例可于眶缘触及肿块，结膜充血水肿较重，甚至脱出于睑裂之外。发生于眶上部者首发症状可为眼睑水肿及上睑下垂[13,14]。随着肿物逐渐长大导致眼球受压，眼底检查可见视网膜和脉络膜皱褶、视盘水肿和视网膜静脉迂曲扩张[15]。ORMS恶性程度高，发展快，进展期肿瘤很容易侵蚀眶骨壁，局部蔓延至鼻旁窦和鼻腔，甚至侵入颅腔，晚期可发生远处转移，主要通过血行转移到全身各器官，尤其是肺和颈部淋巴结，骨、肝等也可见；因眼眶内无淋巴管道，故淋巴转移途径罕见，但当病变侵犯到眼睑和结膜时，肿瘤细胞就可以通过眼睑和结膜的淋巴系统进行转移[15]。

B型超声、CT、MRI等影像学检查有助于ORMS的诊断。B型超声显示病变为形状不规则的低回声区或无回声区，声衰减不显著，探头压迫不变形，提示实体性病变，但B型超声检查不具有特异性，病变贴附眼球时可使眼球变形。多数ORMS经彩色多普勒超声探查可见丰富而杂乱的彩色血流，呈动脉频谱[16]。CT上病灶呈均匀的等密度或稍低密度，增强后多为中等或明显强化，少数为不规则片状强化；肿瘤较大时，可包绕眼球，但眼球壁多不受侵犯，表现为铸型征；因CT对邻近颅骨和眶骨发生的骨质改变显示较清楚，有助于判断预后[16,17]。ORMS在MRI的T1WI上与眼外肌相比呈均匀的等或略低信号，在T2WI上为高信号，增强后多呈中等或明显强化。若肿瘤内有出血、坏死、钙化，则T1WI和T2WI都为高信号。脂肪抑制技术和增强扫描的T1WI可更清楚地显示肿瘤边缘、累及范围、与眼外肌和视神经的解剖关系等，定位及定性诊断更为准确[18,19]。此外，MRI对判断肿瘤复发有一定的特征性，在手术部位瘢痕组织的低信号区内出现高信号，常表示肿瘤复发[20]。

ORMS需要与导致儿童眼突的其他疾病进行鉴别，如眶蜂窝织炎、毛细血管瘤、绿色瘤等。眶蜂窝织炎是眶内软组织的急性炎症，常继发于筛窦炎、额窦炎或细菌性眼内炎等感染性病变，表现为迅速发生的眼球突出，疼痛明显，伴有发热和中性粒细胞升高；CT、MRI扫描显示筛窦、额窦、眼眶弥漫炎性改变，眼眶内侧壁常出现骨膜下脓肿，抗生素治疗有效。ORMS出现坏死合并细菌感染时常表现出类似眶蜂窝织炎的症状，但抗感染治疗效果欠佳，需结合病史及辅助检查仔细鉴别[21,22]。毛细血管瘤是婴幼儿最常见的眼眶部肿瘤，多发现于出生后3个月以内的婴儿，并且肿瘤逐渐增大，但多数患儿于1岁之后病变趋于静止，有些患儿肿物可自行消退。深层病变多侵犯眼睑深层和眶隔后，表现为睑皮肤或结膜呈紫蓝色隆起，哭闹时肿物增大。发生于眶内者常导致眼球缓慢突出移位[23,24]，CT示病变呈较高密度圆形肿块，边缘光滑清楚，轻度分叶，不侵犯眶内组织，强化明显均匀[25]。绿色瘤是儿童粒细胞性白血病的眼部表现，多在粒细胞性白血病发病后出现，但也有少数病例以绿色瘤为首发症状[26],此时根据临床表现及影像特点难以与 ORMS 相鉴别,但绿色瘤多为双眼发病,而 ORMS 多为单眼发病,应进行白细胞计数等相关检查以排除白血病[22]。

影像学检查有助于病变的定位及定性,但最终明确诊断需要依靠病理学检查。病理分型上根据主要的细胞成分可将 ORMS 分成胚胎型、腺泡型和多形型,其中胚胎型最常见[27, 28],多形型最少见。较大的肿瘤形状多不规则,边缘多呈灰白、淡红色,可见出血及囊肿形成,切面呈鱼肉状,无包膜。胚胎型 ORMS 的特征是在肌质样的背景中紧密堆积或疏松地散布着梭形和圆形细胞,成熟瘤细胞具有明亮的嗜酸性胞质和染色质密集的细胞核,表现为蝌蚪状、球拍状和飘带状等不同形状,仅有 50%～60% 的病例可见横纹。腺泡型 ORMS 具有特征性的纤维血管隔,并形成腺泡样结构,其中包含游离分布的、大小一致的、具有丰富的嗜酸性胞质的未分化细胞。多形型 ORMS 主要发生在中老年人,由各种分化程度的横纹肌母细胞组成,其中以发育后期的梭形肌母细胞为主要成分,多形性、异形性明显,排列紊乱,可见带状细胞、串珠细胞、球拍细胞等,胞质易见纵纹,横纹少见[13, 22]。在免疫组织化学检测方面,最常用的免疫组织化学标志物包括肌间线蛋白、特异性肌动蛋白、肌红蛋白、波形蛋白等[29],但在某些肉瘤中以上抗体也可阳性,故并不具有特异性,尤其是波形蛋白。近年来大量研究发现特异性较强的免疫标志物为 MyoD 蛋白家族,其作为肌源性特异性转录因子,与肌细胞生成素的表达有关[13, 14]。最新研究表明,DAX-1 及 Ap2β 是诊断腺泡型 ORMS 的敏感性及特异性均较高的免疫标志物[30]。

ORMS 的治疗主要包括手术、化学疗法及放射疗法等。国内马建民等提倡多学科协作模式治疗 ORMS 方案,以提高 ORMS 的治疗效果[31]。手术的目的在于尽可能切除肿瘤并进行病理组织学检查;ORMS 对化学治疗较敏感,并且与剂量呈相关性,多种药物的大剂量、多疗程和长时间的化学治疗有助于改善患者的预后[32-34]。化学治疗方案多采用 AVCP(阿霉素＋长春新碱＋环磷酰胺＋顺珀)、IEV(异环磷酰胺＋依托泊苷＋长春新碱)或 DEV(放射菌素 D＋依托泊苷＋长春新碱);放射治疗可有效地提高 ORMS 患者的生存率,减少复发[35],但应密切关注放射治疗不良反应,如放射性白内障、角膜炎、视网膜病变、葡萄膜炎、上睑下垂和眼表皮损等[36, 37]。研究表明,应用 [125]I 放射性粒子植入、质子放射疗法、近距离放射疗法、调强放射疗法技术等方法能减轻射线对周围正常组织的损伤[38-41]。生物治疗是目前研究的热点之一,常用的生物制剂有免疫调节剂、细胞因子及血管生长抑制剂因子等[42]。随着生物科学的发展进步,化学治疗、放射疗法、生物治疗及自体外周血造血干细胞移植治疗等相结合的治疗方案逐渐成为治疗 ORMS 的主要手段,可取得良好疗效,使患者的长期生存率提高[31, 43]。ORMS 的预后因初始病变的原发部位、组织学分型和分期以及复发病变的类型、治疗时机等不同而差异较大,国外报道 ORMS 的 5 年生存率为 49.8%～90.4%[37],国内的 5 年生存率介于 14.7%～83%[31, 44, 45]。

ORMS 起病急,进展迅速,恶性程度高,预后差,故应引起临床医生的高度重视。本例为 5 月龄婴儿,发病年龄早,早期主要表现为下睑肿胀,肿瘤短期内生长迅速,导致眶内广泛浸润,并引起眼眶骨质破坏,这提示临床医生对于婴幼儿眼睑肿胀者应及时行影像学检查,以便及早发现肿瘤,早期彻底切除肿物,并结合化学治疗、放射治疗等综合方法,改善患儿的预后。

参 考 文 献

[1] Putterman AM. Diagnosis and mnagement of orbital tumors. Radiology，1989，173（3）：600.

[2] Crist WM，Anderson JR，Meza JL，et al. Intergroup rhabdomyosarcoma study-Ⅳ：results for patients with nonmetastatic disease. J ClinOncol，2001，19（19）：3091-3102.

[3] Stuart A，Radhakrishnan J. Rhabdomyosarcoma. Indian J Pediatr，2004，71（4）：331- 337.

[4] Oberlin O，Rey A，de Toledo SJ，et al. Randomized comparison of intensified six-drug versus standard three-drug chemotherapy for high-risk nonmetastaticrhabdomyosarcoma andother chemotherapy-sensitive childhood soft tissue sarcomas：long-term results from the International Society of Pediatric Oncology MMT95 study. J Clin Oncol，2012，30（20）：2457-2465.

[5] Spencer WH. Ophthalmic pathology：an atlas and textbook. 4th ed. Philadelphia：WB Saunders，1996：2549.

[6] Nishi M，Hatae Y. Epidemiology of malignant neoplasms in soft tissue during childhood. J Exp Clin Cancer Res，2004，23（3）：437-440.

[7] 夏瑞南，刘卫平. 成人眼睑胚胎性横纹肌肉瘤 1 例. 华西医学，1993，8（3）：350-352.

[8] Kuchar A，Steinkogler FJ. Rhabdomyosarcoma presenting as subconjunctival tumour. Acta Ophthalmol Scand，2000，78（6）：717-718.

[9] Taylor SF，Yen KG，Zhou H，et al. Primary conjunctival rhabdomyosarcoma. Arch Ophthalmol，2002，120（5）：668-669.

[10] Elsas FJ，Mroczek EC，Kelly DR，et al. Primary rhabdomyosarcoma of the iris. Arch Ophthalmol，1991，109（7）：982-984.

[11] 赵清来，唐东润，何彦津. 成年人眼眶横纹肌肉瘤 1 例. 实用肿瘤杂志，2003，18（1）：3.

[12] Ismaeel OM. A rare presentation of orbital alveolar rhabdomyosarcoma in a 66-yearold Malay lady. Int J Ophthalmol，2009，9（2）：231-234.

[13] 于潇菡，侯世科. 眼眶横纹肌肉瘤诊断的研究进展. 医学研究杂志，2008，37（1）：91-93.

[14] 项晓琳. 眼眶横纹肌肉瘤的临床研究进展. 国外医学：眼科学分册，2002，26（6）：372-376.

[15] Shields CL，Demirci H，Shields JA，et al. Clinical spectrum of primary ophthalmic rhabdomyosarcoma. J Biol Chem，2001，108（12）：2284-2292.

[16] 张洁，张虹，宋国祥. 眼眶横纹肌肉瘤的彩色多普勒超声检查. 国际眼科杂志，2010，10（5）：979-981.

[17] 李志欣，田其昌，李玉皓，等. 眼眶横纹肌肉瘤的临床特点及影像学评价. 临床放射学杂志，2001，20（9）：664-666.

[18] 黄敏丽. 眼部横纹肌肉瘤 11 例. 广西医科大学学报，1999，16（3）：330-331.

[19] 杨静，张雪宁，关祥祯. MRI 对眼眶横纹肌肉瘤的诊断价值. 临床放射学杂志，2010，29（10）：1324-1326.

[20] 唐东润，宋国祥，肖利华，等. CT、MRI 在眼眶脑膜瘤诊断中的应用. 中国实用眼科杂志，1998，16（5）：11-13.

[21] 白海霞，李彬，高飞. 表现为眼眶蜂窝织炎伴发热的横纹肌肉瘤一例. 中华实验眼科杂志，2014，32（7）：598-599.

[22] Shields JA，Shields CL. Rhabdomyosarcoma：Review for the ophthalmologist. SurvOphthalmol，2003，48（1）：39-57.

[23] Bang GM, Pete S. Periocular capillary hemangiomas: indications and options for treatment. Middle East Afr J Ophthalmol, 2010, 17(2): 121-128.

[24] 王蔚, 王毅, 黑砚, 等. 少年儿童眼眶血管瘤 26 例临床分析. 中国实用眼科杂志, 2004, 22(4): 274-276.

[25] 罗英杰, 王瑞芳, 张富森, 等. 眶内皮样囊肿 1 例. 哈尔滨医药, 2008, 28(1): 49.

[26] Zimmerman LE, Font RL. Ophthalmologic manifestations of granulocytic sarcoma (myeloid sarcoma or chloroma). The third Pan American Association of Ophthalmology and American Journal of Ophthalmology Lecture. Am J Ophthalmol, 1975, 80(6): 975-990.

[27] Tarek S, Ihab EK, Khalid Z, et al. Rhabdomyosarcoma in childhood: a retrospective analysis of 190 patients treated at a single institution. J Egypt Natl Canc Inst, 2005, 17(2): 67-75.

[28] Company F, Pedram M, Rezaei N. Clinical characteristics and the prognosis of childhood rhabdomyosarcoma in 60 patients treated at a single institute. Acta Med Iran, 2011, 49(4): 219-224.

[29] Parham DM, Webber B, Holt H, et al. Immunohistochemical study of childhood rhabdomyosarcomas and related neoplasms. Results of an Intergroup Rhabdomyosarcoma study project. Cancer, 1991, 67(12): 3072-3080.

[30] Virgone C, Lalli E, Bisogno G, et al. DAX-1 expression in pediatric rhabdomyosarcomas: Another immune histochemical marker useful in the diagnosis of translocation positive alveolar rhabdomyosarcoma. Plos One, 2015, 10(7): e0133019[2016-02-11]. http://journals.plos.org/plosone/article?id=10.1371/journal.pone.0133019.

[31] 葛心, 马建民. 多学科协作模式治疗儿童眼眶横纹肌肉瘤的探讨. 临床眼科杂志, 2012, 20(4): 293-296.

[32] Alvarez Silván AM, García Cantón JA, Pineda Cuevas G, et al. Successful treatment of orbital rhabdomyosarcoma in two infants using chemotherapy alone. Med Pediatr Oncol, 1996, 26(3): 186-189.

[33] Stevens MC, Rey A, Bouvet N, et al. Treatment of nonmetastatic rhabdomyosarcoma in childhood and adolescence: third study of the International Society of Paediatric Oncology-SIOP Malignant Mesenchymal Tumor 89. J Clin Oncol, 2005, 23(12): 2618-2628.

[34] 周苗苗. 眼部横纹肌肉瘤的治疗方法探讨. 中国实用医药, 2014(13): 56-57.

[35] Oberlin O, Rey A, Anderson J, et al. Treatment of orbital rhabdomyosarcoma: survival and late effects of treatment–results of an international workshop. J Clin Oncol, 2001, 19(1): 197-204.

[36] Rancy RB, Anderson JR, Kollath J. Late effects of therapy in 94patients with localized rhabdomyosarcomastudy (IRS-III)1984-1991. Med Pediatr Oncol, 2000, 64(6): 413-420.

[37] Boutroux H, Levy C, Mosseri V, et al. Long-term evaluation of orbital rhabdomyosarcoma in children. Clin Experiment Ophthalmol, 2015, 43(1): 12-19.

[38] 张福君, 李传行, 焦德超, 等. CT 导向下放射性 125I 粒子植入治疗头颈部复发和转移恶性肿瘤的近中期疗效. 中华医学杂志, 2009, 89(5): 321-324.

[39] Yock T, Schneider R, Friedmann A, et al. Proton radiotherapy for orbital rhabdomyosarcoma: clinical outcome and a dosimetric comparison with photons. Int J Radiat Oncol Biol Phys, 2005, 63(4): 1161-1168.

[40] Blank LE, Koedooder K, vander Grient HN, et al. Brachytherapyaspart of the multidisciplinary treatment of childhood rhabdomyosarcomasof the orbit. Int J Radiat Oncol Biol Phys, 2010, 77(5): 1463-1469.

[41] Curtis AE, Okcu MF, Chintagumpala M, et al. Local control after intensity modulated radiotherapy for head and neck rhabdomyosarcoma. Int J Radiat Oncol Biol Phys, 2009, 73(1): 173-177.

[42] 韩媛媛, 张虹. 眼眶横纹肌肉瘤治疗的研究进展. 国际眼科杂志, 2005 5(5): 1028-1031.

[43] 张谊,黄东生,张伟令,等. 大剂量化疗结合外周血干细胞移植治疗横纹肌肉瘤疗效分析. 中国小儿血液与肿瘤杂志,2010,15(3):115-117.

[44] 张梅,赵文川. 头颈部横纹肌肉瘤的治疗. 中国耳鼻咽喉头颈外科,2007,14(11):647-649.

[45] 赵水喜,肖利华,宁健,等. 放射治疗在眼眶横纹肌肉瘤中的应用. 武警医学,2011,22(8):669-672.

病例 38

眼眶原发性脂肪肉瘤

◆ 引言

原发于眼眶的脂肪肉瘤极为少见[1]，目前文献报道的仅有 40 余例[2-6]。眼眶脂肪肉瘤临床表现无特异性，常见的表现为眼球突出，有时可伴眼痛不适，CT 和 MRI 检查有助于诊断，病理组织学检查是确诊的金标准。按其病理组织学改变，眼眶脂肪肉瘤可分为 4 型，最常见的为黏液样型，而去分化型眼眶脂肪肉瘤极为罕见。

◆ 病历资料

患者女性，23 岁。主诉 3 年前发现右眼眼球突出，不伴有疼痛、视力下降、复视等症状，曾就诊于外院，诊断为脂肪肉瘤，并接受了肿瘤切除手术。患者近半年来出现复发症状，右眼球突出并逐渐加重，故就诊于首都医科大学附属北京同仁医院眼肿瘤专科。患者全身一般情况尚可。眼科检查：视力右眼 0.5，矫正不提高，左眼 1.0。眼压右眼 18mmHg，左眼 16mmHg。双眼角膜透明，KP（－）；前房中等深度，房水清，虹膜纹理清，瞳孔圆，对光反射正常，晶状体透明，眼底未发现异常。右眼球明显突出，通过眼睑可触及肿物，质地中等，位置固定，边界不清，无触痛；下睑结膜充血水肿并突于眼外，右眼外斜视，眼球内转运动受限。

眼眶 MRI 检查显示右侧眼球鼻侧及眼眶内侧不规则软组织肿块影，边界尚清，其内信号不均，眼球受压向外侧移位，内直肌受累，周围眶壁未发现异常，T1 加权像显示病变呈中等不均匀高信号，T2 加权像显示病变为混杂高信号，增强扫描显示病变明显不均匀强化（见图 38-1），提示右眼眶内占位性病变。

患者入院后全身麻醉下行右眶内肿物切除术。术中见肿物与周围组织粘连，肿物外周包裹一层薄的纤维组织膜，肿瘤侵犯内直肌，手术时将眶内肿物及受累内直肌进行切除，术后送病理组织学检查，显示病变为低度恶性去分化脂肪肉瘤，肿瘤组织包含高分化脂肪肉瘤形态以及低级别非脂肪肉瘤成分。低级别非脂肪肉瘤成分由梭形细胞组成，呈低级别恶性纤维组织细胞瘤结构（见图 38-2）。免疫组织化学检测显示肿瘤组织中 CD99+，CD34+，Vimentin+，S-100+，bcl-2+，CD68+，SMA+。

术后患者切口愈合良好，于术后 7 天拆线并出院，在其他院接受局部放射治疗。随访 2 年余，经 MRI 检查未见肿瘤复发（图 38-3）。

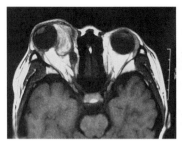
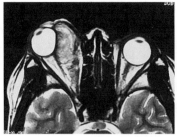
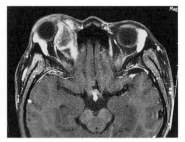

图 38-1　眼眶 MRI 扫描影像

右侧眼球鼻侧及眼眶内侧可见不规则软组织肿块影，边界尚清，其内信号不均，内直肌受累。T1 加权显示病变呈中等不均匀高信号，T2 加权显示病变为混杂高信号，增强扫描显示病变明显不均匀强化

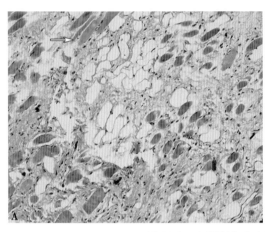
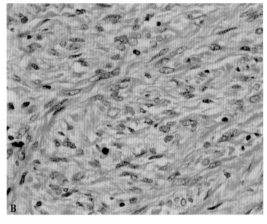

图 38-2　右眼眶内病变组织病理组织学检查结果

A：高分化脂肪肉瘤瘤细胞大小不一，脂肪细胞核有局灶深染（白箭头）（HE×100）；B：低级别非脂肪肉瘤成分为梭形细胞，呈低级别恶性纤维组织细胞瘤结构（HE×400）

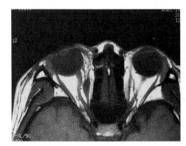
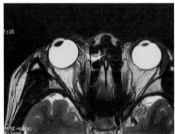
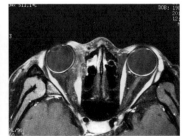

图 38-3　术后复查 MRI 检查影像

右侧眼眶内可见条索状等 T1 等 T2 信号混杂，与内直肌分界不清，脂肪间隙模糊，未见肿瘤复发

◆ 讨论

眼眶脂肪肉瘤由 Strauss 在 1911 年首次报道[3]，我们根据相关资料对眶内脂肪肉瘤进行分析，发现其主要临床特征（包括本例）为眼球突出，占 92.1%（35/38），复视者占 42.1%，

视力减退者占28.9%,局部充血者占21.1%,其他症状为偶见眼部疼痛、眼球运动受限及某些全身症状,如体重增加、嗅觉减退等[2]。

有研究者对40例眼眶脂肪肉瘤进行病理组织学分类,显示黏液型最为常见,占55%,高度分化型占30%,多形型占10%,而去分化型极其罕见,仅有1例报道,占2.5%[2,4],本文报道的眼眶去分化型脂肪肉瘤则为第2例[7]。去分化型脂肪肉瘤常包含高度分化区域和低度分化区域两部分,肿瘤组织由高分化脂肪肉瘤成分和低级别非脂肪肉瘤成分构成,本例患者的病理组织学检查结果与上述描述相符。

由于缺乏特异的临床特征,眼眶脂肪肉瘤仅根据临床表现难以确诊。当临床上疑诊为眼眶脂肪肉瘤时应及时行眼眶CT和MRI检查,确定肿瘤的侵犯范围及其与周围邻近组织结构的关系,再行手术切除,并行病理组织学检查以明确诊断。手术时应尽可能彻底切除肿瘤。尽管放射疗法和化学疗法对本病的治疗效果仍不确定,但必要时可根据具体情况适当选用。

参 考 文 献

[1] Naeser P, Mostrom U. Liposarcoma of the orbit: a clinicopathological case report. Br J Ophthalmol, 1982, 66(3): 190-193.

[2] Madge SN, Tumuluri K, Strianese D, et al. Primary orbital liposarcoma. Ophthalmology, 2010, 117(3): 606-614.

[3] Lanne CM, Wright JE, Garner A. Primary myxoid liposarcoma of the orbit. Br J Ophthalmol, 1988, 72(12): 912-917.

[4] Parmar DN, Luthert PJ, Cree IA, et al. Two unusual osteogenic orbital tumors: presumed parosteal osteosarcomas of the orbit. Ophthalmology, 2001, 108(8): 1452-1456.

[5] Mridha AR, Sharma MC, Sarkar C, et al. Primary liposarcoma of the orbit: a report of two cases. Can J Ophthalmol, 2007, 42(3): 481-483.

[6] Ha YD, Su QJ, Qian J, et al. Clinicopatholgical analysis of primary liposarcoma of the orbit. Int J Ophthalmol, 2008, 8(4): 658-660.

[7] Zhang JX, Ma JM, Wang NL. The abnormal subtype-dedifferentiated orbital liposarcoma. Int J Ophthalmol, 2011, 4(4): 452-453.

病例 39

眼部朗格汉斯细胞组织细胞增生症

◆ 引言

朗格汉斯细胞是一种表皮树突状细胞,构成了人体防御病原体的第一道屏障。朗格汉斯细胞组织细胞增生症(Langerhans cell histiocytosis, LCH)由 Alfred 在 1893 年首次报道,根据其临床表现不同分为汗 - 许 - 克病(Hand-Schüller-Christian disease, HSC)(又称为亚急性或慢性分化型组织细胞增生症)、勒 - 雪病(Letterer-Siwe disease, LS)(即急性分化型组织细胞增生症)及骨骼嗜酸细胞性肉芽肿三种类型,后由 Lichtenstein 在 1953 年统一称为 X 组织细胞增生症[1]。该病是异源性疾病,其特征为朗格汉斯细胞在单系统(单发或多发)或多系统的肿瘤性增生,几乎所有器官或系统均可受累,常见的受累器官或组织为骨骼(80%)、皮肤(33%)和脑垂体(25%),其他可见于肝脏、脾脏、造血系统、肺(15%)、淋巴结(5%~10%)及除脑垂体外的中枢神经系统(2%~4%)。该病临床表现多样,有些单系统的单发病灶可能具有自限性,有些发展迅速,可导致死亡,30%~40% 的患者会留下永久性后遗症[2],仅累及眼部的 LCH 非常少见。本文报道 1 例表现为眶部 LCH 的病例。

◆ 病历资料

患儿男性,1 岁 3 个月,因左眼眉弓部肿胀 2 个月余入院。患儿家属诉患儿 2 个月前出现左眼眉弓区肿胀,曾就诊于外院,予以保守治疗后未见明显好转。近来肿物生长迅速,遂就诊于首都医科大学附属北京同仁医院眼肿瘤专科。患儿足月剖宫产,生长发育正常。眼部检查:双眼视力追光,眼压 Tn,眼位正常,眼球活动正常。左眼上睑肿胀且下垂,颞上方眉弓处可触及大小约 2cm×2cm×3cm 的肿物,质地硬,活动度差,边界清(见图 39-1)。双眼角膜透明,KP(-),前房深度中等,Tyn 征(-),虹膜纹理清,瞳孔圆,直径约 3mm,对光反射存在,晶状体透明。眼部 CT 及 MRI 扫描显示左侧眶部占位性病变,累及左侧泪腺,眶骨受侵破坏,恶性肿瘤可能性大(见图 39-2,图 39-3)。初步诊断:左眼眶部肿物(LCH 可能性大)。

患儿于全身麻醉下行左眼眶部肿物切除术。沿左眼眉弓偏颞下处做弧形皮肤切口,分离皮下组织,暴露肿物,见肿物组织呈暗红色腐肉样,内部液化坏死,伴陈旧性出血,眶上壁、外侧壁骨质破坏(见图 39-4)。分离切除病变组织,6-0 缝线缝合皮下组织及皮肤切口。以妥布霉素地塞米松眼膏涂眼,适当加压包扎。切除的组织标本制备石蜡切片行病理组织

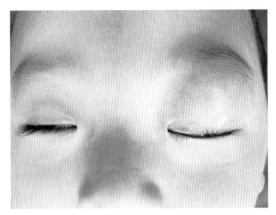

图 39-1 患儿术前左眼外观像

可见左眼上睑肿胀并下垂,左眼颞上方眉弓处可触及
肿物,质硬

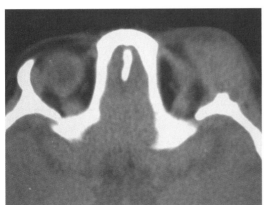 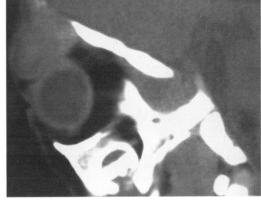

图 39-2 双眼眶 CT 扫描影像

显示左眼眶部占位病变,眶骨受侵破坏

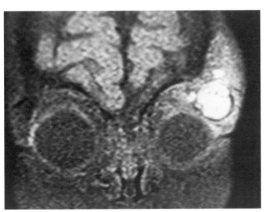 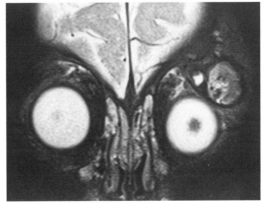

图 39-3 双眼眶 MRI 扫描影像

显示左眶部占位病变,眶骨破坏

学检查，提示 LCH 可能性大。病变组织行免疫组织化学检测显示 S-100[+], CD1a[+], CD68[+], CK[−], Vimentin[+], CD20 部分[+], CD45R 部分[+], CD79a 部分[+], CD34 部分[+]。诊断为 LCH。患者术后恢复良好（见图 39-5），出院后转儿科接受化学治疗，随访至今未见复发。

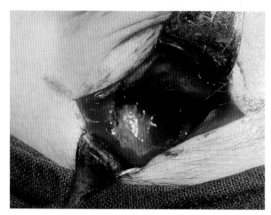

图 39-4　手术中病变区所见
术中可见肿物呈暗红色腐肉样改变，骨质破坏累及
眶上壁及眶外侧骨壁

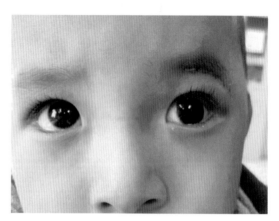

图 39-5　患儿术后外观像
术后 7 天患儿左眼睑抬举功能良好

◆ 讨论

LCH 可发生于任何年龄[3]，但 1-4 岁为发病高峰期[4, 5]，发病率为 0.26～0.89/10 万，1 岁以下儿童的发病率为 0.9～1.53/10 万，10 岁及以上儿童的发病率则仅为 0.07～0.2/10 万。该病男性多于女性，通常在较大年龄时确诊，此时往往合并多系统病变[6]，成人的发病率低于儿童，为 0.1～0.2/10 万，确诊平均年龄为 35 岁 ±14 岁，20 岁～30 岁为高峰年龄[3]。

LCH 可单发或单系统多发，也可为多系统多发性，因其受累器官不同而临床表现各异，前述的 3 种疾病类型各有其特征性表现：亚急性或慢性分化型组织细胞增生症表现为骨缺损、眼球突出、尿崩症；急性分化型组织细胞增生症表现为肝脾肿大、淋巴结病变、皮疹、骨损伤及造血系统病变；嗜酸细胞性肉芽肿表现为单发或多发溶骨性损伤，并伴有嗜酸细胞浸润。大约 2/3 单系统发病的患儿累及骨骼系统，以颅骨多见，也可侵及皮肤或淋巴结，但少见[7]。成年患者也可表现为脂溢性皮疹、尿崩症、肝脾肿大或淋巴结病变，骨骼系统受累者常见于下颌骨[8]。除此之外，肺部是成年患者常见的单独受累部位，患者多有吸烟史，病理组织学显示为多克隆性疾病[9]。

LCH 可以累及眼眶、眼内以及皮肤组织[1]。眼眶受累者由于肿物的占位效应而导致眼球突出，可损伤眶骨，也可表现为神经系统受损，包括视盘水肿、视神经萎缩、海绵窦综合征等[10]。眶内肿物压迫可导致眼球运动障碍，颅神经并不受累。眼眶受累可能是中枢神经系统受累的前期表现，因此全身检查以排除 LCH 在神经系统的病变十分必要。LCH 患者眼内受累少见，迄今报道的病例中年龄最小者为出生后 7 天[11]，表现为眼表面或葡萄膜的结节增生和浸润，前房或玻璃体部位的增生在临床上易误诊为葡萄膜炎，房水流出受阻者可继发青光眼。

目前,LCH 的发病机制尚不十分清楚,其最重要的病理性过程是朗格汉斯细胞肿瘤样增生,该疾病中细胞的单克隆性、DNA 异倍体的缺乏、临床表现的多样性及组织病理学的良性表现等特征有助于解释和理解该病的病理过程。良性表现即指 LCH 患者组织中的病理性朗格汉斯细胞与其皮肤中正常朗格汉斯细胞的组织学表现相似,然而其表型和功能上却有一定的差异。与表型正常的细胞相比,病理细胞中细胞黏附分子表达异常(CD2、CD11a、C11b 及 D),抗原呈递能力减弱[1]。

眼部 LCH 临床表现多样,因其非常少见,诊断较困难,需结合全身体格检查、实验室检查、影像学检查以及组织病理学检查等进行综合判断,并与多种疾病进行鉴别。发生眼眶部位 LCH 的儿童患者需要与眼眶蜂窝织炎、横纹肌肉瘤、转移性神经母细胞瘤、皮样囊肿等相鉴别[6]。除此之外,侵袭性脑膜瘤和纤维结构不良的影像学表现也可能与 LCH 相似,动脉瘤样骨囊肿、巨细胞瘤(破骨细胞瘤)和骨巨细胞修复性肉芽肿等病变也具有骨破坏性,在诊断时应进行鉴别[12]。因 CD1a 及 SP-100 在病理性朗格汉斯细胞中的表达具有特异性[13],对 LCH 的诊断至关重要。

对于 LCH 患者可根据病变累及部位、系统及疾病严重程度采取个体化治疗。单系统病变者并发症较少,采取对症治疗后预后较好[7]。儿童患者有颅骨损伤时,如出现严重疼痛、运动受限、有骨折危险及脊髓或视神经受压表现应及时治疗,可采用糖皮质激素及放射疗法。低剂量的放射治疗(6～8Gy)仅用于紧急情况下,如视神经或脊髓压迫等。眼眶局部受累者可采取手术切除术联合化学疗法[12],病变累及眼睑时常采用手术切除、放射治疗、化学治疗等方法[1]。多系统受累患者可采用吲哚美辛、双磷酸酯以及化学疗法[14, 15]。

总体而言,LCH 非常少见,累及眼部者罕见,因此临床诊断时需综合多方面检查结果,并制定合理的个体化治疗方案。

参 考 文 献

[1] Margo CE,Goldman DR. Langerhans cell histiocytosis. Surv Ophthalmol,2008,53(4):332-358.

[2] Haupt R,Minkov M,Astigarraga I,et al. Langerhans cell histiocytosis(LCH):guidelines for diagnosis,clinical work-up,and treatment for patients till the age of 18 years. PediatrBlood Cancer,2013,60(2):175-184.

[3] Aricò M,Girschikofsky M,Généreau T,et al. Langerhans cell histiocytosis in adults. Report from the International Registry of the Histiocyte Society. EurJCancer,2003,39(16):2341-2348.

[4] Hamre M,Hedberg J,Buckley J,et al. Langerhans cell histiocytosis: an exploratory epidemiologic study of 177 cases. MedPediatrOncol,1997,28(2):92-97.

[5] Laman JD,Leenen PJ,Annels NE,et al. Langerhans-cell histiocytosis 'insight into DC biology'. Trends Immunol,2003,24(2):190-196.

[6] Maccheron LJ,McNab AA,Elder J,et al. Ocular adnexal Langerhans cell histiocytosis clinical features and management. Orbit,2006,25(3):169-177.

[7] Badalian-Very G,Vergilio JA,Degar BA,et al. Recent advances in the understanding of Langerhans cell histiocytosis. BrJHematol,2012,156(2):163-172.

[8] Baumgartner I,Von Hochstetter A,Baumert B,et al. Langerhans'-cell histiocytosis in adults. MedPediatrOncol,1997,28(1):9-14.

[9] Vassallo R, Ryu JH. Pulmonary Langerhans' cell histiocytosis. ClinChest Med, 2004, 25 (3): 561-571.

[10] Gross FJ, Waxman JS, Rosenblatt MA, et al. Eosinophilic granuloma of the cavernous sinus and orbital apex in an HIV-positive patient. Ophthalmology, 1989, 96 (4): 462-467.

[11] Lahav M, Albert DM. Unusual ocular involvement in acute disseminated histiocytosis X. ArchOphthalmol, 1974, 91 (6): 455-458.

[12] Abla O, Egeler RM, Weitzman S. Langerhans cell histiocytosis: Current concepts and treatments. Cancer TreatRev, 2010, 36 (4): 354-359.

[13] Chang Y, Li B, Zhang X, et al. Ocular trauma as the first presentation of Langerhans cell histiocytosis. Eye Sci, 2013, 28 (4): 204-207.

[14] Braier J, Rosso D, Pollono D, et al. Symptomatic bone Langerhans cell histiocytosis. J Pediatr Hematol Oncol, 2014, 36 (5): e280-284.

[15] Munn SE, Olliver L, Broadbent V, et al. Use of indomethacin in Langerhans cell histiocytosis. Med PediatrOncol, 1999, 32 (4): 247-249.

病例 40

累及角膜及眶内组织的 Wegener 肉芽肿

◆ 引言

　　Wegener 肉芽肿是一种少见的、病因未明确的、严重的免疫系统疾病，以坏死性肉芽肿性血管炎为其主要病理组织学特点，主要累及中小血管，较少累及大血管，可累及全身多器官和多系统，有时也可以累及眼部组织结构，或以眼部症状作为主诉而就诊。

◆ 病历资料

　　患者男性，47 岁。因发现右眼眼红 1.5 年，伴眼球突出 8 个月余至首都医科大学附属北京同仁医院眼科就诊。患者自诉 2011 年 7 月发现右眼红，反复发作，不伴有眼痛、眼干及异常分泌物等，自行用氧氟沙星滴眼液点眼后眼红可好转，故未到医院诊治。自 2012 年 2 月发现右眼眼球渐进性突出，同时眼红加重，伴有异物感，在当地医院诊断为结膜炎，给予头孢曲松钠 2.0g/d 静脉滴注共 1 周，眼红症状缓解。2012 年 3 月自觉鼻腔干燥结痂，鼻梁塌陷，到当地医院就诊，诊断为干燥性萎缩性鼻炎，给予薄荷樟脑雾化喷鼻，未见好转。2012 年 8 月上述眼部症状复发，同法治疗后症状仍进行性加重。2012 年 11 月在首都医科大学附属北京同仁医院耳鼻喉科行鼻腔病变组织活检，同日至眼科就诊。眼科检查：视力右眼 0.6，左眼 1.0，眼压右眼 19.2mmHg，左眼 16.8mmHg。右眼眼球向前突出，外转受限，眼睑轻度肿胀，右下眼睑可触及肿物，质地较硬，边界欠清，球结膜充血水肿，部分脱出睑裂之外（图 40-1），血管迂曲、扩张，巩膜无黄染，下方角膜缘可见局限性蚕食性角膜溃疡，病变区角膜变薄，未受累的角膜区域仍透明（图 40-2），前房深度中等，房水清，瞳孔圆，直径 3mm，对光反射存在，晶状体透明，玻璃体无混浊；直接检眼镜检查视盘色淡，边界稍模糊，C/D＝0.3，黄斑中心凹反光存在，视网膜 A∶V＝2∶3，周边视网膜未见脱离及出血。左眼未见异常。眼眶 CT 显示右侧眼眶肌锥内外间隙软组织密度影，边缘模糊，与眼外肌及视神经分界不清，眼球突出，泪腺及泪囊显影不清，鼻腔内软组织密度影伴骨质改变，累及双侧眼眶，以右侧为著，考虑 Wegener 肉芽肿可能性大（图 40-3）。眼科彩色多普勒超声（color Doppler imaging，CDI）检查显示右眶内鼻侧椭圆形病变，边界清晰，内回声欠均匀，可见丰富血流信号，提示右眼眶内实性占位病变（性质待查）。左眼未见异常。实验室检查显示抗中性粒细胞质抗体（antineutrophil cytoplasmic autoantibody，ANCA）的 PR3 抗体水平为 99ru/ml，血清 C 反应蛋白 8.38mg/dl，类风湿因子 23.30U/ml，IgE 334.37U/ml，尿素氮 11.0mmol/L，肌酐 151.0mmol/L，上述结果均显著高于正常值；尿常规结果显示红细胞 28 个 / 高倍镜，其他指标均在正常范围内。肺部 X 线片显示双肺肺纹理增粗。病理组织学检查右鼻腔黏膜组织急慢性炎症表现，可见小血管炎及纤维素样坏死，部分小血管闭塞，组织内散在多核巨细胞。免疫组织化学检测显示 CD68[+]、血管 CD34[+]、IgG[+]、IgG4[+]、IgG/IgG4 约为 30%，PAS[-]、TB[-]。诊断为 Wegener 肉芽肿（图 40-4）。

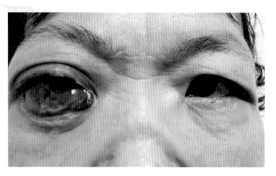

图 40-1　患者面部外观

右眼球突出，眼睑红肿，球结膜充血水肿；左下眼睑轻度充血

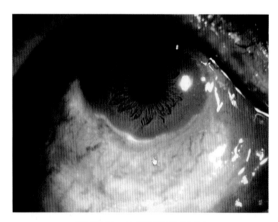

图 40-2　右眼球检查体征

球结膜充血，血管迂曲扩张，下方角膜缘可见局限性蚕食性角膜溃疡

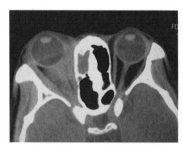 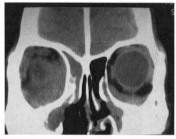 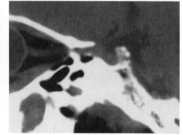

图 40-3　眼眶 CT 影像学检查

右眶肌锥内外间隙软组织密度影，与眼外肌及视神经分界不清，泪腺及泪囊显影不清，双侧眼眶均受累；右侧眼球突出，鼻腔内软组织密度影伴骨质改变

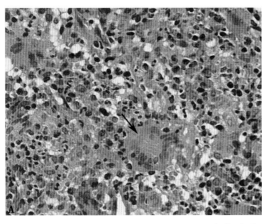 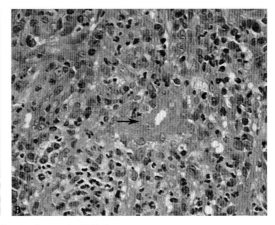

图 40-4　右鼻腔黏膜组织病理组织学检查

右鼻腔黏膜组织表现为急慢性炎症（HE×100）　A：小血管炎和部分小血管闭塞（箭头）及纤维素样坏死；B：可见散在多核巨细胞（箭头）

◆ 讨论

Wegener 肉芽肿 1936 年首先由 Wegener 报道，按受累器官不同主要分为经典型和局限型，前者主要的临床表现为上呼吸道、肺部以及肾脏三联征，也可以同时累及鼻窦、耳、眼及眼眶等；后者主要局限于一个解剖部位 [1]，多为眼眶、上呼吸道及肺部等部位，肾脏一般不受累。Wegener 肉芽肿的病因及发病机制尚不明确，多数学者认为其与免疫介导的损伤有关 [2]。近年来发现 ANCA 抗体水平升高与该病的发病密切相关，推测中性粒细胞细胞质内颗粒蛋白与免疫反应的相互作用是引起坏死性肉芽肿性血管炎的主要机制。

1956 年 Cutler 等 [3] 首先对 Wegener 肉芽肿的眼部临床表现进行了描述，其常继发于鼻部症状之后，可累及眼球、眼眶及眼附属器，表现为眼球突出、眼外肌浸润及视神经改变等，具体表现为：①眼球受累：表现为角膜炎和巩膜炎。角膜炎为单眼或双眼角膜缘浸润，并逐渐发展成溃疡，向角膜中央区蔓延，最终导致角膜穿孔，称为 Wegener 肉芽肿病致蚕食性角膜溃疡，累及角膜上皮层和浅基质层，病理检查可见多种急慢性炎性细胞，偶可见上皮样细胞和巨细胞，溃疡基底部伴有慢性肉芽组织生长 [4, 5]。巩膜炎为近角膜缘部的巩膜结节及坏死，其和蚕食性角膜溃疡均被认为是 Wegener 肉芽肿眼部表现中最严重的病变。眼球内病变还可导致虹膜睫状体炎、后部葡萄膜炎、渗出性脉络膜视网膜脱离 [6-8]，但最多见的眼后节病变是视网膜血管炎 [9]；②眼眶改变：主要表现为眼球突出，单眼或双眼均可受累。炎性假瘤样改变是 Wegener 肉芽肿的特征性表现之一，由肉芽肿直接浸润眶后部组织所致，导致眼球突出及疼痛，累及眼外肌时可出现复视，如伴有视神经病变则可导致视力丧失；③眼附属器病变：较为少见，表现为泪囊炎、鼻泪管阻塞等。

目前，Wegener 肉芽肿的主要辅助检查包括：①血清 ANCA 检测：ANCA 分为细胞质型和核周型，前者的靶抗原为 PR3，诊断特异性达 90%～97%，并且对判断病情活动及复发具有重要价值 [10]，ANCA 滴度与病情活动呈正相关；②病理组织学检查：主要表现为组织坏死、肉芽肿及血管炎，早期表现为血管损伤及相应部位的坏疽，之后可演变为血管坏死和多核巨细胞包绕的肉芽肿。Wegener 肉芽肿血管炎的典型表现为累及中小血管的纤维素样坏死；③影像学检查：CT 表现为病变组织周边的脂肪间隙浸润、骨质破坏及鼻腔狭窄或闭塞，可发现肉芽肿[11]。MRI 可以很好地显示鼻腔、鼻窦、眼眶内肉芽肿及黏膜的炎症，主要表现为鼻腔、鼻窦、眶内软组织影，T1 低信号影和 T2 高信号，对比剂增强 T1 显示不均匀强化[12]。

糖皮质激素与免疫抑制剂联合治疗对 Wegener 肉芽肿有较好的疗效，甲基泼尼松龙联合环磷酰胺的应用是首选的治疗方法，剂量根据病情的严重程度而定，多先采用静脉大剂量冲击疗法，待病情控制后改用常规剂量维持或口服。在一定条件下可以采用手术治疗，以缓解局部症状。眼部症状无特异性治疗方法，主要目的是缓解症状和减少并发症[13]。

本例患者典型的鼻腔和鼻窦炎症、鼻梁塌陷、眼部症状、实验室检查结果和影像学表现均符合 Wegener 肉芽肿的综合表现特征，更为重要的是鼻腔内肉芽肿组织活检确诊为 Wegener 肉芽肿，故认为眼部的病变系 Wegener 肉芽肿所致。建议该患者转风湿免疫科接受系统的内科治疗。

Wegener 肉芽肿是一种病因尚未明确的严重免疫系统疾病，对于以眼部症状为首诊的病例应与单纯溃疡性角膜炎、巩膜炎及其他突眼性疾病进行鉴别，及时进行血清 ANCA 检测，必要时应进行活检，做到早期诊断和及时治疗，以求得到最好的治疗效果[14]。

参 考 文 献

[1] Takwoingi YM, Dempster JH. Wegener's granulomatosis: an analysis of 33 patients seen over a 10-year period. Clin Otolaryngol Allied Sci, 2003, 28(3): 187-194.

[2] Cotch MF, Hoffman GS, Yerg DE, et al. The epidemiology of Wegener's granulomatosis. Estimates of the five-year period prevalence, annual mortality, and geographic disease distribution from population-based data sources. Arthritis Rheum, 1996, 39(1): 87-92.

[3] Cutler WM, Blatt IM. The ocular manifestations of lethal midline granuloma(Wegener's granulomatosis). Am J Ophthalmol, 1956, 42(1): 21-35.

[4] Austin P, Green WR, Sallyer DC, et al. Peripheral corneal degeneration and occlusive vasculitis in Wegener's granulomatosis. Am J Ophthalmol, 1978, 85(3): 311-317.

[5] Frayer WC. The histopathology of perilimbal ulceration in Wegener's granulomatosis. Arch Ophthalmol, 1960, 64: 58-64.

[6] Fortney AC, Chodosh J. Conjunctival ulceration in recurrent Wegener granulomatosis. Cornea, 2002, 21(6): 623-624.

[7] Jaben SL, Norton EW. Exudative retinal detachment in Wegener's granulomatosis: case report. Ann Ophthalmol, 1982, 14(8): 717-720.

[8] Leveille AS, Morse PH. Combined detachments in Wegener's granulomatosis. Br J Ophthalmol, 1981, 65(8): 564-567.

[9] Spalton DJ, Graham EM, Page NC, et al. Ocular changes in limited forms of Wegener's granulomatosis. Br J Ophthalmol, 1981, 65(8): 553-563.

[10] Schonermarck U, Lamprecht P, Csernok E, et al. Prevalence and spectrum of rheumatic diseases associated with proteinase 3-antineutrophil cytoplasmic antibodies(ANCA) and myeloperoxidase-ANCA. Rheumatology (Oxford), 2001, 40(2): 178-184.

[11] Reuter M，Biederer J，Both M，et al. Radiology of the primary systemic vasculitides. Rofo，2003，175（9）：1184-1192.

[12] Muhle C，Reinhold-Keller E，Richter C，et al. MRI of the nasal cavity，the paranasal sinuses and orbits in Wegener's granulomatosis. EurRadiol，1997，7（4）：566-570.

[13] 谢英，罗灵，黄一飞. Wegener 肉芽肿研究进展及眼部表现. 国际眼科杂志，2006，6（4）：869-871.

[14] 崔忆辛，马建民. 韦格纳肉芽肿眼部表现 1 例. 中华实验眼科杂志，2014，32（7）：646-647.

病例 41

口腔鳞状细胞癌眶内转移

◆ 引言

眼眶转移癌是一种少见的眼部恶性病变，许多系统性恶性肿瘤都存在眼眶转移的可能性，但文献报道的发生概率却存在明显差别。口腔鳞状细胞癌（oral squamous cell carcinoma，OSCC）是一种较为常见的口腔科疾病，但其眶内转移者则少见。本文报道 1 例 OSCC 眼眶内转移患者的诊治情况。

◆ 病历资料

患者女性，60 岁。因右眼红肿、眼痛 3 个月来首都医科大学附属北京同仁医院眼肿瘤专科就诊，以右眼眶内肿物，转移癌可能性大收入院。既往史：4 个月前因右颊部肿物于 2013 年 11 月在外院行右颊部肿物活检术，经病理组织学检查证实为鳞状细胞癌，确诊后又行右颊颌颈肿物联合根治术。患者 2 个月前右眼眼睑肿痛，曾在外院诊断为右眼眶内肿物，炎性假瘤可能性大，给予曲安奈德 20mg 球后注射。注射后患者自诉症状缓解，后又逐渐加重，故来诊。眼科检查：视力右眼数指 /1m，左眼 0.25，右眼眼球突出，眼球运动受限，眼睑红肿，眼睑鼻侧可触及肿物，质地较硬，边界不清，活动度差，眼睑抬举功能丧失（图 41-1）。眼眶 CT 扫描显示右眼眶内、泪囊区、筛窦区均有不规则软组织影，伴邻近骨质的破坏，考虑恶性病变

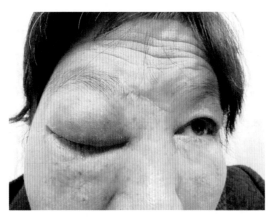

图 41-1　患者外观像

的可能性大（图 41-2）。眼眶 MRI 扫描显示右侧内眦、眼睑及眶内异常信号影，不能排除恶性病变（图 41-3）。入院诊断：右眼眶内肿物，转移癌可能性大。患者入院后全身麻醉下行右眼眶内肿物切除术，术中见肿物边界不清深达眶内，组织呈灰白鱼肉样外观，眶内侧壁骨质破坏并与鼻窦相通。术后全身给予抗炎、止血、镇痛药物，切口愈合好，建议出院后进一步行放射治疗和化学治疗。手术后标本的病理组织学检测结果证实右眼眶内肿物为鳞状细胞癌（中分化），免疫组织化学检测显示 p53$^+$、p63$^+$、CK5/6$^+$、CK8/18$^-$、Ki-67 指数约 80%。

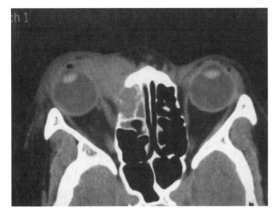
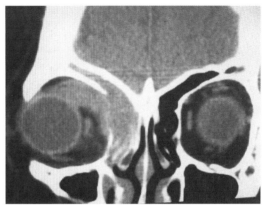

图 41-2　患者眼眶 CT 扫描影像

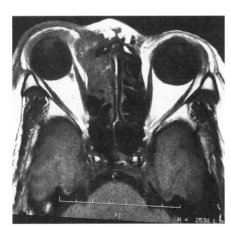
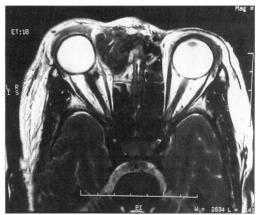

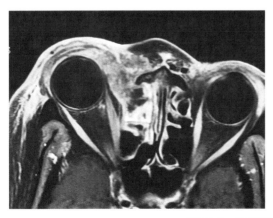
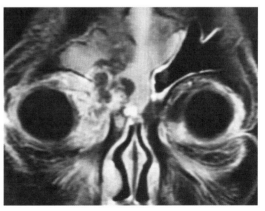

图 41-3　患者眼眶 MRI 扫描影像

◆ 讨论

1. 眼眶转移癌的病种及临床表现　眼眶转移癌是一种少见的眼科严重疾病。眼眶转移性肿瘤的发生率占所有眼眶肿瘤的 1%～13%[1]，以成年人多见，60 岁以后发病的风险增加，而癌症是眼眶转移性肿瘤中常见的类型[2]，其中乳腺癌占首位[3]。一项临床分析发现[4]，22 例眼眶转移癌中原发肿瘤来自乳腺癌者 6 例，占 27.3%，肺癌 5 例，占 22.7%，来源未明的低分化腺癌 3 例，占 13.6%，肝癌 2 例，占 9.1%，甲状腺癌、宫颈癌、直肠类癌、下肢恶性黑色素瘤、腹膜后恶性副神经节细胞瘤及神经母细胞瘤各 1 例。口腔 OSCC 转移至眼眶者鲜有报道。OSCC 占口腔癌的 90% 以上[5]，在过去 20 年中虽然治疗方法不断改进，但 OSCC 的 5 年存活率并没有提高，为 50%～70%[6]。其原因主要与局部的复发、食管和肺转移或者在口腔其他部位发生第二原发性肿瘤有关。文献报道眼眶转移癌的临床表现主要为视力下降，其次还包括眼球运动受限、眼球突出、眼痛、结膜或眼睑水肿、复视、上睑下垂、眶压升高等[4]。本例患者为 OSCC 眼眶转移，表现为视力下降、眼球突出和眼痛，同时伴有上睑下垂和眼球活动受限，与以往报道相似。以往认为 OSCC 很少发生眼眶转移，但临床工作中确可发生，值得临床医生注意。另有文献报道，眼眶转移性肿瘤中 15%～40% 的病例并无全身症状[7, 8]，这提示眼科医生在关注眼眶肿瘤的同时，一定要注意全身肿瘤的排查。本例患者来诊前 4 个月曾行 OSCC 切除术，术后 1 个月即发现眼睑及眼眶内的肿物，转移极为迅速，提示该肿瘤的恶性程度较高，也说明术后进行放射治疗和化学治疗的必要性。

2. 眼眶转移癌影像学特点　有文献将眼眶转移癌的 CT 影像学特点分为 4 种基本类型[9]：①肿物型：眶内孤立实性肿物，边界清，可累及眶壁骨质、泪腺及眼肌；②弥散型：与正常眼眶内结构密度一致，分界不清，眼球内陷；③骨型：原发性骨侵犯，可导致骨质增厚或骨变薄，两者均可出现局部骨的虫蚀状或大面积骨质破坏；④肌肉型：一条或多条眼外肌肥大，可浸润邻近其他组织。CT 检查不仅能显示肿瘤的位置，而且也可一定程度地反映其组织来源。MRI 检查主要表现为眶内占位性病变，肿块可位于肌锥内外，T1 加权像呈低信号，T2 加权像呈等信号或高信号，信号均匀或不均匀。本例患者影像学扫描显示右眼眶内、泪囊区、筛窦区的不规则软组织影，肿物与周围组织关系密切，并且伴有邻近骨质的破坏，呈典型的眼眶恶性肿瘤影像表现。

3. 眼眶转移癌的诊断与治疗　早期的病变组织活检手术极其重要，不仅可以明确诊断，而且可以为针对性治疗提供信息。对于眼眶转移癌的诊断，首先要注重患者的既往史，尤其是恶性肿瘤病史；其次要依靠眼眶影像学检查结果，尤其是眼眶 CT 及 MRI 检查结果，能够大大提高眼眶转移癌的早期正确诊断率；最后，要依靠病理组织学结果，这是确定诊断的金标准。因此，眼眶肿瘤的手术切除联合病理组织学检测不仅可以达到切除肿物的治疗目的，同时也可以实现明确诊断的目的，可为进一步治疗方案的制定创造条件。

眼眶转移癌意味着原发性恶性肿瘤的晚期表现，有时还可伴有全身其他脏器的恶性肿瘤转移。单纯实施眼眶手术仅能明确眼眶病变的性质，减轻和改善患者的眼部症状，但不能达到根治的目的，为此，手术后应根据病情采取化学治疗及放射治疗等综合疗法，以提高转移癌的治愈率，延缓患者的生命，提高患者生存质量。

参 考 文 献

[1] Shields CL，Shields JA，Peggs M. Tumors metastatic to the orbit. Ophthal Plast ReconstraSurg，1988，4（2）：73-80.

[2] Shields JA，Shields CL，Brotman HK，et al. Cancer metastatic to the orbit：the 2000 Robert M. Curts Lecture. Ophthal Plast ReconstrSurg，2001，17（5）：346-354.

[3] Reeves D，Levine MR，Lash R. Nonpalpable breast carcinoma presenting as orbital infiltration：case presentation and literature review. Ophthal Plast ReconstrSurg，2002，18（1）：84-88.

[4] 黑砚，康莉，李月月，等. 22 例眼眶转移癌临床病理分析. 眼科，2007，16（3）：403-406.

[5] Funk GF，Karnell LH，Robinson RA，et al. Presentation，treatment，and outcome of oral cavity cancer：a National Cancer Data Base report. HeadNeck，2002，24（2）：165-180.

[6] 高进，刘玉琴. 肿瘤侵袭转移研究百年回顾和思考. 中华肿瘤杂志，2004，26（7）：445.

[7] Holland D，Maune S，Kováacs G，et al. Metastatic tumors of the orbit：a retrospective study. Orbit，2003，22（1）：15-24.

[8] Sekundo W，Vogel J. Orbital tumor as a presenting symptom of breast carcinoma：Value of detecting hormone receptors. Eye（Lond），1997，11（Pt 4）：560-563.

[9] 吴江平，傅继弟，张天明，等. 眼眶转移癌 18 例临床分析. 中华神经外科疾病研究杂志，2013，12（6）：531-534.

肾移植术后眼眶原发性多形性腺癌

◆ 引言

肾移植是一种可选择的治疗晚期肾脏疾病的手术方式,而肾移植术后继发肿瘤是影响肾移植患者远期生存的重要因素。原发于眼眶的多形性腺癌较为少见,发生于肾移植术后患者的眼眶原发性多形性腺癌则罕见。

◆ 病历资料

患者女性,68 岁。因右眼眼球突出 3 个月余,偶伴头痛到首都医科大学附属北京同仁医院眼科就诊,以右眼眶内肿物,恶性病变可能性大收入院。既往史:患者 2007 年因尿毒症行肾移植,术后继发高血压,应用降压药物后血压控制于 130～140/85～90mmHg,目前仍口服环孢素 A 60mg/d、吗替麦考酚酯 0.5g/d。眼科检查:视力右眼 0.15,左眼 0.2,眼压右眼 15mmHg,左眼 14mmHg。双眼角膜透明,晶状体轻度混浊,眼底未见异常。右眼眼球突出,各方向运动均受限,眼睑及结膜充血、水肿,内眦部球结膜可见一红色肿物,大小约 5mm×10mm,表面光滑,活动度差。眼眶 CT 扫描显示右侧眼眶、眶下裂、颞下窝软组织影,伴邻近骨质破坏,考虑为原发性恶性肿瘤(图 42-1)。眼眶 MRI 扫描显示右侧眼眶外下象限占位性病变,累及眶外壁及颞下窝,提示恶性病变的可能性大,建议结合全身检查和临床征象排除转移瘤(图 42-2)。全身 Pet-CT 影像如下:①右侧眼球后方软组织密度结节影,代谢增高,提示恶性病变的可能性大;②两侧甲状腺多发低密度结节影,无代谢增高,提示良性结节的可能性大;③右侧叶间胸膜旁小结节影,无代谢增高,提示良性结节的可能性大,两肺多发条索影,两侧肺门多发淋巴结影,代谢增高,提示反应性增生的可能性大;④肾移植术后改变,盆腔内巨大囊样低密度影,代谢缺少,提示卵巢囊肿的可能性大;⑤脑部未发现明显异常高代谢征象。入院诊断:右眼眶内肿物,恶性病变可能性大;双眼年龄相关性白内障;肾移植术后;继发性高血压。患者入院后全身麻醉下行右眼眶内肿物切除术。术中见肿物呈暗红色鱼肉样外观,边界不清,与下直肌、外直肌等周围组织粘连紧密。手术后给予抗炎、止血、镇痛治疗,切口愈合好,术后 7 天拆线,出院后根据患者具体情况,建议其进一步行放射治疗。病理组织学检查结果证实右眼眶内肿物的形态符合多形性低度恶性腺癌(polymorphous low-grade adenocarcinoma,PLGA)表现;免疫组织化学检测结果显示 CK 部分⁺,CAM5.2 部分⁺,EMA 部分⁺,Vimentin⁺,CEA⁻,血管内皮中 CD34⁺,血管内皮中 CD31$^+$，血管内皮中因子Ⅷ$^+$，AAT 部分$^+$，CD68 少许$^+$，S-100$^-$，bcl-2$^-$，P53 少许$^+$，Ki-67 指数约 10%，血管中 SMA$^+$，34βE12$^-$，Calponin$^-$，GFAP$^-$，p63 少量$^+$，Galectin-3 部分$^+$，PAS 部分$^+$。

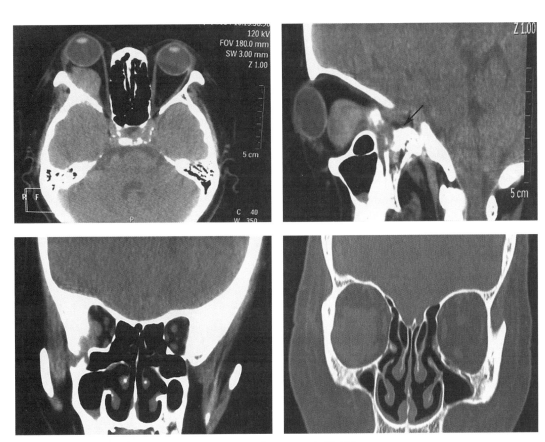

图 42-1　患者眼眶 CT 扫描影像

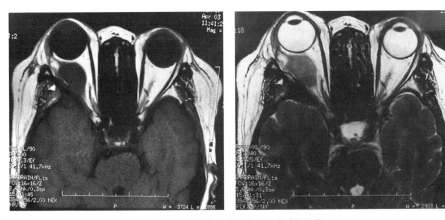

图 42-2　患者眼眶 MRI 扫描影像

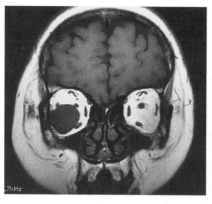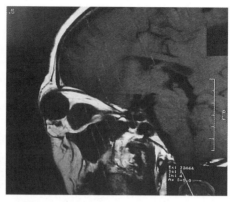

图 42-2（续） 患者眼眶 MRI 扫描影像

◆ 讨论

1. 肿瘤细胞的来源 PLGA 也称小叶性或终末导管癌，是一种少见的涎腺肿瘤，多发于小涎腺 [1, 2]，腭部也为好发部位，腮腺少见 [3]，其他部位如扁桃体 [4]、上颌窦 [5] 及鼻咽部 [6] PLGA 也曾有过个案报道。PLGA 多无包膜，呈浸润性生长，组织病理学特点是细胞形态较单一，肿瘤细胞小至中等大，有深染的、均一的核，核分裂象和坏死不常见。PLGA 的组织结构具有多样性，典型特点如下：①实性团块，周围有纤维性间质包绕；②筛状区域；③细胞排列成条索或束状，有时呈同心圆状，围绕小的神经纤维或血管排列，也可形成实性漩涡；④导管样结构；⑤乳头状结构或乳头状囊性结构。肿瘤细胞形成漩涡样靶环状，围绕血管或神经，局部区域可见嗜酸性粒细胞、透明细胞、鳞状细胞或黏液细胞，间质可见黏液样和玻璃样变性区。PLGA 常见嗜神经性表现，并可侵犯邻近骨质。本例患者影像学检查证实肿物累及眶下裂和颞下窝，邻近骨质破坏，符合 PLGA 的特点，但眼底及影像学检查均未发现视神经异常。尽管 PLGA 具有浸润性生物学行为，可侵袭邻近软组织，但仍属于低度恶性肿瘤。近年来曾有 PLGA 颈部淋巴结转移的报道 [7]，但也有患者随访 20 年未发生全身转移者 [8]。由此可见，PLGA 的临床预后差异很大。临床上眼眶 PLGA 比较少见 [9]，应与多形性腺瘤、腺样囊性癌和腺泡细胞癌相鉴别 [10]。本例患者行 Pet-CT 扫描并未发现全身肿瘤，因此可以认为是原发于眼眶的 PLGA。本例患者的影像学检查显示泪腺组织未受累，眶内肿瘤来源于何种细胞未能明确，目前也未见相关报道。

2. 肾移植术后继发性肿瘤 本例患者具有肾移植病史，而肾移植术后继发肿瘤是影响肾移植患者远期生存的重要因素。关于肾移植术后继发性肿瘤的发病特点国内外报道不一 [11, 12]，多为泌尿系统及消化系统肿瘤，也可见于血液系统肿瘤、Kaposi 肉瘤等，目前尚未见到肾移植术后继发眼眶肿瘤的报道。肾移植患者比普通人群更容易发生肿瘤，其发生率是普通人群的 3～4 倍 [13, 14]。肾移植术后继发性肿瘤除与年龄及发病有关外，术后使用免疫抑制药物的种类及持续时间也是重要的危险因素 [15]。免疫抑制药物的长期应用和体内积累量使机体对肿瘤的免疫监视机制受到破坏，从而诱发恶性肿瘤的发生；同时，免疫抑制药物的长期应用可能导致病毒致瘤细胞逃脱免疫监视，加速肿瘤的发生。目前已知巨细胞病毒、乙肝病毒、EB 病毒等与肾移植术后继发前列腺癌、肝癌、恶性淋巴瘤等密切相关 [16-18]。

本例患者长期服用环孢素 A 和吗替麦考酚酯，推测其免疫系统紊乱可能是诱发生眶内恶性肿瘤的危险因素。但患者未进行肿瘤组织的病毒学检测，尚不能验证其与病毒感染有关。

　　3. 治疗及预后　肾移植患者术后 1 年内及此后至少每年都应该进行 1 次全面体检，术后发现恶性肿瘤及其诊断和治疗不仅应引起医生的关注，更应该引起患者及其他临床相关科室的重视，早期诊断和及时治疗对于患者的预后至关重要。肾移植术后继发肿瘤多采用手术切除疗法，术后应根据病理组织学检查结果进行全身或局部放射治疗或化学治疗，同时应减少免疫抑制剂的用量。PLGA 的治疗强调首次局部彻底切除，组织切缘应达到足够的安全距离，以避免肿瘤复发。但有研究表明，术后行放射治疗能够将肿瘤局限于原发灶内，控制病情的发展，降低转移率及复发率[19]，尤其对于全身状况较差者[20]。本例患者由于眼睑肿胀和眼球突出明显，影像学检查显示眶内肿物边界清晰，因此通过手术切除眶内病变组织，改善患者症状，同时也可以明确病变性质，为手术后有针对性治疗提供病理组织学依据。患者术后切口愈合良好，考虑因肿物呈低度恶性以及患者的肾移植病史而在心理及生理上均无法接受全身化学治疗，此外也因术中发现肿物与下直肌、外直肌等周围组织粘连紧密，故建议患者行局部放射治疗以进一步改善治疗效果。PLGA 常于术后 5 年复发，加之减少免疫抑制剂用量可能加速排斥反应，故嘱患者进行肾移植科、眼科、放疗科的长期随访。

参 考 文 献

[1]　于世凤. 口腔组织病理学. 第 5 版. 北京：人民卫生出版社，2003：295-296.

[2]　Castle JT，Thompson LD，Frommelt RA，et al. Polymorphouw low grade adenocarcinoma：a clinicopathologic study of 164 cases. Cancer，1999，86（2）：207-219.

[3]　侯慧，景士兵，魏智博，等. 腮腺多形性低度恶性腺癌 1 例报道并文献复习. 诊断病理学杂志，2003，10（6）：353-354.

[4]　Pittan CB，Zitsch RP. Polymorphous low-grade adenocarinoma of the tonsil：report of a case and review of the literature. Am J Otolaryngol，2002，23（5）：297-299.

[5]　Sato T，Indo H，Takasaki T，et al. A rare case of intraosseous polymorphous low-grade adenocarinoma（PLGA）of the maxilla. DentomaxillofacRadiol，2001，30（3）：184-187.

[6]　Lengyel E，Somogyi A，Godeny M，et al. Polymorphous low-grade adenocarinoma of the nasopharynx. Case report and review of the literature. StrahlentherOnkol，2000，176（1）：40-42.

[7]　Pinto PX，Colemam N. Regional metastasis in polymorphous low-grade adenocarinoma. Report of a case. Int J Oral MaxillofacSurg，1997，26（6）：447-449.

[8]　Evans HL，Luna MA. Polymorphous low-grade adenocarinoma：a study of 40 cases with long-term follow up and an evaluation of the importance of papillary areas. Am J Surg Pathol，2002，24（10）：1319-1328.

[9]　Thomas KM，Cumberworth VL，McEwan J. Orbital and skin metastases in a polymorphous low grade adenocarcinoma of the salivary gland. J Laryngol Otol，1995，109（12）：1222-1225.

[10]　陈国璋，刘晓红，周晓君. 涎腺肿瘤的病理诊断. 临床与实验病理学杂志，2007，23（1）：1-5.

[11]　彭明强，杨志豪，方自林. 国内公开报道的肾移植后并发恶性肿瘤病例的总结分析. 中华器官移植杂志，2005，26（5）：269-271.

[12]　Lutz J，Heemann U. Tumors after kidney transplantation. Curr Opin Urol，2003，13（2）：105-109.

[13] Pedotti P, Cardillo M, Rossini G, et al. Incidence of cancer after kidney transplant: results from the North Italytransplant program. Transplantation, 2003, 76 (10): 1448-1451.

[14] Penn I. Occurrence of cancers in immunosuppressed organ transplant recipients. In: Cecka JM, Terasaki PI, eds. Clinical Transplants 1998. Los Angeies: UCLA Tissue Typing Laboratory, 1998: 147-158.

[15] Ramsay HM, Fryer AA, Reece S, et al. Clinical risk factors associated with nonmelanoma skin cancer in renal transplant recipients. Am J Kidney Dis, 2000, 36 (1): 167-176.

[16] 陈廷, 孔庆胜, 曹卉, 等. 人乳头状瘤病毒与 P53 协同致膀胱移行细胞癌关系的研究. 中华实验和临床病毒学杂志, 2000, 14 (4): 345-348.

[17] 程立. 肿瘤病毒病因学. 见: 汤钊猷, 主编. 现代肿瘤学. 第 2 版. 上海: 上海医科大学出版社, 2000: 31-38.

[18] Schafer H, Berger C, Aepinus C, et al. Molecular pathogenesis of Epstein-Barr virus associated posttransplant lymphomas: new insights through latent membrane protein I fingerprinting. Transplantation, 2001, 72 (3): 492-496.

[19] Nouraei SA, Hope KL, Kelly CG, et al. Carcinoma ex benign pleomorphic adenoma of the parotid gland. Plast ReconstrSurg, 2005, 116 (5): 1206-1213.

[20] Wahiberg P, Anderson H, Biorklund A, et al. Carcinoma of the parotid and submandibular glands-a study of survival in 2465 patients. Oral Oncol, 2002, 38 (7): 706-713.

病例 43

眼眶转移性脂肪肉瘤

◆ 引言

眼眶脂肪肉瘤是一种少见的眼部恶性肿瘤，就其来源可分为原发性眼眶脂肪肉瘤和转移性脂肪肉瘤，其中转移性脂肪肉瘤罕见。本文主要在参阅相关文献的基础上，结合我们治疗眼眶转移性脂肪肉瘤的过程进行介绍，为大家了解该病提供一些可以借鉴的资料。

◆ 病历资料

患者男性，49 岁。因发现左眼突出 8 月余在首都医科大学附属北京同仁医院眼肿瘤专科就诊。患者自诉于 8 个月前发现左眼球突出，呈进行性加重，不伴有眼痛、眼胀、复视等症状，近来发现左眼视力明显下降。患者于 3 年前曾行右腹股沟脂肪肉瘤切除术，术后未行放射治疗及化学治疗。全身体检可见右侧腹股沟区肿物，大小约 20cm×30cm×7cm（见图 43-1），右下肢肿胀。眼科检查：视力右眼 1.0，左眼 0.05，双眼眼压正常。左眼眼睑轻度肿胀，上眼睑轻度下垂，冲洗泪道通畅，压迫泪囊区无分泌物，球结膜充血水肿，部分脱出睑裂，结膜血管迂曲扩张，巩膜无黄染，角膜透明，前房深度中等，虹膜纹理清，瞳孔圆，直径约 3mm，对光反射存在，晶状体透明，玻璃体透明，视盘颜色稍淡，边界模糊，C/D = 0.3，中

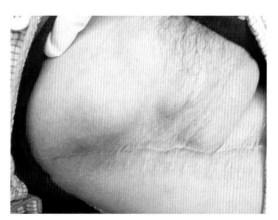

图 43-1　右侧腹股沟区肿物外观图
可见右侧腹股沟区手术瘢痕及肿物隆起，大小约
20cm×30cm×7cm

心凹反射消失,视网膜 A:V=1:2,视网膜静脉充盈迂曲。Hertel 突眼计测量眼球突出度为右眼 13mm,左眼 20mm,眶距 100mm,左眼球各方向运动均受限(见图 43-2)。右眼外眼未见异常,眼前节及眼底检查未见异常。眼眶 MRI 显示左侧眼眶内下象限肌锥内间隙可见锥形信号影,呈稍长 T1 长 T2 信号影,边界较清晰,大小约 23mm×17mm×6mm,增强后明显均匀强化,时间 - 信号强度曲线呈上升平台型,眼球受压前移,内、外、下直肌及视神经受压移位,与病变紧密相贴,分界尚清;病变向前达眼球后部,向后达眶尖,海绵窦未见异常强化影。MRI 提示左侧眼眶内下象限肌锥内间隙异常信号影,转移瘤不能排除(见图 43-3)。眼科 CDI 超声检查显示,左眼眶内可探及不规则形中等回声病变,边界欠清晰,内回声欠均匀,CDFI 其内未探及明显血流信号,提示左眼眶内病变,性质待定。以左眼眶内占位,转移瘤可能性大收入院。患者在全身麻醉下行左眼眶肿物切除术,切除组织行病理组织学检查。术中见肿物色淡红,质软,表面无包膜(见图 43-4)。病理组织学检查显示左眶内增生的脂肪组织,幼稚细胞多,可见脂母细胞,间质可见黏液样变,伴增生的纤细血管网,符合黏液样脂肪肉瘤改变(图 43-5)。肿瘤组织免疫组织化学检测显示 SMA[+],IgG 部分[+],CD8 个别细胞[+],MBP[-]、CD3[-]、CD4[-]、FLI-1[-] 及 S-100[-]。患者术后恢复好,于术后 7 天拆线,建议转肿瘤内科进一步治疗。

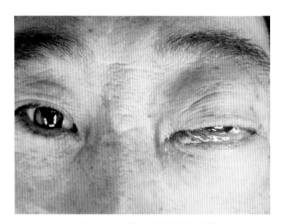

图 43-2　患者术前眼部外观像

可见左眼眼睑肿胀,上眼睑下垂,眼球突出,球结膜充血水肿,部分水肿结膜脱出睑裂

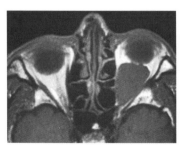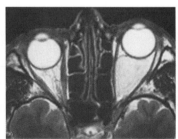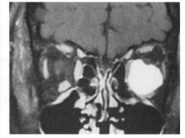

图 43-3　患者术前 MRI 图像

左眼突出,眼眶内下象限肌锥内间隙异常信号,T1 呈稍长信号,T2 呈长信号,增加扫描可见肿物明显强化

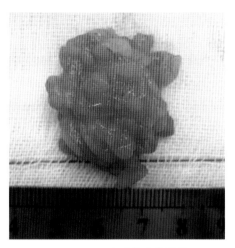

图 43-4　眶内肿物大体图片
肿物色淡红、质软

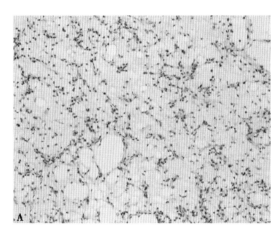
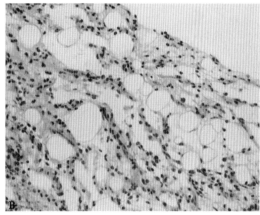

图 43-5　眶内病变组织病理组织学检查结果
可见一致性圆形或椭圆形原始非脂肪性间叶细胞和小的印戒样脂肪母细胞混合存在，间质呈明显黏液样变
（图 A，HE×100）。可见较成熟的脂肪样瘤细胞大小不等（图 B，HE×200）

◆ 讨论

眼眶脂肪肉瘤是脂肪性肿瘤中恶性程度比较高的一种，是脂母细胞的恶性肿瘤，占所有软组织恶性肿瘤的 16%～18%[1]。就目前报道的文献分析，男性发病率稍高于女性。依据其原发病灶部位的不同，眼眶脂肪肉瘤可分为原发性眼眶脂肪肉瘤和转移性脂肪肉瘤，前者发病年龄较轻，一般为 30 岁以下，而后者发病年龄为 40～60 岁[2]。全身任何部位都可以发生脂肪肉瘤，如精索、睾丸、乳腺、纵隔、胆总管、口腔底部、外阴部、脑膜及骨髓等，但更易发生于脂肪组织较多的部位，如四肢（尤其是下肢）、腹膜及腹膜后[3]。肿瘤多起源于与肌间筋膜相关的原始肌间质细胞或血管周围的多能间充质细胞。Strauss 于 1911 年首次报道了眼眶内脂肪肉瘤的病例，在此后的 70 余年中，仅陆续报道 10 例。相关文献显示，1982

年至 1999 年，眶内脂肪肉瘤的临床病例资料新增 11 例，这提示该病的发病率有所上升，也可能是眼科及病理学界对该病的检出率有所提高的缘故[4-6]。

眼眶脂肪肉瘤患者的主要临床表现为眼球突出，进展较为迅速，眼眶眶缘可触及大小不同的肿块，境界不清，质地较韧，眼睑肿胀及眼球活动受限，同时伴有视力下降及复视，有时可伴疼痛。如果是转移性眼眶脂肪肉瘤，则可提供原发病史，其原发灶多数位于腹膜后或腹股沟区[7]。眼眶脂肪肉瘤的临床表现无特异性，仅凭临床表现确诊较为困难，最终诊断须凭借病理组织学检查结果。

按照病理组织学分类，脂肪肉瘤分为 4 种亚型：黏液样型、高度分化型、多形型及去分化型，最常见的是黏液样型，本例患者经病理组织学证实为黏液样型，病理切片中可见增生的幼稚脂肪组织和脂母细胞，有些细胞分化良好或未见分化（见图 43-5）。

转移性眼眶脂肪肉瘤的影像学主要根据其原发灶的病理分类不同而有所差异：①高度分化型：CT 平扫显示肿瘤组织密度与脂肪组织相似，伴不规则间隔增厚；MRI 可见短 T1、T2 信号影，其内有间断的不规则增厚的低信号间隔。②黏液样型：CT 平扫时其密度低于周围肌肉密度，增强扫描时病灶可以呈网状或片状延迟化增强；MRI 可见 T2WI 信号高于脂肪，且与水信号强度相似[8]。③多形型及去分化型：CT 扫描显示质地不均匀软组织肿块影，密度接近于骨骼肌密度，增强扫描显示坏死灶不强化；MRI 示 T2WI 略高信号影[9]。

眼眶脂肪肉瘤的临床表现为眼球突出、眼球运动障碍及视力下降，由于其临床表现特异性不明显，所以在诊断时应与以下疾病进行鉴别：①眶内脂肪瘤：是一种良性脂肪病变，多发生于成年人，儿童少见，单眼发病常见。主要表现为无痛性眼球突出，由于肿瘤较少发生于肌锥内，故多呈非轴位性眼球突出。病理组织学检查可见脂肪瘤由成熟的脂肪细胞组成，并以结缔组织分隔；而纺锤形细胞脂肪瘤则由分化良好的呈纺锤形成熟脂肪细胞构成。临床上主要依靠病理组织学检查进行鉴别。②眶内神经源性肿瘤：主要以神经鞘瘤、脑膜瘤及视神经胶质瘤常见。神经鞘瘤为各年龄段均可发病，男女比例基本相当[10]，临床表现为眼球突出和眼球运动障碍。脑膜瘤所致的眶内肿瘤主要见于 30 岁以上的中年人，一般眼球突出在先，视力障碍在后是其主要鉴别点，其病理分型主要为上皮型、沙粒型、纤维型。视神经胶质瘤主要好发于 20 岁以下的年轻女性，单眼常见，临床表现为眼球突出发生于视力障碍之后。

鉴于本例患者 3 年前曾有右侧腹股沟区脂肪肉瘤切除病史，此次就诊又见右侧腹股沟区肿物复发，结合本次眼眶内肿物切除标本的病理组织学检查结果，故认为该患者的眼眶内脂肪肉瘤系由右侧腹股沟区脂肪肉瘤转移而来。目前手术切除是治疗眼眶脂肪肉瘤最基本的手段，对于与周围组织分界较清晰的眶内脂肪肉瘤可以将其完整切除，但由于多数眶内脂肪肉瘤与周围组织分界不清，特别是累及眼外肌的病例，大多数都不能将肿瘤组织完全切除，故导致该病的复发率较高[7]。鉴于单纯手术切除治疗效果往往不尽如人意，手术后一般需要再给予放射治疗及化学治疗，但其效果仍存在争议[11]。

参 考 文 献

[1] Enzinger FM，Weiss SW. Soft Tissue Tumors. 2nd ed. St. Louis：Mosby，1988：346-382.

[2] Fabi A，Salesi N，Vidiri A，et al. Retroperitoneal liposarcoma with metastasis to both orbits：an unusual metastatic site. Anticancer Res，2005，25（6c）：4769-4772.

[3] Brennan MF，Casper ES，Harrison LB. Sarcomas of the soft tissue and bone. Cancer，principles and practice of oncology. Philadelphia：Lippincott-Raven，1997：1738-1788.

[4] 龚健杨，曹立宇，朱美玲. 眼眶原发性脂肪肉瘤附 1 例报道并文献复习. 临床与实验病理学杂志，2000，16（3）：200-202.

[5] 何彦津，王瑞林，刘文，等. 原发性眼眶脂肪瘤和脂肪肉瘤临床观察. 中华眼科杂志，1992，28（6）：350-351.

[6] Jakobiec FA，Rini F，Char D，et al. Primary liposarcoma of the orbit-Problem in the diagnosis and management of five cases. Ophthalmology，1989，96（2）：180-191.

[7] Nasr AM，Ossiong KC，Kersten RF，et al. Standardized echographic- histopathologic correlations in liposarcoma. Am J Ophthalmol，1985，99（2）：193-200.

[8] Galant J，Martí-Bonmatí L，Sáez F，et al. The value of fat suppressed T2 or STIR sequence in distinguishing lipoma from well-differentiated liposarcoma. EurRadiol，2003，13（2）：337-343.

[9] 肖文波，王照明，许顺良. 腹膜后脂肪肉瘤的影像学和病理学分析. 中华肿瘤杂志，2005，27（4）：235-237.

[10] 倪逴，马小葵，郭秉宽. 1422 例眼眶肿瘤的病理分类. 中华眼科杂志，1991，27（2）：71-73.

[11] Zhang JX，Ma JM，Wang NL. Dedifferentiated orbital liposarcoma：a case report. Int J Ophthalmol，2011，4（4）：452-453.

病例44

眼眶绿色瘤

◆ 引言

绿色瘤又称粒细胞肉瘤（granulocytic sarcoma，GS），是髓性白血病的一种特殊类型[1]，好发于儿童和青少年，以男性多见，病情发展迅速，死亡率高[2]。绿色瘤可累及身体任何部位，包括头颈部、体腔、躯干、四肢及皮下组织等[3]，也可以累及眼眶，病灶多位于受累眼眶颞侧。本文报道1例病变位于眼眶鼻上方，且发生在血象和骨髓象改变之前首诊眼科的眼眶绿色瘤患儿诊疗情况。

◆ 病历资料

患儿男性，4岁9个月。因右眼肿胀4个月余，发现肿物2周到首都医科大学附属同仁医院眼肿瘤专科就诊。患儿5个月前曾出现左侧面部麻痹，在当地医院诊为左侧面神经炎，行中医针灸治疗后症状消失。4个多月前其家长偶然发现右眼眼睑肿胀，并逐渐加重，2周前在当地医院行CT检查，发现右眼眶内占位性病变，遂来诊。眼部检查：视力右眼0.1，左眼0.7，双眼眼压Tn，右眼上睑偏鼻侧可触及一大小约1cm×1cm×1cm的肿物，活动度差，无压痛，边界较清楚，质地中等，表面皮肤颜色正常。左眼外眼未见明显异常，双眼眼前节及眼底检查未见明显异常。彩色超声检查显示右眼眶内鼻上方有不规则形中等回声占位病变，边界较清晰，内回声不均匀，病变内可探及血流信号。眼眶MRI扫描显示右眼眶鼻侧肌锥内外间隙9：00到12：00有椭圆形等T1略短T2信号影，大小约2.9cm×1.8cm×2.5cm，边界清晰，增强后可见强化。部分病变包绕眼球，沿眶上壁向后延伸，与上直肌、上斜肌分界不清，病变向内侧延伸至筛窦前方软组织内，眼球受压向外下方移位。初步诊断：淋巴增生性病变？不排除炎性病变（见图44-1）。血常规、尿常规和生化指标等实验室检查均未见明显异常。患儿入院后行右眼眶内肿物切除术。术后大体标本可见肿瘤切面组织呈黄绿色外观，光学显微镜下可见组织中弥漫分布有形态单一、未分化的圆形及异型细胞（见图44-2）。病变组织免疫组织化学检测显示MPO⁺⁺⁺、CD34⁺⁺、溶菌酶⁺、CD99⁺、TdT⁻、CD20⁻、CD21⁻、CD23⁻、CD35⁻、CD138⁻、CD45Ro⁻、CD79a⁻、CD30⁻（见图44-3）。病理学诊断为GS。患儿经会诊转入儿科病房，行髂骨骨髓穿刺和全身骨扫描。髂骨穿刺示骨髓增生极度活跃，粒系原始、早幼粒细胞比例增高，细胞质内棒状小体多见，其他各阶段的细胞形态少见；红系受抑制，各阶段细胞形态大致正常；淋巴系受抑制，细胞形态大致正常；单核细胞比例及形态大致正常；巨核细胞和血小板不少；未见寄生虫。诊断：M2 急性髓细胞白血病（acute myelocytic leukemia，AML）。全身骨扫描示左侧股骨大转子放射性分布减低，其骨皮质不连续，骨质破坏，恶性病变可能性大。确诊后给予全身化学治疗。

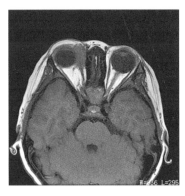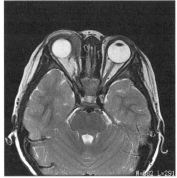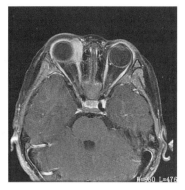

图 44-1　眼眶 MRI 扫描影像

可见右眼眶鼻侧肌锥内外间隙 9：00～12：00 范围内长椭圆形等 T1、略短 T2 信号影，边界清晰，增强后可见强化

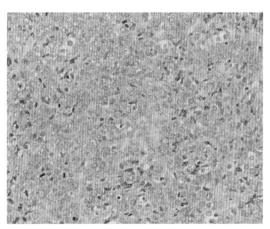

图 44-2　病变标本病理组织学检查

光学显微镜下可见弥漫分布的形态单一、未分化的圆形及异型细胞（HE×200）

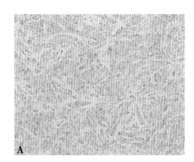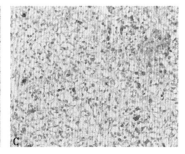

图 44-3　病变标本免疫组织化学检测（DAB×200）

A：病变组织中 MPO 呈强阳性表达；B：病变组织中 CD34 呈中等强度阳性表达；C：病变组织中溶酶菌呈阳性表达

◆ 讨论

绿色瘤累及眼眶者较常见，常位于眼眶外侧部，可单眼发病，也可双眼同时或先后发病，多因眼球突出或眼睑肿胀就诊，可合并面部麻痹，主要是由于白血病细胞浸润压迫面神经所致。本例患儿在眼部出现症状之前，曾有短暂面部麻痹病史，这提示面部麻痹可发生于眼部症状出现之前。因此对于无明确原因突然出现面部麻痹症状者，尤其是儿童患者，要高度警惕急性白血病的可能性。

血象和骨髓象的实验室检查是协助绿色瘤诊断的重要手段，发现白细胞总数增高且以原始细胞核早幼粒细胞为主，而红细胞和血红蛋白含量降低者应立即行骨髓穿刺以明确诊断。有文献报道显示，眼部症状的出现可先于血象和骨髓象异常[4]，这就给确诊本病增加了难度。本例患儿即为此种情况，术前常规体格检查时患者血象正常，直到术后病理组织学检查显示粒细胞肉瘤时才引起医生的注意。患者眼部手术后转入儿科病房并立即行骨髓象检查，显示为典型急性白血病的改变。因此，对于就诊时血常规正常而眼部出现快速生长的肿物的患者，尤其是儿童和青少年患者，要考虑到绿色瘤的可能性，可多次进行血象检查，必要时可行骨髓象检查以明确诊断。绿色瘤可发生于 AML FAB 分型的任何类型，其中M2、M4 和 M5 较常见[4]。本例患儿为 AML-M2，为常见类型。

影像学检查是诊断眼眶绿色瘤不可缺少的辅助手段，主要包括眼眶 MRI、眼眶 CT、眼眶彩色超声和全身骨扫描等，但眼眶绿色瘤的影像学检查缺乏特异性表现[5]，需要结合血象、骨髓象及病理组织学检查进行综合判断。本例患儿眼眶 MRI 扫描显示病变位于右眼眶鼻上方，表现特征呈等 T1 略短 T2 信号，全身骨扫描显示股骨大转子受累。

眼眶绿色瘤的常规病理组织学检查无特异性表现，而免疫组织化学染色有助于鉴别诊断。MPO 是骨髓系细胞的特异性标志物，几乎表达于所有髓系细胞，而在淋巴系细胞上不表达[6]，因其高度的敏感性和特异性，近年来认为其是绿色瘤诊断的重要指标，但 MPO 表达阴性的绿色瘤也不少见。本例患儿病变组织中 MPO 为强阳性表达，CD34 为中度阳性表达，而 CD99 和溶菌酶呈阳性表达，属于 MPO 强阳性的一类绿色瘤。

作为一种好发于儿童时期的眶内恶性肿瘤，绿色瘤须与横纹肌肉瘤、淋巴瘤、嗜伊红增多性淋巴肉芽肿、黄色肉芽肿和朗格汉斯组织细胞增生症等多种眼眶良或恶性肿瘤相鉴别[7]，但因这些病变临床表现和影像学表现均较为相似，故难以鉴别，只有凭借病理组织学检查结果进行确诊。横纹肌肉瘤的瘤细胞呈梭形，胞质丰富且红染，有时可见纵纹或横纹，MyoD1 表达阳性；淋巴瘤由单一、不成熟的淋巴细胞或明显异型性淋巴细胞组成；嗜伊红增多性淋巴肉芽肿可见淋巴滤泡增生明显，生发中心活跃，滤泡间及周围大量嗜酸性粒细胞浸润，甚至形成嗜酸性粒细胞脓肿，增生的小血管可伴玻璃样变，IgE 呈阳性表达[8]；黄色肉芽肿可见弥漫的、大小一致的单核组织细胞增生，边界清楚，常含有泡沫细胞和 Touton 巨细胞、嗜酸性粒细胞、淋巴细胞，也可有增生的血管和成纤维细胞，CD68 呈阳性表达；朗格汉斯组织细胞增生症有特征性的折叠、凹陷或分叶状核，常有数量不等的嗜酸性粒细胞，无Touton 巨细胞，透射电子显微镜下可见朗格汉斯细胞内有 Birbeck 小体，S-100 和 CD1a 呈阳性表达[9]。

目前，绿色瘤的治疗主要包括全身化学治疗和局部放射治疗，但疗效差[4]，必要时可行骨髓移植[10]。由于本病在全身症状出现之前即有眼部肿块出现，给诊断造成了很大的困难，极易延误治疗。此外，本例患儿发病部位不典型，就诊时血象未见异常，而且面部麻痹症状已基本治愈，故未引起医生的注意，直到对眶内切除肿物行病理组织学检查后才确诊[11]。这个病例的诊疗过程使我们体会到，能够早期发现、诊断和治疗绿色瘤，特别是不典型患者和血象正常患者是眼科界亟待解决的问题，只有尽早确诊本病，才能及时采取各种治疗措施，延长患者的生存期并改善患者的预后。

参 考 文 献

[1] Stockl FA，Dolmetsch AM，Saomil MA，et al. Orbital granulocytic sarcoma. Br J Ophthalmol，1997，81（12）：1084-1088.

[2] Porto L，Kieslich M，Schwabe D，et al. Granulocytic sarcoma in children. Neuroradiology，2004，46（5）：374-377.

[3] Zimmerman LE，Font RL. Ophthalmologic manifestations of granulocytic sarcoma（myeloid sarcoma or chloroma）. Am J Ophthalmol，1975，80（6）：975-990.

[4] Maka E，Lukáts O，Tóth J，et al. Orbital tmour as initial manifestation of acute myeloid leukemia: granulocytic sarcoma: Case report. Pathol Oncol Res，2008，14（2）：209-211.

[5] Bulas RB，Laine FJ，Das NarlaL. Bilateral orbital granulocytic sarcoma（chloroma）preceding the blast phase of acute myelogenous leukemia: CT fingings. Pediatr Radiol，1995，25（6）：488-489.

[6] Alkatan H，Chaudhry I. Myeloid sarcoma of the orbit. Ann Saudi Med，2008，28（6）：461-465.

[7] 史季桐，宋国祥，肖利华，等. 常见眼眶内肿瘤的影像诊断分析. 中华眼科杂志，1997，3（2）：92-95.

[8] Buggage RR，Spraul CW，Wojno TH，et al. Kimura disease of the orbit and ocular adnexa. Surv Ophthalmol，1999，44（1）：79-91.

[9] Cheung N，Selva D，McNab AA. Orbital langerhans cell histiocytosis in adults. Ophthalmology，2007，114（8）：1569-1573.

[10] Takada S，Ito K，Sakura T，et al. Three AML patients with existing or pre-existing intracerebral granulocytic sarcomas who were successfully treated with allogeneic bone marrow transplantations. Bone Marrow Transplant，1999，23（7）：731-734.

[11] 李静，王一卓，马建民. 眼眶绿色瘤1例. 中华实验眼科杂志，2013，31（4）：327-328.

病例 45

颈动脉海绵窦瘘

◆ 引言

颈动脉海绵窦瘘（carotid cavernous fistula，CCF）是颈内动脉及其分支或颈外动脉脑膜支与海绵窦之间的异常动静脉通道，是临床上较少见的神经眼科综合征，大部分患者因首先发生眼部症状而首诊于眼科。CCF 的早期症状不典型，故易误诊。CCF 可分为外伤性和自发性两种类型。目前 CCF 的治疗以血管介入法为主，预后较好。

◆ 病历资料

患者女性，64 岁。因左眼眼红、眼睑肿胀、眼球突出 2 个月就诊。患者 2 个月前无明显诱因地出现左眼眼红，自行点眼药水（药物名称不详）无好转，近来逐渐出现左眼睑肿胀和眼球突出症状，伴有眼胀感，偶有头痛，曾在当地医院诊断为左眼结膜炎，给予抗生素滴眼液点眼，病情无改善，故就诊于首都医科大学附属北京同仁医院眼科。全身检查见患者生命体征平稳，一般情况良好。眼部检查：视力右眼 1.0，左眼 0.8；眼压右眼 16mmHg，左眼 24mmHg；右眼眼前节及眼底检查未见异常。左眼睑肿胀无退缩，眼球轻度突出，眼球运动不受限，球结膜充血水肿，表面血管怒张、迁曲，角膜缘处呈放射状排列，角膜透明，瞳孔对光反射正常（见图 45-1）；眼底检查可见视盘边界清楚，视网膜血管走行正常，静脉轻度迂曲

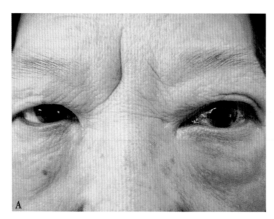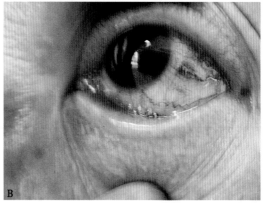

图 45-1 患者左眼外观像

A：左眼眼睑肿胀，眼球轻度向正前方突出；B：球结膜充血水肿，表面血管怒张、迂曲，自角膜缘处呈放射状排列

扩张,黄斑中心凹反光正常。MRI 扫描显示左眼上静脉与颈内动脉海绵窦沟通,提示颈内动脉海绵窦瘘(图 45-2),该诊断得到数字减影血管造影术(digital subtraction angiography,DSA)检查结果支持。最终诊断:左侧颈动脉海绵窦瘘。治疗方案:用 0.25% 氯霉素滴眼液点眼及红霉素眼膏涂眼,预防角膜干燥和眼部感染;转入神经外科给予可脱性球囊栓塞术。

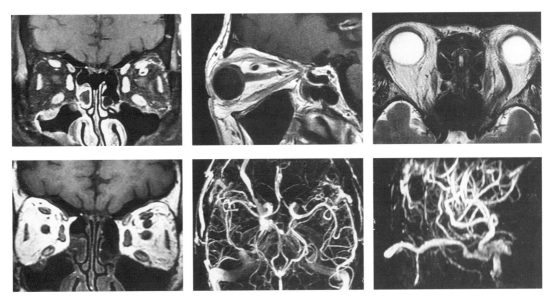

图 45-2　眼眶及颅内 MRI 扫描影像

◆ 讨论

海绵窦位于蝶鞍两侧,前达眶上裂内侧部,后至颞骨岩部尖端,由硬脑膜两层间的腔隙构成,窦内的结缔组织将窦腔分隔为多个静脉腔隙。眼上静脉、眼下静脉、蝶顶窦、外侧裂静脉和基底静脉汇入海绵窦中,将血液主要引流到岩上、下窦[1]。颈内动脉呈 U 形或 V 形走行于海绵窦中,颈内动脉及其分支破裂均可引起动静脉瘘[2,3]。

CCF 指颈内动脉及其分支或颈外动脉脑膜支与海绵窦之间的异常动静脉通道,其发病率为 0.17%~0.27%,是临床上较少见的神经眼科综合征[4]。CCF 按病因分为外伤性和自发性,外伤性 CCF 占 75%~85%,多见于青年男性,常于外伤后短时间内发生,因颅底骨折导致颈内动脉海绵窦段或其分支破裂所致;自发性 CCF 成因至今仍不清楚,常见相关因素为先天血管异常和内分泌改变,好发于女性,尤其是绝经后女性,可能与雌激素水平降低引起动脉粥样硬化、血管壁变薄等有关[5-10]。

发生 CCF 后经瘘口流入海绵窦的动脉血使窦内压力增高,由于眼上、下静脉及海绵窦均无瓣膜,眼上、下静脉发生不同程度的逆流,血管扩张,导致一系列眼部症状,约 80% 的病例因眼部改变而首诊于眼科[11]。双侧海绵窦通过海绵间窦相连,故单侧瘘可产生双眼症状,因供血动脉和引流静脉的数量和管径粗细以及瘘口大小不同,引起的临床症状和体征差异较大。CCF 的主要临床表现为:①眼眶软组织静脉回流障碍,表现为眼睑肿胀伴渐进性加重的搏动性突眼;②眼球静脉回流障碍,表现为球结膜充血、水肿,甚至外翻,血管怒张迂曲，常呈暗红色或紫红色，在角膜缘处呈放射状排列；眼底改变表现为视盘水肿，视网膜静脉迂曲、出血等；③眼上静脉动脉化，可于眼球表面及眶周闻及与脉搏同周期的血管杂音，并可触及眼部震颤[12-18]；④出现颅神经受损症状，因展神经走行于海绵窦内，走行距离长且迂曲，容易因窦内压升高而产生麻痹症状[19-21]，表现为眼球外转受限；动眼神经、滑车神经和三叉神经也自上而下排列在海绵窦的外侧壁内[1]，窦腔膨大使这些神经受压，出现眼肌麻痹和感觉异常，可表现为上睑下垂、眼球运动障碍、复视、瞳孔散大等；⑤眼压升高，主要因上巩膜静脉压升高，房水流出阻力加大引起[22]，也可因眶内静脉压增高，涡静脉和视网膜中央静脉扩张，葡萄膜充血肿胀，发生瞳孔阻滞导致[23]；⑥眼外表现包括最多见的、特征性的颅内血管吹风样杂音，亦可出现头痛、鼻出血、耳鸣等症状，部分病例出现盗血现象，导致脑缺血的症状，甚至出现脑梗死[24-26]。

CCF因临床少见而易误诊，应与以下疾病相鉴别：①结膜炎：结膜弥漫性充血，色鲜红，伴有大量黏液性或脓性分泌物，裂隙灯显微镜下可见结膜乳头、滤泡增生等表现[27]；②巩膜炎：可出现眼部疼痛和压痛，有刺激症状，巩膜血管充血，走行紊乱，不可推动；③炎性假瘤：眼球突出并向一侧移位，伴眼睑肿胀及下垂，结膜充血水肿，于眶前部多可触及无痛性肿块，CT扫描显示眶内软组织密度增高、眼外肌增粗等，有时可见眼上静脉扩张，但程度较轻，彩色多普勒超声显示眼上静脉的血流没有反向流动和动脉化改变，无海绵窦区膨大，可资鉴别[12]；④甲状腺相关性眼病：以双眼眼球突出、眼球运动受限为主要表现，常有甲状腺功能异常。影像学多表现为双眼多条眼外肌梭形肿胀，肌腱和肌止点无明显改变，眼上静脉可轻度扩张。彩色多普勒亦显示静脉血流，海绵窦区无膨大[28]；⑤青光眼：以高眼压、视杯/视盘（C/D）比值增大、特征性视野改变为主要表现，伴有球结膜混合充血，需与CCF继发性青光眼相鉴别；⑥眶内动脉瘤：临床极少见，可致搏动性眼球突出[29]，与眼静脉不相通，眼部不存在由血回流障碍和眼缺氧引起的病变。B型超声和CT检查显示球后占位病变，无眼上静脉扩张；颈内动脉造影时造影剂仅积存在眶内，海绵窦正常[30]。

CCF的诊断主要依靠影像学检查，CT及MRI可作为首选的辅助检查方法，可显示眼外肌增粗、眶周软组织水肿、眼上静脉迂曲增粗且强化明显、同侧海绵窦增宽[31,32]。CT血管造影可见面前静脉扩张，海绵窦附近的静脉曲张及岩上窦增宽；MR血管造影可见海绵窦因血流速度增加而信号增高，鞍区侧支血管及眼上静脉增粗及信号增加[33]。经颅彩色多普勒超声检查具有无创性、可重复性等特点，可显示颈内动脉颅外段高流速低阻力频谱，眼上静脉异常搏动、流速增快、血流反向和动脉化血流频谱；压迫患侧颈总动脉，患侧瘘口远端可出现不同程度的倒灌血流[34]。DSA可明确动静脉瘘与海绵窦的关系，并可提供供血动脉的来源、瘘口的位置和大小、静脉引流方向及脑动脉盗血情况和对侧脑动脉代偿情况，是诊断CCF的金标准，并可指导介入治疗过程[35]。

CCF治疗的目的在于闭塞瘘口，解除所属静脉系统的压力，消除颅内杂音，使眼部肿胀消退，保护视力，并改善脑部血供[3,36]。此外，CCF具有一定的自愈率，少数症状轻微、发病缓慢的患者可选择保守疗法，如压迫眼内眦静脉及颈总动脉[37]。非保守疗法主要是行介入性血管内栓塞术，因其创伤小，微导管可以到达开颅手术难以接近的海绵窦区，可立即知晓治疗效果，相比开颅手术具有绝对优势。其中可脱性球囊栓塞CCF是目前国内外首选的介入疗法[38]。介入疗法海绵窦区血管栓塞成功的标准为：球囊位于海绵窦内、颈内动脉腔外、海绵窦不再显影、颈内动脉血流通畅、血管杂音消失[36]。近年来，使用Onyx胶结合弹簧圈栓塞 CCF 也取得一定的效果[39,40]，覆膜支架能够重塑载瘤动脉，阻断动脉瘤血供，成为治疗 CCF 的新手段[41,42]。

本例患者为老年女性，无头部外伤史，以结膜充血、血管扩张、眼睑肿胀、眼球轻度突出为主要表现，为自发性 CCF，当地医院曾误诊为结膜炎，治疗无效，此情况在临床亦非少见，提示临床医生对患者应进行仔细全面的检查，发现球结膜典型的血管扩张状态时应想到静脉回流障碍，并行辅助检查以确诊，对患者进行早期治疗，改善眼部表现，减轻组织损伤。

参 考 文 献

[1] 王怀经. 局部解剖学. 北京：人民卫生出版社，2010：24-25.

[2] Demarosi F，Bay A，Moneghini L，et al. Low-grade myofibroblastic sarcoma of the oral cavity. Oral Surg Oral Med Oral Pathol Oral RadiolEndod，2009，108（2）：248-254.

[3] 程龙海，罗杰，付锐，等. 颈内动脉解剖与海绵窦瘘临床治疗研究. 中华神经外科疾病研究杂志，2013，12（6）：484-488.

[4] 崔旭波，汪求精，高玉元，等. 颈内动脉海绵窦瘘致展神经麻痹的影响因素分析及临床随访总结. 中华神经医学杂志，2013，12（11）：1155-1159.

[5] 潘显辉，刘恋，贺红卫，等. 原始三叉动脉动脉瘤破裂引起的海绵窦瘘一例. 中华神经外科杂志，2012，28（4）：415.

[6] Das JK，Medhi J，Bhattacharya P，et al. Clinical spectrum of spontaneous carotid-cavernous fistula. Indian J Ophthalmol，2007，55（4）：310-312.

[7] Linfante I，Lin E，Knott E，et al. Endovascular repair of direct carotid-cavernous fistula in Ehlers-Danlos type IV. JNeurointervSurg，2015，7（1）：e3[2016-02-28]. http://jnis.bmj.com/content/7/1/e3.long.

[8] Tsai RK，Chen HY，Wang HZ. Painful fourth cranial nerve palsy caused by posteriorly-draining dural carotid-cavernous sinus fistula. J Formos Med Assoc，2000，99（9）：730-732.

[9] Singh V，Smith WS，Lawton MT，et al. Risk factors for hemorrhagic presentation in patients with dural arteriovenous fistulae. Neurosurgery，2008，62（3）：628-635；discussion 628-635.

[10] Agid R，Willinsky RA，Haw C，et al. Targeted compartmental embolization of cavernous sinus dural arteriovenous fistulae using transfemoral medial and lateral facial vein approaches. Neuroradiology，2004，46（2）：156-160.

[11] 宋国祥. 眼眶病学. 北京：人民卫生出版社，1999：323-334.

[12] 葛颖杰，魏锐利，李玉珍. 硬脑膜海绵窦瘘的临床表现与诊断分析. 中国实用眼科杂志，2007，25（8）：918-920.

[13] Gupta S，Thakur AS，BhardwajN，et al. Carotid cavernous sinus fistula presenting with pulsating exophthalmos and secondary glaucoma. J Indian Med Assoc，2008，106（5）：312，346.

[14] 魏锐利，马晓晔，蔡季平，等. 颈动脉海绵窦瘘致继发性青光眼分析. 中国实用眼科杂志，2002，20（1）：66-67.

[15] Talajic JC，Assalian A，Roy D，et al. Angle closure glaucoma after angiography of carotid-cavernous fistula-a case report. J Glaucoma，2010，19（1）：73-74.

[16] Zemba M，Enache V，Manole C，et al. The secret of red eyes. Oftalmologia，2010，54（3）：78-83.

[17] 瞿远珍，杨柳，方民，等. 颈动脉海绵窦瘘眼征的临床分析. 中国卒中杂志，2011，6（7）：529-532.

[18] 于加省,胡道予,李振强,等. 动脉瘤性颈内动脉海绵窦瘘的临床与影像学表现. 放射学实践,2011, 26(10):1085-1088.

[19] Grumann AJ,Boivin-Faure L,Chapot R,et al. Ophthalmologic outcome of direct and indirect carotid cavernous fistulas. Int Ophthalmol,2012,32(2):153-159.

[20] Brinar VV,Habek M,Ozretić D,et al. Isolated nontraumatic abducens nerve palsy. Acta Neurol Belg, 2007,107(4):126-130.

[21] Shownkeen H,Bova D,Origitano TC,et al. Carotid-cavernous fistulas:pathogenesis and routes of approach to endovascular treatment. Skull Base,2001,11(3):207-218.

[22] 李肖春,舒锦尔,王晓鹏,等. 以青光眼首诊的眼眶病特征分析. 中国实用眼科杂志,2013,31(3): 362-364.

[23] Buus DR,Tse DT,Parrish RK. Spontaneous carotid cavernous fistula presenting with acute angle closure glaucoma. Arch Ophthalmol,1989,107(4):596-597.

[24] 龙霄翱,尹延庆,李捷,等. 复杂的直接性海绵窦动静脉瘘血管构筑特征及介入治疗. 介入放射学杂志,2015,24(9):750-753.

[25] Signorelli F,Della PGM,Sabatino G,et al. Diagnosis and management of dural arteriovenous fistulas:a 10 years single-center experience. Clin Neurol Neurosurg,2015,128:123-129.

[26] Ducruet AF,Albuquerque FC,Crowley RW,et al. The evolution of endovascular treatment of carotid cavernous fistulas:a single-center experience. World Neurosurg,2013,80(5):538-548.

[27] 赵堪兴,杨培增. 眼科学. 第8版. 北京:人民卫生出版社,2015:98-99.

[28] 赵博,聂鹏,刘扬,等. 自发性颈动脉海绵窦瘘误诊为眼型 Grave's 病 1 例报告. 中国实用神经疾病杂志,2013,16(8):76-77.

[29] Ogawa A,Tominaga T,Yoshimoto T,et al. Intraorbital ophthalmic artery aneurysm:case report. Neurosurgery, 1992,31(6):1102-1104;discussion 1104.

[30] 赵东红. 外伤性颈内动脉海绵窦瘘临床观察. 眼外伤职业眼病杂志,2002,24(4):390-391.

[31] 陆君华,冯金周,林伟. 首诊于眼科的颈动脉海绵窦瘘 7 例回顾性分析. 中华眼外伤职业眼病杂志, 2014,36(10):750-752.

[32] 沈剑琴,崔红光. 自发性颈动脉海绵窦瘘眼部表现的临床分析. 国际眼科杂志,2013,13(4):801-803.

[33] 宋程光,刘长喜,赵传胜. 外伤后颈动脉-海绵窦瘘合并颅内出血 1 例. 国际医药卫生导报,2014, 20(19):2983-2985.

[34] 周兴宁. 颈内动脉海绵窦瘘的影像学表现与检查方法评价. 实用医学影像杂志,2013,14(1):67-69.

[35] 姚瑞红,赵卫,易根发. 颈动脉海绵窦瘘血管内栓塞治疗的研究进展. 介入放射学杂志,2009,18(3): 237-240.

[36] 钟伟,肖绍文. 可脱性球囊栓塞治疗外伤性颈内动脉海绵窦瘘. 医学研究生学报,2014,27(3):272-274.

[37] Kai Y,Hamada J,Morioka M,et al. Treatment of cavernous sinus dural arteriovenous fistulae by external manual carotid compression. Neurosurgery,2007,60(2):253-257;discussion 257-258.

[38] Annesley-Williams DJ,Goddard AJ,Brennan RP,et al. Endovascular approach to treatment of indirect carotico-cavernous fistulae. Br J Neurosurg,2001,15(3):228-233.

[39] Gandhi D,Ansari SA,Cornblath WT. Successful transarterial embolization of a Barrow type D dural carotid-cavernous fistula with ethylene vinyl alcohol copolymer(Onyx). J Neuroophthalmol,2009,29(1):9-12.

[40] Bhatia KD，Wang L，Parkinson RJ，et al. Successful treatment of six cases of indirect carotid-cavernous fistula with ethylene vinyl alcohol copolymer（Onyx）transvenous embolization. J Neuroophthalmol，2009，29（1）：3-8.

[41] Gupta AK，Purkayastha S，Krishnamoorthy T，et al. Endovascular treatment of direct carotid cavernous fistulae：a pictorial review. Neuroradiology，2006，48（11）：831-839.

[42] 邓剑平，陈虎，张涛，等. 覆膜支架在颈内动脉海绵窦段病变治疗中的应用. 中华神经外科疾病研究杂志，2013，12（6）：501-504.

病例 46

隐匿性眶内脓肿

◆ **引言**

隐匿性眶内脓肿是一种临床上罕见的眶内病变，其特点是患者缺少红肿热痛等炎症病史，无明显自觉症状，而通常在体格检查时偶然被发现。隐匿性眶内脓肿的影像学检查结果与一些眶内病变较为相似，因此诊断较为困难。其主要的治疗方法为手术切开引流，术后效果较好。

◆ **病历资料**

患者男性，36岁。因体检时发现右眼眶内病变，怀疑血肿半年，于2015年10月就诊于首都医科大学附属北京同仁医院眼肿瘤专科。患者自诉12年前酒后骑摩托车摔倒后右侧眼眶遭受钝挫伤，右眼视力由1.0下降至0.3，在当地医院行头颅CT检查，诊断为右侧眶壁骨折，眶内血肿压迫视神经，经保守治疗后病情稳定，视力恢复。2013年患者再次酒后驾驶摩托车碰伤右侧额头，自诉当时视力无明显变化，未进行诊治。半年前，患者因双侧太阳穴偶尔有疼痛感而就诊于神经内科，并行头颅CT扫描发现右侧眶内占位性病变，考虑血肿的可能性大，服用活血化瘀药物观察一段时间后，头痛症状未见明显好转，遂来诊。患者既往身体健康，否认结核病史、手术史及其他外伤史，个人史及家族史无特殊。眼部检查：右眼视力0.3，左眼视力0.6。右眼轻度外突，眼球突出度：18mm＞—109mm—＜14mm。双眼眼压正常，眼位大致正位，眼球运动正常。双眼前节及眼底检查均未见异常。血常规、尿常规及生化指标的实验室检查未见异常。眼眶MRI检查结果显示右侧眼眶上象限肌锥外间隙囊性病变，来源于骨膜下，血肿的可能性大，建议行CT检查以观察邻近骨质改变。眼眶CT检查显示右侧眼眶上象限肌锥外间隙占位性病变，结合MRI结果，考虑骨膜下血肿可能性大；右侧额窦壁、眼眶上下壁、双侧眼眶内壁骨折；右侧视神经管内壁骨质欠规整（见图46-1，图46-2）。初步诊断：右眼眶内病变（性质待查）。

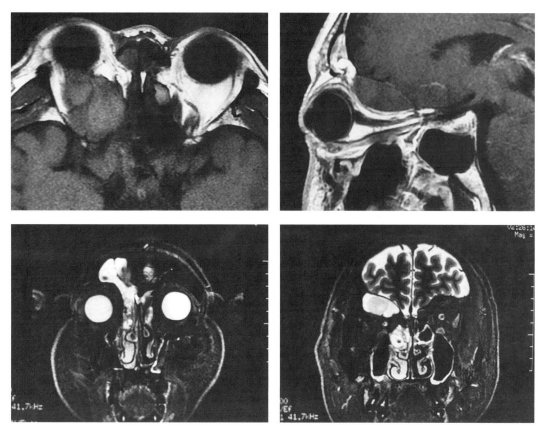

图 46-1　眼眶 MRI 扫描影像

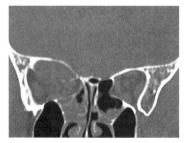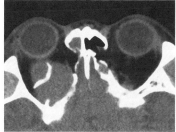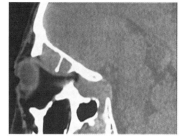

图 46-2　眼眶 CT 扫描影像

经患者同意后在全身麻醉下行右眼眶内肿物切除术。手术沿眉弓下缘做皮肤切口,切口直达眶上缘,切开眶隔,向眶内深处分离,暴露肿物,见肿物呈囊性,有完整囊壁,切开引流,流出大量黄白色脓液(见图 46-3),用注射器抽取少量脓液进行细菌培养及药敏试验。手术前行 CT 检查时发现囊肿中有高密度片状物,结合患者有眼部外伤史,怀疑囊肿内有死骨残留,遂继续向眶尖部钝性分离后,于提上睑肌与眶上壁之间间隙内取出两个碎骨片(见图 46-4)。术后患眼恢复良好。

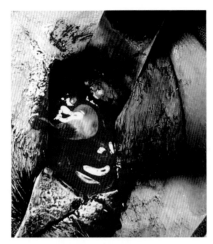

图 46-3 术中所见

可见脓肿中有黄色液体流出

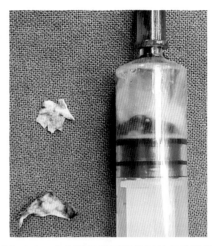

图 46-4 术中取出的死骨片及抽出的脓液

◆ 讨论

脓肿是急性感染过程中组织、器官或体腔内因病变组织坏死、液化而出现的局限性脓液积聚，有完整腔壁，常见的致病菌为金黄色葡萄球菌。脓肿可原发于急性化脓性感染，或由远处原发感染源的致病菌经血流、淋巴管转移而来，往往是由于炎症组织在细菌产生的毒素或酶的作用下发生坏死、溶解而形成脓腔，腔内的渗出物、坏死组织、脓细胞和细菌等共同组成脓液。脓液中的纤维蛋白可形成网状支架，使病变限制于局部。另外脓腔周围充血水肿和白细胞浸润，最终可形成以肉芽组织增生为主的脓腔壁。由于脓肿发病部位不同，临床表现也有所不同。

眼眶脓肿较为少见，大多是由眶蜂窝织炎引起，也可能为鼻窦、额窦和上颌窦等部位的炎症蔓延所引起的眶内化脓感染。无临床表现的原发性眼眶脓肿少见，目前仅发现 1 例类似报道[1]。

伴有眶蜂窝织炎病史的眼眶脓肿根据其典型的炎性病史，可在 CT 或 MRI 影像学检查的辅助下得以诊断。有时眶内脓肿无明显的炎症表现，甚至无任何炎性改变，在体检时偶被发现，即为隐匿性眶内脓肿，诊断较为困难，往往需与眶内血肿、眶内皮样囊肿或表皮样囊肿进行鉴别。我们曾对 1 例在体检时发现右眼眶内有囊性占位性病变的 20 岁患者进行诊疗，术前疑诊眶内皮样囊肿，术后病理组织学检查为眶内脓肿，该患者自诉无眼红、眼痛及眼部外伤史，也无鼻窦炎性病史。本文报道的患者仅有眼部外伤史，除此之外，无其他炎症相关病史。这 2 例患者眶内脓液的细菌和真菌培养结果均为阴性，说明患者眶内虽然有脓肿形成，由于机体抵抗力较强，细菌和真菌已消灭，仅留下其作用后的脓腔，由于脓腔有完整的脓腔壁包裹，故脓液不容易吸收，同时由于没有存活的细菌和真菌，也使得脓腔在眶内得以长期存留，故临床没有任何炎性症状。这些是隐匿性眶内脓肿的典型表现。

由于隐匿性眼眶脓肿的临床表现一般不伴有红、肿、热、痛和血液中白细胞升高等改变,因此很容易隐匿病情,造成误诊和漏诊。疑似隐匿性眶内脓肿的患者可以行眶内探查术以明确诊断,同时可以切开引流囊肿内脓液,达到治疗的目的。

参 考 文 献

[1] 张晓芳,奚寿增,魏锐利.原发性眶内脓肿一例报告.第二军医大学学报,1988,9(4):389.